活字健康系列

备孕之书

关于自然备孕
和辅助受孕的
权威医学指南

[英] 齐塔·韦斯特 著

李倩 徐琳 译

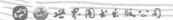
世界图书出版公司

西安 北京 上海 广州

图书在版编目（CIP）数据

备孕之书：关于自然备孕和辅助受孕的权威医学指南 /（英）齐塔·韦斯特 (Zita West) 著；李倩，徐琳译 . -- 西安：世界图书出版西安有限公司，2021.8

书名原文：Zita West's Guide to Fertility and Assisted Conception—Essential advice on preparing your body for IVF and other fertility treatments

ISBN 978-7-5192-7432-0

Ⅰ.①备… Ⅱ.①齐… ②李… ③徐… Ⅲ.①优生优育－指南 Ⅳ.① R169.1-62

中国版本图书馆 CIP 数据核字 (2021) 第 084318 号

书　　名	**备孕之书**	
	Beiyun zhi Shu	
著　　者	[英]齐塔·韦斯特	
译　　者	李　倩　徐　琳	
策　　划	活字国际	
责任编辑	张　丹	
特约编辑	吴艳萍	
封面设计	鲁明静	
内文插图	王子豹	
出版发行	世界图书出版西安有限公司	
地　　址	西安市北大街 85 号	
邮　　编	710003	
电　　话	029-87214941（市场营销部）	
	029-87234767（总编室）	
经　　销	全国各地新华书店	
印　　刷	西安牵井印务有限公司	
开　　本	889mm×1194mm　1/32	
印　　张	9	
字　　数	260 千字	
插　　图	29 幅	
版次印次	2021 年 8 月第 1 版　2021 年 8 月第 1 次印刷	
版权登记	25-2020-139	
国际书号	978-7-5192-7432-0	
定　　价	68.00 元	

医学投稿　xastyx@163.com　||　029-87279745　029-87279675

☆ 如有印装错误，请寄回本公司更换 ☆

本书献给所有分享过自己的故事、日记及私密想法的了不起的人们，也献给面临前方未知挑战的人们——愿你们的未来充满收获。

作者的话

我做了将近40年的助产士，并在过去15年里专攻关于生育力的课题。我的整体式方法融合了专业医学背景，还有针灸和营养疗法，而前者是我的工作基石。

很幸运的是，我一直有机会接触很多生殖健康与辅助受孕领域的顶尖医生。多年以来，我从他们身上学到了很多，所以要感谢他们为本书写作提供的帮助。读者们将可以在本书中读到我对著名医生的采访。体外受精（IVF）是一门十分精密的科学，同时也是一种艺术——关于如何最大限度地运用这门科学，不同的人持有迥异的观点。事实上，正是因为很多科学家在前沿领域不断拓宽研究的边界，争议才永远存在，但这也是从事IVF工作令人激动的原因之一。在本书中，我将竭力表明哪些是已有确切证据的领域，哪些是存在讨论和争议的领域，以及哪些是我自己的观点。

读者还将在本书中读到案例分析，它们通常包括了多种场景，为保护案例中相关人士的隐私，我已将他们的姓名和可辨识的特征做了更改。

在我位于伦敦的诊所，我们平均每年接待1000多对伴侣，既提供医疗服务，又提供补充性照护服务，在帮助不易受孕的伴侣成功受孕方面，具有丰富经验。我们坚信，只有同时考虑到伴侣二人的健康状况才能获得最好的结果，而包括体格、营养及情绪在内的人体状态越平衡，生殖过程才能越顺利。我为诊所设定的目标是，让每位客户都得到真诚的倾听、支持，获得必要的治疗、指引、知识和信念，从而实现最佳的生殖健康、生活平衡和幸福感。我希望，通过阅读这本书，你们也能感受到这些。

我的方式

我认为，我的方式是发现每个人、每一对伴侣的实际需求，帮助他们实施十分针对化、有计划的疗法。每当有伴侣来问诊，我都会问自己一个问题，"这对伴侣不能受孕的原因是什么？"我会让他们共同填写一份细致的、有关生育和生活方式的问卷。有时，问卷会暴露一些他们之前从未考虑过的问题，可能是未能受孕的原因。有些夫妻会在全面审视自身生活之前，匆忙地选择体外受精（IVF）方式，对于这种情况，我更希望他们能够调整自己，以自然的方式受孕。

我会向每对伴侣询问以下方面的问题：

♣ 是否定期进行性生活：一周至少2次或3次？

♣ 是否了解自己的受孕时机？

♣ 在受孕时机合适时，两人是否经常在一起？

♣ 是否体重超重或体重过轻？

♣ 是否服用过某些药物？

♣ 生活方式是否有任何改变，例如戒掉饮酒、吸烟的习惯？

♣ 工作和生活的平衡关系如何——是否工作过于努力或透支了自己？

♣ 剩余能量如何？如果较低，是否正在积攒能量？

♣ 是否有什么爱好？是否有时间休息和放松？

♣ 与伴侣的关系如何？

我问自己的其他问题包括："这对伴侣的真正潜力有多大？我该如何帮助他们？我能改变什么？他们可以做出什么改变以便有所收获？"很多时候，这些问题的根源在于伴侣之间的关系，我将在第六章中对此进行探讨。我也会问自己这对伴侣的压力来自哪里，是来自身体方面、情绪方面还是更深的心理方面？我会看到很多女性因长期接受治疗，精神已变得萎靡。患者可能需要自问——自己的生活中正发生着什么？受孕的障碍是什么？关系状态如何？有很多伴侣之间存在情绪问题，但他们并未意识到。而另一些人则将性爱当作货币一样予取予求，不重视伴侣的感受，从而导致怨念。这些听起来是不是很熟悉？在第六章中我们也将探讨这些问题。

很多伴侣经常问我，应该什么时候开始IVF治疗。这个问题很难回答，因为答案取决于很多元素，年龄是最主要的。有时，伴侣们怀有不切实际的期望，例如"我们去做IVF，一定会有效。"我始终相信，我们可以从潜意识方面做出很多尝试，这经常会使女性最终以自然方式受孕。在开始IVF治疗之前，我们应当尽量多地探索一些低科技的受孕手段。

平均来看，受孕需要12～18个月的准备。女性的年龄如果已超过38岁，则随时可能需要放弃自然受孕采用IVF。但是，关于年龄没有硬性标准，生理年龄并不能完全代表卵子的质量，女性个体之间是存在差异的。我不会建议人们将IVF作为首选，除非他们具有已知的无法自然受孕的病因，如输卵管不通或者精子质量严重异常。对于年龄稍大的女性，我会建议她们先花3～4个月的时间，从饮食、情绪、健康、性爱各方面入手改变生活方式，此后才会建议她们接受IVF治疗。

怎样使用本书

也许你刚踏上备孕这条路，需要鼓励，且面临着需要解决的潜在问题；也许你已经尝试了一段时间，即将开始采用辅助受孕方式；又或者，你已在考虑尝试体外受精（IVF），只是在机构选择和做法方面需要有人引导。

期待受孕的每对伴侣可以通过多种途径获取信息：网络、杂志、报刊、电视、朋友等。但有时他们难免感到困惑。我擅长的其中一个方面是生育意识教育——让这些伴侣真正理解生育的本质。德国的一项研究表明，对需要受孕的伴侣而言，理解生育的本质可以提高受孕概率。与其急于直接接受IVF，不如给自己一段时间，尝试通过咨询等方法寻求自然受孕。我希望本书的第一部分可以帮你达到这个目的。你可以从第一部分中有关生育力的选项开始阅读，考虑生活的方方面面。其实我们

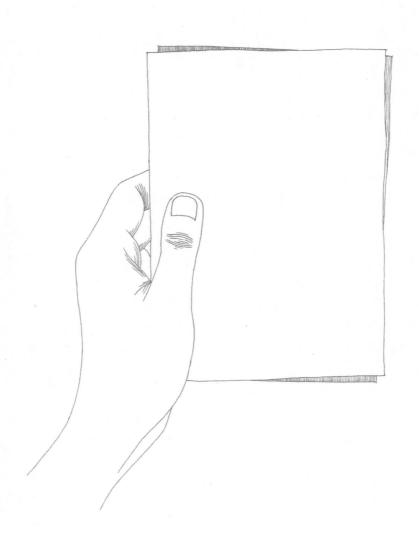

所有人都有可以提升的弱势领域。

在初步会诊阶段，对每对伴侣，我会询问五大关键方面的问题：医疗方面、生活方式方面、营养方面、情感与心理支持方面、减压方面。我还要确保他们已经进行了所有相关的医学检测。本书的第二章、第三章将会探讨生殖医疗健康。阅读时你会发现，"生活方式"不单是指饮酒习惯及吸烟习惯，从整体上看，也指向你的人际关系、作息和营养摄入，涉及工作与生活的平衡，以及日常生活的压力与负担。

情绪与心理的健康对生育有着重要影响（查看第五章）。对很多伴侣来说，这是一个敏感话题，因为这涉及他们之间的关系，以及彼此过去的经历。我们开发了一个"心绪管理"项目，为女性提供情绪和心理上的支持，帮助她们解决有关受孕和IVF治疗的问题。第七章将重点探讨如何通过饮食改善营养和生殖健康。

剩余章节将着重回答我最常听到的有关IVF的问题：怎样度过这个治疗周期、其中的协议、流程与检测的详细介绍。但更重要的是，这些章节也将帮助你管理好自己的心绪，为IVF做好准备。

为了写作这本书，我也采访了一些从事IVF工作的顶尖医生，通过他们了解IVF取得成功的要素。

实施和采用补充性疗法，如催眠疗法、呼吸疗法、认知行为疗法等帮助客户达到减压目的，也是我工作的重要部分。我曾是针灸师，因此我的诊所也提供针灸服务。这些都让客户从我们有重点、有计划的治疗方法中获得巨大好处。我希望在这本书的帮助下，你也可以制定出自己的受孕计划，获得让生活向前的方法。

齐塔·韦斯特

目
录

第一部分　了解你的生育力

不少女性可以保持外貌的年轻，但卵子却在退化。

第二部分　为怀孕做好身心准备

相信身体的智慧，与它建立关联。

第一部分
了解你的生育力

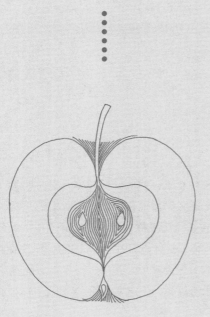

第一章 评估你的生育力

本章节内容与所有处于各个阶段的希望受孕的伴侣相关，既包括一些受孕前的建议，也提出了一些与健康和生活方式相关的问题。回答这些提问，勾选清单中的对应选项，会使你在后面的章节获取最大的帮助。

生育力核对清单

本部分的核对清单将帮助你了解自身当前的生育力状况。对照清单，你会发现自己能够做出改变的领域，如生活方式等，也会凸显出你可能需要核查的健康问题。

受孕前的自我问询（女性）

是否对风疹免疫？	是	否
是否新近做过宫颈涂片检查？	是	否
是否了解叶酸的重要性？	是	否
是否新近做过性健康检查？	是	否

1. 检查对风疹的免疫力

女性对风疹的免疫力可通过血液检查进行检测。即便你儿童时期患过风疹，或在学校进行过接种，都不能必然保证你仍然具有所需的免疫力。如果发现没有免疫力（抗体），通常需要接种一针加强疫苗，并在至少1个月内严格避孕。如果没有风疹病毒抗体，且在怀孕早期感染了风疹，这种情况可能会引起流产或严重的先天畸形。我见过很多不了解自己这方面情况的女性——因此，如果有疑虑，一定要去检查一下。

2．宫颈涂片检查

在怀孕前应该做一下宫颈涂片检查，因为如果此时发现有异常细胞，治疗起来可能比孕期更容易。

3．服用叶酸

英国卫生部会建议女性至少在受孕前3个月内服用叶酸，以防止胎儿出现神经管缺陷（神经管就是婴儿的中枢神经系统），如脊柱裂。多数复合维生素和矿物质含有叶酸。叶酸也可自购。备孕期的建议服用量是每日400微克。如果正服用癫痫药物，或患有其他病症，则可能需要增加叶酸的服用量，具体情况请询问你信任的全科医生。怀孕初期的12个周内应当继续服用叶酸。

4．性健康检查

性健康十分重要，但它有时依然承受污名 —— 并非"男女关系混乱"的人才会被感染。如同人们要定期检查牙齿一样，性健康检查也应定期进行。感染很容易治愈，但未知的感染可能会影响未来的受孕。

性传播疾病通常症状很少，甚至没有症状，因此它们造成的伤害可能是无形的，直到伴侣想要孩子时才被发现。需要着重指出的是，衣原体感染现象正日益增多。10%的情况下，它会破坏输卵管，导致女性不孕，却没有任何症状。淋病与衣原体感染一样，可以导致男性和女性不孕不育，会破坏女性的输卵管和男性的输精管。

其他需要注意的还有支原体及解脲脲原体检查（查看第167页），这些感染会影响受孕，特别是对体外受精（IVF）而言。

许多当地医院及健康中心都有性健康诊所。检测时通常需要以棉签取样或提供尿液样本。标准检查通常包括以下项目：

- ♣ 衣原体
- ♣ 淋病
- ♣ 梅毒
- ♣ 人类免疫缺陷病毒

- ♠ 霉菌性阴道炎
- ♠ 细菌性阴道病（加德纳菌）
- ♠ 滴虫性阴道炎
- ♠ 生殖器疱疹
- ♠ 尖锐湿疣
- ♠ 阴虱和疥螨

/ 特别提示 /

关于受孕前强化

我认为，受孕之前服用备孕专用的优质复合维生素／矿物补充剂，以及Ω-3脂肪酸（如DHA，又称二十二碳六烯酸）是一种全方位的保险措施。因为你需要增加体内重要维生素与矿物质的含量。胎儿并不依赖于你在任何一天里服用什么，他们依赖的是你体内储存的这些必需营养物质。

年　龄

　　若要进行受孕治疗，对女性而言，年龄是一个决定性因素，相比之下，男性年龄的决定性作用稍小。对女性来说，了解自己母亲的停经年龄很有帮助，因为生育力通常会保持到女性停经时刻的10年前。用母亲的停经年龄减去10，你会大略了解到自己生育力大幅下降的年龄。如果你的母亲较早停经（45岁之前），那么你可能也会如此。如果你已超过35岁，在至少6个月里生活规律（一周3次），那么我建议你应该考虑求医，进行所有必要的检查——你的伴侣也应如此。按照英国国家卫生与临床优化研究所（NICE）的规定，35岁以上的女性应及早开始检查。大家应当明白，若生育力下降，体外受精（IVF）也无法完全有效。

　　年龄稍大一点的女性经常感觉很多事情已经力不从心。但她们每月仍有一个持续5～6天的"受孕时机"，因此规律的性生活十分重要。很多生活方式因素也会对卵子产生影响。本书第二章将细致探讨女性如何面对这一问题，第三章则会探讨男性怎样面对这一问题。

关于月经周期的自检（女性）

你的身体是否会出现以下情况：	是	否
痛经？		
月经量过多？		
最近的月经周期有所变化？		
月经周期不规则？		
月经周期短？		
经间期（两次月经之间）出血？		
没有月经周期？		

如果你正深受痛经困扰，且正在服用大量止痛药物，那么这可能是子宫内膜异位症等潜在疾病的征兆，你需要做进一步检查。

如果你月经量大，可能是子宫肌瘤等潜在疾病的征兆，也需要你去做进一步检查。你可以要求医生为你做贫血检查。

如果月经周期突然发生变化，可能是因为压力大，或奔波过多，也可能是因为激素变化，这要视你的年龄而定。如果你的月经周期一直很规律，却突然变得不规律，变得更短、更长或完全停止，这种情况需要注意。

如有经间期出血需要进行检查，可能存在潜在的感染，如出现衣原体感染或激素失调。最严重的是，这可能是宫颈癌或其他妇科癌症的初期症状。如果月经周期不规则一定要去检查，宫颈涂片检查很有必要。

如果月经突然完全停止，原因可能有很多，可能因为锻炼过多或体重过轻，也可能是因为刚停服避孕药。对一些女性而言，也可能意味着卵巢早衰（过早绝经）。

本书后面的部分会探讨以上所有问题（查看第九章）。

和男性有关的因素

用"是"与"否"回答以下问题：	是	否
是否勃起困难或难以保持？		
是否射精困难？		
是否经历过睾丸或盆腔手术？		
睾丸位置是否有肿块？		
睾丸是否受过伤？		
之前是否有过孩子？		
是否做过输精管结扎手术？		
是否患有性传播疾病？		
近期是否做过性健康检查？		
是否正在服用药物？		
是否患有尿道疾病？		
是否患有睾丸癌？		

有关这些因素对生育力造成的影响，以及应当采取的做法，请查看本书第三章。

生活方式因素

	女性			男性		
回答以下问题：	是	否	详情	是	否	详情
是否超重？						
是否过瘦？						
是否饮用含有咖啡因的饮品？ 如果是，每周几杯？						
是否饮酒？ 如果是，每周数量是多少？						
是否吸烟？ 如果是，每天几支？						

回答以下问题:	女性			男性		
	是	否	详情	是	否	详情
是否服用软性毒品?						
是否正在服用药物? 止痛片? 类固醇? 血压类药物? 抗生素?						
过去一年是否已停止服用避孕药?				不适用	不适用	不适用

有关生活方式因素对生育力造成的影响，请查看第四章。

工作与压力

考虑因素:	女性 小时 / 每天	男性 小时 / 每天
工作时长		
休息时间		

很多伴侣工作时间太长，休息时间不充足。请尝试寻求工作与生活的平衡，如果你们正在备孕，这点十分重要（查看第四章）。

性生活

	女性		男性	
	是	否	是	否
会在受孕时机进行性生活吗?				
性生活是否充分?				
双方是否都享受性生活?				

有关这些因素对生育力造成的影响，以及应当采取的做法，请查看本书第六章。

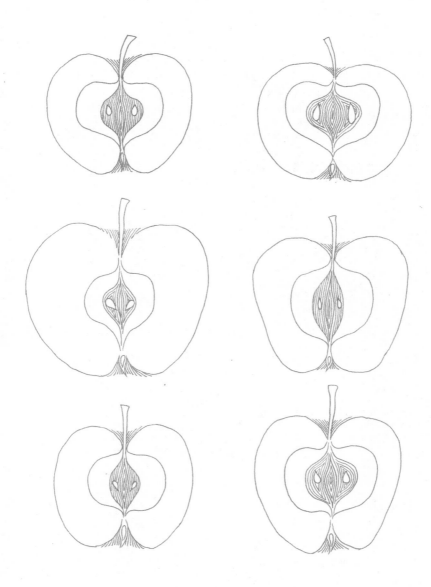

个人病史

如果你已经患有疾病，或有心脏病、癌症等严重疾病史，请与医生或专家讨论你的怀孕计划。在一些情况下，你可能需要更换药物，或者格外留意怀孕之前及怀孕过程中的潜在问题。

下文中的对照清单是为女性准备。如果有任何一项符合你的情况，请不要慌张，它们是所有受孕对照清单需要考虑和排除的因素。这些疾病均可治愈，或可经治疗使病情稳定，从而改善怀孕概率。

请勾选相应框格：	是	否
甲状腺问题？		
糖尿病？		
贫血？		
子宫内膜异位症？		
多囊卵巢综合征（PCOS）？		
子宫肌瘤？		
异位妊娠史？		
腹部手术？		
有患有自体免疫疾病的家庭成员？		

有关这些疾病的问题，详情查看第九章。

了解自己的生育力可以让你了解受孕原理、身体的正常状态以及在必要时寻求帮助。第一部分的剩余章节是有关提高自然受孕概率的知识。

第二章　女性生育力

　　许多年前我读到了生育护理专家/顾问简·奈特（Jane Knight）的书《生育》，对女性生育力和受孕时机产生了兴趣。我与简合作了7年，写本章内容还采访了她，因此这里表达的是我们两个人的共同观点。

　　首先我们需要考虑什么是"生育力"。我们现在探讨的是一对伴侣中双方的生育力。尽管男性的精子最多可在女性体内存活7天，但它们的平均存活期限是2～3天。女性的卵子最多则可存活24个小时。因此，我们关注的重点不在排卵。为提高受孕概率，精子必须发挥作用。一周进行3到4次性生活，特别是在受孕时机内一周进行3到4次性生活，可确保排卵时生殖道内有足够多的精子。

　　女性在每个月经周期内都有一个持续约6天的受孕时机，或称时间窗。受孕时机是指排卵之前的5天，在这一阶段，精子可以在女性宫颈内的生殖分泌物中存活，直到排卵发生。我们无法也没有必要去准确预测排卵时间，但伴侣们应当了解受孕时机的时间长度。

了解女性的生理结构

　　负责生育的主要器官包括大脑、卵巢、输卵管、子宫和宫颈：

　　♣ 大脑。大脑负责激素的正常分泌和整体控制。

　　♣ 卵巢。卵巢负责产生卵子、雌激素和孕激素。两个卵巢体积很小，约相当于一颗杏仁大小。

　　♣ 输卵管。输卵管内部存在非常细小的毛发状结构——纤毛。纤毛可在输卵管内通过摆动运输卵子，并使卵子在输卵管外三分之一的部位受精。

　　♣ 子宫。子宫是女性身体内部最强大的肌肉组织之一，它必须舒张才能孕育胎儿。子宫的体积大约相当于一颗梨大小。子宫内壁的子宫内膜的厚度，会随着每个月经周期而变化，并在行经期间脱落。

🌸 宫颈。宫颈指子宫下三分之一并延伸至阴道内的部位。宫颈是形成分泌物的地方，精子可通过分泌物游进子宫和输卵管。

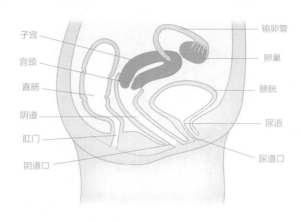

子宫　　　　　　　　　　　　　　　　　　　输卵管

宫颈　　　　　　　　　　　　　　　　　　　卵巢

直肠　　　　　　　　　　　　　　　　　　　膀胱

阴道　　　　　　　　　　　　　　　　　　　尿道

肛门

阴道口　　　　　　　　　　　　　　　　　　尿道口

/ 特别提示 /

什么是后倾子宫

很多女性听到自己是后倾子宫时，会十分焦虑。最常见的子宫形态是前倾子宫（如上图），即子宫与阴道大致呈 90 度角，宫颈是向前倾斜，呈迎接精子的形态。但约五分之一的女性是后倾子宫，即子宫宫体向后倾斜，宫颈朝上，这意味着精子可能更难到达宫颈。如果子宫是自然后倾，那么通常不存在什么大问题，但如果是因子宫腔粘连（瘢痕组织）、盆腔感染或子宫内膜异位症引起的子宫后倾，那么问题可能更严重。

月经周期

我有很大一部分工作是帮助女性了解自己的月经周期，对正常的月经周期有基本的认识，才能提高自然受孕的概率。如果采用体外受精（IVF），也需要了解在一个月经周期内，身体内部及体外会发生些什么。

月经周期是各种激素间复杂作用的结果，只有每个月经周期内的各种激素处于平衡状态，卵子才能成熟、排出并有受精的可能。体重、压力、药物、饮食等因素都会影响月经周期，让月经变得不规则或完全停止。一个月经周期可以是24～35天，也可能时间更长。

月经周期以女性来月经的第一天为起始点，到下次月经来临前一天截止。很多女性常常将有血迹出现看作是周期的开始，但实际有鲜红血液流出的那天才算是周期第一天。如果有粉色或棕色血迹流出，那是上个周期剩余的经血。女性真正有经血流出的时间，即"月经"，可持续2～6天，甚至更长。此后，多数女性会感觉阴道口有段时间相对较干燥。在这段时间内，宫颈会紧闭，分泌物黏厚，阴道的环境不利于受精，其酸性会抑制和消灭精子。

这一"干爽"阶段过后，随着雌激素水平不断升高，女性将不再感觉阴道口干燥，而是有些黏腻，可见白色或不透明的分泌物。这些有助受孕的分泌物会滋养精子，帮助它们向内游进，并提供动力。在这个阶段，活力强大的精子可能通过宫颈进入宫腔。

卵泡期

卵泡期是女性月经周期的前半段，从月经第一天持续到排卵日。这一阶段的时间长度因人而异，也因周期而异。在这个阶段，极小的、充满液体、被叫作"卵泡"的囊泡开始在卵巢中生长。根据大脑中下丘脑的指令，脑垂体会将卵泡刺激素（FSH）排入血液中，刺激优质卵泡的生长。在自然周期内，会有一个卵泡比别的卵泡生长得更快，成为优势卵泡。在体外受精（IVF）过程中，则需要产生许多体积一样的卵泡——通过注射大量FSH可实现这一目的。

在这个阶段，也就是月经周期的前半段，卵泡开始产生雌激素，并在排卵前达到峰值。雌激素增加可软化和打开宫颈，使宫颈和阴道的分泌物更加潮湿、滑腻、透明，有时弹性也很好，这种情况可能持续数小时至数天。这些十分有助受孕的分泌物可以滋养精子，帮助它

/ 特别提示 /

受孕所需的因素
- 排卵产生的健康卵子
- 健康的精子
- 在受孕时机进行性生活
- 受精
- 着床（由受精卵演化而成的囊胚进入子宫内膜的过程）

们游进宫颈，并提供适当的条件，帮助它们存活，然后等待卵子排出。

分泌物存在的最后一天通常是最佳受孕时机，排卵大概就在这个时候发生。大量的雌激素负反馈会使FSH停止分泌，并使黄体生成素（LH）达到峰值，引发排卵。排卵之后，黄体逐渐生成，并保持着优势卵泡的发育和孕激素的分泌。孕激素的产生，会形成黏厚的阻塞，防止精子通过宫颈。因此宫颈事实上起着门户作用。

/ 特别提示 /

保持激素水平平衡

导致激素失调的原因有很多。如果无法受孕，那么可在周期内表现出失衡的特定几天进行血液检测（查看第九章）。可能造成激素失调的因素包括：

● 年龄（查看第 23 ~ 24 页）：随着年龄的增长，雌激素的分泌量会减少。
● 体重：脂肪细胞能合成少量的雌激素，所以体重过轻或超重都可能会影响激素平衡，引起排卵问题。
● 锻炼过度会降低循环雌激素的水平，合理的体脂率（查看第 96 页）十分重要。
● 吸烟会影响身体有效利用雌激素的能力。
● 压力、焦虑和环境因素也会影响激素平衡。

黄体期

黄体期是月经周期后半段，指从排卵到下次月经开始之前的时间。排卵完成后，卵泡会萎缩，萎缩的卵泡叫作黄体。黄体随后开始产生孕激素，后者会促进子宫内膜变厚，宫颈关闭，分泌物变稠，阻止精子通过。

如果卵子未能受精，孕激素水平会降低，10~16天之后，子宫内膜脱落形成月经。当孕激素水平达到特定低点时，大脑会开始释放卵泡刺激素（FSH），帮助女性进入下一个生理周期。最佳受孕时机过后（即湿润分泌物的最后一天），女性通常会发现分泌物重新变厚变干燥，或者变白，这种情况会持续到下次月经开始。如果卵子与精子结合，完成了受精，受精卵着床——那么月经停止，孕期开始。

黄体期需要持续至少10天，着床过程才能完成。如果少于10天，则可能成为无法受孕的原因。很多女性担心月经周期的后半段时间太短。

对黄体期的重要性和孕激素水平的影响，临床医生们在意见上存在分歧。通常而言，如果月经周期的后半段存在问题，仅在黄体期增加孕激素的话，帮助意义并不大，这是因为排卵之前的阶段可能就存在问题。

我经常用去市场买鸡蛋来打比方。你可能会说，真正优质的鸡蛋要个大、要是土鸡产的、要来自养鸡场或者要具有其他特点，但你也可以买小得多、品质没有那么优良的鸡蛋，用来做煎蛋卷，就是质量和色泽可能差一些。因此，如果女性排出的卵子是优质和健康的，黄体通常也是优质的，优质黄体会产生更高水平的孕激素，以维持月经周期后半段的子宫内膜状况。如果孕激素未能达到一定水平，或在周期末开始下降，那么女性会在月经正式来临的前几天察觉到一些血迹。如果检查发现孕激素水平偏低，可以使用克罗米芬等促排卵药物，强化月经周期的前半段，这会促进孕激素的分泌。一些女性会尝试针灸疗法来平衡激素水平，调整周期。但任何治疗方式都要在特定的时期进行。如果出现异常流血或点滴出血的情况，请首先与医生探讨。

关于周期变化

关于女性的月经周期平均为28天的说法只是一个大概说法。大多数女性的周期长度都会有浮动和变化。如果月经周期变化幅度不足7天，属于正常。如果变化幅度超过1周，就是月经不规律。变化的情况有很多：

♣ 女性年龄增长之后，月经周期会在一段时间内变短。

♣ 黄体期较短可能会导致整个月经周期变短。

♣ 有时排卵延迟（即卵泡期延长）会掩盖黄体期变短的事实，导致月经周期看起来正常。

♣ 即使黄体期很短，整体月经周期时间也可能较长。

计算你的受孕时机

如果你了解自己过去 6~12 个月的月经周期长度，可以通过简单的计算，得出潜在的受孕时机。回顾你的周期长度，找出时间最长和最短的周期，用最短的周期天数减去 20，用最长的周期天数减去 10。这就得出了你的潜在受孕时机。

例如，过去 6 个月你的月经周期长度分别是 28、26、31、25、32、31 天，其中最短周期 25 天，最长周期 32 天。用 25 减去 20，得出第 5 天是受孕时机。然后用 32 减去 10，得出第 22 天是最后的受孕时机，因此从第 5 天到第 22 天，你都可能受孕。这是根据以往月经周期计算出的十分宽泛的潜在受孕时机。如果你的月经周期短，那么从第 5 天开始性生活，就有受孕可能；如果你的月经周期长，你的受孕时机可能会持续到第 22 天。但在这个区间内，宫颈分泌物的变化可以让你更精确地评估特定周期内的受孕时机。

如果你的月经周期稳定——例如说，始终是 31 天——那么你可以使用同样的计算方式确定受孕时机。月经周期越稳定，受孕时机也会越确定。同样，宫颈分泌物的变化可以让你更精确地评估受孕时机。

如果女性的月经周期很短，那么精子在有助受孕的宫颈分泌物中依然可以存活 5 天左右。月经周期短的女性应当在月经周期早期就开始进行性生活。很多月经周期短的女性发现，自己在月经期间及月经快要结束时会产生有助受孕的分泌物，即便她们仍在流血，如果有这类分泌物，精子也可能存活。事实上，精子需要在宫颈内停留一段时间，经历一个获能的过程，才能让卵子受精。这就好像是它们经历了前半段的旅程之后需要休整，在与卵子相遇前，它们需要时间重整旗鼓。

很多女性，尤其是患有多囊卵巢综合征（PCOS）的女性，可能常会经历月经周期的变动。她们的月经周期包括长、短、适中各种长度。这就很难确定进行性生活的时间，特别是当夫妻中的一方因工作需要出差的话。如果月经周期变动很大，那么排卵预测器和监测器的帮助意义就很小，可能还会给出错误信息。尽管有时难以实现，但提高受孕概率的最佳方式是隔几天就进行一次性生活。月经变化也有可能是感染或患妇科病甚至妇科癌症的征兆，因此如果有特别异常的流血或血迹，一定要求助医生认真检查。检查可能包括复查宫颈涂片和对衣原体感染等的筛查。

关于排卵

很多女性十分关心排卵问题。只有 3 种方式可以证明你在排卵：

♣ 怀孕

♣ 超声扫描显示一个萎缩的卵泡

♣ 血液检测显示月经周期后半段孕激素水平升高

其他症状只能反映激素水平的变化。排卵检测器也只能反映黄体生成素（LH）的升高，预测排卵可能在大概 36 个小时内发生。如果 LH 的检测呈阳性，这是较好的征兆，但却不能因此得出卵子已排出的结论。测量尿液雌激素和 LH 的生殖监测器可提供有关整个受孕窗口的信息，带来更多的帮助。请记住，多数伴侣只需做到两点就可以受孕：时间通常稍长的性爱和很多性爱。因此，如果精子想获得最后的胜利，那么每隔几天都需要有健康和擅长游弋的新精子补充到女性体内。男性通常自然而然地认同这点，而女性仍在对神秘的卵子探寻不止！

一个月经周期内，女性若可以排 2 次卵，就可以产生异卵双胞胎。但是，第二次排卵始终在第一次排卵后的 24 个小时内发生。有时，女性如果再次看到有助受孕的分泌物，便会认为在月经周期内经历了第二次排卵，但这些分泌物只是激素水平的体现。如果激素水平有所波动，宫颈分泌物则不会是少量的，女性通常会在月经开始前发现大量分泌物，且它们与有助受孕的分泌物极其类似。

月经周期内不排卵也很常见 —— 这被称为不排卵周期。这种情况发生的概率十分随机，随着年龄增长会更常见。生育力下降的其中一个原因是月经周期减少，一年多才有一次排卵。压力以及明显的体重下降也会抑制排卵。在哺乳期等生育力受到抑制的情况下，流产后或停止激素避孕后，特别是停止以注射激素方式避孕后，女性也常常不排卵。

有时女性感觉到受孕时机临近，排卵即将发生，但随后却是月经提前到来。这说明黄体期太短（查看第 14 页）。除非排卵（接近湿润分泌物的最后分泌日）与下次月经之间有至少 10 天的间隔，否则受精卵没有足够的时间着床。女性偶尔不排卵或黄体期太短十分常见，但若长期如此

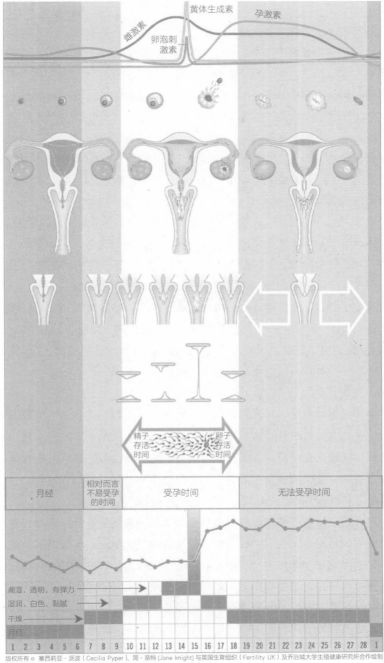

女性月经周期内的变化

最好求医，接受孕激素检测等血液检测，以确认是否排卵。

如果孕激素检测结果显示你没有排卵，这仅意味着你在特定的月经周期内没有排卵，你可以重复检测，确认那个周期是否异常。孕激素检测的时间很难准确推断，月经周期不规则的话会更难。这一检测通常叫作"21日孕激素检测"，因为如果周期为典型的28天的话，需要在21天左右进行。它更加准确的叫法应该是"黄体期中期"孕激素检测，因为是在分泌物达到峰值（最后湿润日期）1周之后进行。如果检测之后约1周来月经，则证明时机得当。如果检测时机没有把握好，结果则会不准确，需要再次进行。

来月经并不能必然地理解为已发生排卵。月经意味着子宫内膜脱落，仅体现孕激素水平的下降。即便没有排卵，体内也会有一定水平的孕激素。到了某个阶段，子宫内膜好像是厌倦继续贴在子宫上一般选择脱落。我们来看一下，那些服用复方避孕药，排卵受到抑制的女性，月经周期内发生了些什么：当停止服药后，通常是一盒避孕药将要用完时，过几天她们会来"月经"——这常被叫作"激素撤退性出血"，不是"真正意义上"的月经，这就是一个没有排卵的月经周期内发生的事情。

测量体温

如果你在备孕，用测量体温的方式来决定进行性生活的时间并不可取。这是因为人的基础体温即晨起体温不会升高，除非是在排卵24小时之后，而到这个时间，卵子已经分解，一切为时已晚。算好时机在体温升高前进行性生活也没有意义，因为你并不知道这个时机何时到来。你应当丢弃所有偶然获得的观点，例如体温下降意味着排卵。

有时，精确的基础体温可能会帮助确认一些周期紊乱。例如，它可能会更加客观地展示周期后半段的长度。如上文所说，黄体期至少要持续10天才能确保着床时间充足。我不建议进行2或3个周期的体温测量，因为1个周期足以发现异常。基础体温受许多因素的影响，包括晚起、熬夜、饮酒、旅行、疾病或扑热息痛等各种药物。如果体温起着一些作用，那么需要注意的是，要使用正确的体温计——通常是精确的电子体温计——用它坚持量取口腔温度，数值应当记在清晰的图表上。

所以，忘掉体温计。研究已经清楚地表明，宫颈分泌物的变化就是身体给出的最佳征兆。我知道很多人一直在量体温，体温测量可以持续几个月，但更长时间完全没有必要。

关于阴道分泌物

阴道分泌物仅仅体现激素水平的变化。不要对它们太过在意。

♠ 如果发现或感觉到阴道口有分泌物，意味着雌激素水平正在升高，宫颈已经稍微打开，正在产生更湿润的分泌物，方便让精子通过。

♠ 有女性说月经前发现更湿润、透明的分泌物，它一般不帮助受孕，是因孕激素水平有所下降产生，使雌激素水平稍微上升。

♠ 年轻女性通常分泌物更多，但随着年龄增长，分泌物的量和质会下降。即便在阴道口不常留意到它们，健康宫颈依然会产生分泌物。

♠ 避免分泌物干化。例如丁字裤会让分泌物干化，因为它们会始终紧贴阴道部位，我通常建议女性不要穿丁字裤，或仅在"特殊时刻"穿着。卫生棉条也会造成干燥感，因此仅在经血量大时使用它们。不要为防范"快要到来"的月经而使用卫生棉条。如果没有经血可以吸收，卫生棉条会吸收来自宫颈和阴道壁的自然分泌物，引起干燥感。

♠ 有些人可能读到过，祛痰止咳合剂可能会增加宫颈分泌物。20世纪80年代早期的一项研究分析了愈创甘油醚（一种止咳药）成分在改善宫颈分泌物数量及质量方面的功效。除非在医学监督下，我不建议大家采用这种方式。这类药物含有其他与先天缺陷有关的成分，因此当你想要孩子时，不要擅自使用。

♠ 在月经期间或月经量开始减少时，如果

/ 特别提示 /

当分泌物有异常

分泌物异常的女性应当及早就医。备孕前，可在本地的生殖泌尿诊所进行全套性健康检查。同时，也要确保近期做过宫颈涂片检查，因为在怀孕期间，针对宫颈疾病的治疗会更加困难。

有宫颈分泌物出现，那么这一月经周期可能会很短，身体正为提前排卵做准备。这时不要相信什么验尿棒或其他工具告诉你的所谓排卵日。如果你的身体正产生有助受孕的分泌物，千万不要忽略，这暗示着适合精子存活的时机。

▲ 宫颈分泌物会受到多种药物的影响。抗组胺类药物可能会造成宫颈的干燥感。停用避孕药等激素类药物后，分泌物可能会在短期内表现出紊乱迹象，有助受孕的征兆可能会更少。克罗米芬等促排药可能会促进排卵，但它们通常会使分泌物减少。宫颈糜烂等疾病也可能会导致异常，通常会产生大量湿润的分泌物。

/ 特别提示 /

关于性爱姿势

为了怀孕，有些女性会在性爱时间做出无数不可思议的事情：用枕头垫高臀部、双腿靠墙面翘起或者将脚趾悬挂到吊灯，目的是避免性爱之后精子流出。但这些做法完全没有必要！精液射出需要很大的力量。据说精液射出速度可达约每小时 45 公里。刚射出的精液是灰白黏腻的物质——可以附着在宫颈。几分钟之后精液完成液化。在这个过程中，精子可以向上游移，因此，从阴道流出的不过是一些液体和不再具有活力的精子。所以性爱中较重要的是确保男性提供足量强壮健康的精子。性爱后女性应平躺 10~15 分钟，无须做那些不必要的高难度体操动作。

一些喜欢采用"女上位"的伴侣们担心精液流失，便抛弃快感，试图留住精液。如果二人都享受这一姿势的话，请务必继续使用。到达高潮之后，女性可以平躺几分钟，此时阴道的天然角度可以让积聚的精液与宫颈接触，从而获得最佳受孕机会。

润滑液与润滑啫喱

伴侣之间最好不要依赖使用润滑液，而是更多地依赖亲密互动与前戏。但是，长久的备孕过程会使性爱过程变得仓促而机械，如需额外使用润滑液，要认识的一点是，所有油性或水性润滑液都会减少精子的活动能力。对精子影响最大的是唾液，因为唾液中含有破坏力强大的消化酶——因此，在受孕时机前后，应谨慎口交。

能否影响宝宝的性别？

很多伴侣会询问，孕前措施能在多大程度上影响宝宝的性别。这种疑惑和需求可能涉及文化因素、个人喜好或家庭中的性别均衡。但目前并没有确凿证据证明可采用自然方式影响宝宝性别。怀上特定性别宝宝的概率是50∶50。宝宝的性别取决于受精时精子提供的性染色体类型。卵子提供22条染色体及1条X性染色体。精子含有22条染色体及1条X或Y染色体。XX胚胎会长成女宝宝，XY胚胎会长成男宝宝。

因此：X卵子＋X精子＝XX女宝宝；X卵子＋Y精子＝XY男宝宝。

许多科普读物的依据是来自20世纪60年代的研究，这些研究关注的是精子的游移能力和持久能力，以及阴道环境是酸性或碱性。例如认为携带Y染色体（男）的精子更轻盈，比相对沉重的携带X染色体（女）的精子游得更快。人们还认为，邻近排卵时进行性生活可提高生男孩的概率，而受孕时机早期进行性生活会提高生女孩的概率，这一研究常被引用，其背后的理论也被沿用至今。但是，20世纪的这一小规模研究并非以实证为依据。自那之后，有很多研究考察了周期内不同时间的受孕可能性，并得出了相反的结论。关于这一话题，我们完全赞同英国FPA（计划生育组织）的声明："截至目前，没有可靠的科学证据支持性生活时间、性爱姿势或饮食等因素会影响胎儿性别。"

遗憾的是，经常有长期未能受孕的伴侣承认：为影响宝宝性别，他们减少了性生活的次数——这种做法严重拖延了受孕过程，且会对年龄稍大的女性产生严重影响。

自我注射式滴管授精

很多有受孕压力的伴侣会在一定时期内无法正常进行性爱，有人发现自我注射式滴管授精可能对此有帮助。该方式是指通过自慰方式收集到精液，然后将其置入女性阴道深处。这种方式主要需要考虑的问题是：准确识别受孕时机（查看第15页），正确置入精液。

收集精液的方式很简单，只需将精液射入清洁容器。刚射出的精液质地十分黏厚，但10～15分钟，它们便会液化，便于注射器吸入。你可以在大多数药店或网上买到一包10 mL容量的塑料注射器，每次滴管授精最好使用新的注射器。将精液置入尽可能靠近女性宫颈的位置，这可以让精子获得起步优势。之后女性需平躺20分钟左右，让精液游过宫颈。一些剩余的精液会不可避免地流失，但这些只是精液残余物以及一些已经或即将失去活力的精子，这时极擅游弋、具有活力的精子已经越过宫颈，所以不要担心这些"回流精液"。在周期内的最佳受孕时机至少尝试2次（最好3～5次）滴管授精，可以提高怀孕的概率。

有关滴管授精的注意事项是：诊所为单身女性做人工授精时，会将捐献者的精液进行6个月的隔离检疫，确保其没有感染人类免疫缺陷病毒（HIV）等。考虑到捐献精子对自身、家庭及因此诞生的婴儿的影响，捐精者及受捐者还都需要接受心理咨询。如果你没有固定伴侣，考虑使用男性朋友的精子进行滴管授精，你需要确保捐精者做过全套性健康检查。即使他目前的体检完全健康，也不代表完全可以放心——所有的感染都有一定的潜伏期，如果他在过去几个月内受到了感染，可能不会在检查中体现出来。在这个方面，相互信任是一个重要问题。

/ 真实案例 /

有时，干预不如自助

吉姆与乔感情很好，性生活美满。但是吉姆后来患上了慢性病，需要服用药物，这导致他很难勃起，他意识到这里面也有心理因素。他们考虑尝试人工授精。乔刚30岁出头，他们二人的备孕时间不过才几个月。

我的朋友及生育护理专家简·奈特（Jane knight）向他们提议先尝试3～6个月的自我注射式滴管授精，这会减少压力和医疗手段的介入。乔的月经周期长于平均的女性周期时间（35天以上），因此她需要知道，宫颈分泌物怎样在周期后半段发生变化，它们是受孕时机的明确指标。通过滴管授精，这对伴侣在第二个周期内就成功受孕。而且将滴管授精作为备选策略，让吉姆得以放松，多次完成了完整性爱。

女性年龄

　　女性的生理年龄是决定生育潜能的关键因素。她们的卵巢储备在出生时就已被预先确定，这可能与基因相关，因此，了解母亲的停经时间会有帮助。"停经"即月经停止，而关键的是，女性在最后一次月经前10年便已不具有生育力。那么，如果你的母亲在51岁时来完最后一次月经（平均停经时间），她可能在大约41岁后便无法生育。显然，这是一个推断数字，其中也有可变性。如果你不想怀孕，最后一次月经后的1～2年内还是需要做好避孕，避免高龄意外怀孕带来的风险。有很多方式可以评估卵巢储备及生育潜能（查看第27页、28页及第九章）。

25～34岁

　　25～34岁的女性常到我的诊所接受备孕检查或生殖健康检查。她们中的大多数刚刚停服避孕药，需要更全面地理解月经周期和生育力。根据个人体质以及经历，她们可能需要接受包括血液检测在内的进一步检查。医生通常对这一年龄群体的女性不太在意，打发她们再尝试一年。年轻当然是件好事，但她们也有权利及早怀上宝宝，应当得到认真对待。

35～44岁

　　35～44岁的女性已经明白年龄是一个影响生育的因素。其实我接触的大多数女性没有到"为时已晚"的地步，只是还没有伴侣，或身体缺少让怀孕发生的良好状态。女性的身体差别很大：有的40岁女性，卵子质量相当于35岁女性，也有35岁女性，卵子质量相当于40岁女性。我们知道，在37岁左右，女性卵子的数量会减少。尽管当下不少女性可以保持外貌年轻，但她们的卵子正在退化。许多女性对我说，"我的外貌保养得很好，卵子质量一定也很好"，但事实并非如此。

　　女性年龄稍大之后，月经周期可能会更不规则，排卵减少。此外，血液供应减少，分泌物的数量与质量都呈下降趋势，性生活次数可能会减少，阴道更加干燥，流产的概率也会上升。因此，女性的时间浪费不起。我会让她们提前考虑将来想要几个孩子。如果你想要两个孩子，应当及早开始行动，如果你的母亲停经较早，更应该提前行动。如果你已超过35岁，请先向医生咨询。如果你已尝试了6个月或更长时间却未能怀孕，那么应当去接受检查。

45 岁及以上

一些女性45岁时依然可以怀孕，但她们只占极少数，并且流产率十分高。使用年轻女性捐献的卵子，高龄女性会更容易受孕。很多女性就通过这一方式成功受孕（查看第259页）。

备孕自测工具

很多自测工具可以检测男性及女性的生育力。这原本可能是一件好事，让你及早采取行动，但弊端是不良的检测结果会引起不必要的焦虑。要记住，这类检测无法排除潜在的问题，只能展现部分问题。

排卵预测工具

最常见的自测工具是排卵检测棒。这种工具可以检测到黄体生成素（LH）的增加，当它高出临界值时，数值会显示出来。通常，检测会连续显示阴性结果，然后有1天或2天显示阳性结果（激素水平高时），随后依然显示阴性结果。排卵预测工具的问题是只能显示极短的受孕时机。虽然它们可能会锁定受孕概率最大的2天，但是，将性生活局限在这两天反而会降低受孕概率。由于受孕时机是从排卵前5天持续到排卵当天，过于依赖这种检测棒可能会使你错过其他时机。

排卵通常发生在LH增加36小时之后，但并非所有女性都可以发现排卵前的激素水平上升。这种情况持续时间很短，而检测是每24小时进行一次，如果激素水平上升发生在两次检测之间，可能就无法发现。有的检测工具只有5个检测棒，有的有7个，后者测出激素水平上升的概率

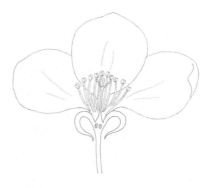

会更高。一些患有多囊卵巢综合征（PCOS，查看第101页及148页）等激素失调症的女性可能具有较高的LH基础水平，她们只能得到不可信的阳性检测结果。如果你做过此类检测，但从未有过阴性结果，那么你需要求医。LH水平上升是好征兆，却不能证明排卵一定会发生。LH只是一种促进激素，无法确保卵子的成熟和排出。

备孕监测工具——确认受孕时机

可丽蓝（Clearblue）备孕监测工具是一种手拿式、使用电池动力的自用监测工具，与一次性尿液检测棒结合使用，可追踪检测雌激素和黄体生成素（LH）两种激素，并检测出完整的受孕时机的时长。监测工具会提醒你使用检测棒的日期并记录信息，在电子屏幕上显示备孕的低谷、高峰及顶峰。对于无法自己识别自然备孕征兆的女性，这样的工具确有一定的用处，但缺点在于不但有购买的初始成本，后续还需不断补充检测棒。

其他"小工具"

还有很多其他常见的备孕工具可以帮助女性确认受孕时机。但遗憾的是，很多此类工具并未经受严格的临床检测，要对它们的可信性保持怀疑。市面上有很多计算机式体温计，可以每日记录体温数值。但是，像前文提到的一样，有些设备在女性排卵24小时之后才能检测到温度的升高，而到这时，通常已错过受孕时机。尽管一些产品可能具备一些有用的功能，如可记录宫颈分泌物变化等数据，但它们记录的都是次要指标，功能与普通电子体温计无异。

有一种新型的备孕监测器，可以通过传感器（贴片）时刻量取身体温度，然后使用手持读数器从贴片上读取数值。读数器可以展现有关生殖水平的信息，或者与其他设备一样，可以将信息显示到电脑上。

一些自测工具可以对唾液进行分析。其中的原理是，唾液与宫颈分泌物具有同样的特点，在它们干燥之后，通过显微镜观察，可以出现"树状结晶"效果。过去，不孕不育诊所会分析这种树状结晶，提供一种宫颈评分系统，但有了更加精密的检测和扫描方式之后，这一方式不再常用。应当注意，这类唾液检查尚未接受严格的临床试验，不能作为确认受孕时机的依据。有一项刊登于《柳叶刀》杂志（世界医学界最权威的学术刊物之一）的研究指出，通过唾液检测，有10名男性被测出正在排卵。因此我认为，此类检测无法准确预测排卵。

备孕女性最常踏入的误区是只关注月经周期，和尝试确认排卵时间。要记住，频繁的性生活和新鲜健康的精子才是受孕的关键。如果你将卧房变成实验室，一味等待所有检测结果变成阳性的话，你不仅可能错过整个受孕时机，还会给自己和二人之间的关系造成压力。

毛发分析——检测"备孕健康条件"

毛发分析是指对毛发样本进行化学检测，常用于法医学及非法药物检测。相关物质从人体的尿液或血液中彻底流失很久之后，依然会在毛发中留下痕迹。但目前，人们对使用毛发矿物分析检查环境毒素一事存在争议。尽管一些辅助治疗师可能会采用这类检测，我们诊所不会采用。事实上，我们经常发现一些女性通过其他诊所，甚至通过邮寄方式进行毛发检测。她们收到报告之后，通常会变得焦虑和困惑。毛发分析并不可信，因为它受到很多因素的影响，包括染发剂、氯气和污染。

女性激素水平（及男性精子）的自测方式

在药店可以买到检测卵泡刺激素（FSH）等女性激素的检测工具。通常可以在月经周期的第3天进行尿液检测，一条红线代表结果正常（低于10），两条红线则代表结果不正常（高于10）。虽然正常结果会让人心安，但要注意这一检测仅针对一种激素，影响受孕的因素还有很多，包括输卵管堵塞。即使结果正常，年龄大于35岁的女性也应当及时寻医。另外，很多体外受精（IVF）诊所不会接收FSH高于10的女性。

一些检测工具可提供针对男性活动精子含量的基本检测（查看第161页）。这类检测可能有助于提醒他们采取进一步行动，但我有些担心那些从此类自测工具中找到虚假慰藉的男性（以及女性）。

更全面的备孕检查

我们的诊所发现，越来越多的女性想做更全面专业的备孕检测，以了解自己生育潜力。她们通常是30岁以上、想要一个家庭但未能遇见另一半的女性。检测服务的一个关键部分是抗苗勒管激素（AMH）检测，也可能包括窦卵泡总量检测。

抗苗勒管激素检测

抗苗勒管激素（AMH）是卵巢产生的物质，其水平与卵巢储备相关，而卵巢储备会随着女性年龄增长而下降。这一检测可与检测窦卵泡总量的超声扫描结合使用。体外受精（IVF）诊所目前正使用这一检测了

/ 特别提示 /

关于抗苗勒管激素检测的提醒

- 抗苗勒管激素（AMH）检测无法体现女性是否正在排卵或输卵管是否畅通。
- 如果正服用避孕药，至少在停服之后来一次月经，再进行 AMH 检测。
- AMH 检测主要检测女性对体外受精（IVF）药物的反应状况，很多诊所正在采用这一检测。尽管检测可能会给出一些自然生育力指标，但相关研究仍不够充分，有一些水平极低（几乎接近最低值）的女性也可以通过自然方式受孕。同样，女性的生理年龄依然是最重要的因素。

/ 特别提示 /

关于全面备孕检查

全面的备孕检查或健康检查还应当包括对以下方面的讨论：

● 检查风疹病毒抗体的血液检测
● 宫颈涂片
● 生殖感染筛查
● 血压和尿液检查
● 叶酸对预防脊柱裂等神经管缺陷的重要性
● 保证未来宝宝健康的良好营养

解IVF治疗对特定女性的效果，以及她们可能产生的卵子数量。这一检测可以得出卵子的储备量，但无法确定卵子质量。

窦卵泡总量

这是一种超声扫描检查。窦卵泡是卵巢上的休眠小卵泡，直径为2～8毫米，两个卵巢上的卵泡数量预示着卵巢储备。可以通过窦卵泡总量以及抗苗勒管激素（AMH）血液检测评估卵巢储备。窦卵泡越明显，拥有的卵子可能就越多。这个检测和AMH检测还能有效表明女性对体外受精（IVF）疗法的反应能力。

全面备孕检查中包括的检测是多种多样的，有卵子储备、伴侣的精子检测，也有输卵管超声检查以及全套性健康筛查。你需要考虑自身的状况来定。如果你还没有找到伴侣，较低的检测水平可能会让你沮丧，陷入恐慌。同样，你的检测结果可能尽如人意，但这也不代表以后不会出现潜在问题——检测只能说明一部分问题。很多女性确实想了解自己的生育能力。进行备孕检查的关键在于，你需要让人帮你解读这些结果并提出建议。一些女性可能需要将备孕的事放在首位，甚至考虑冷冻卵子，或者及早接受辅助治疗。

到目前为止，本章节探讨的内容是正常备孕过程，以及正在迎接第一个宝宝的伴侣们应当采用的备孕方式。有的伴侣最初很容易就怀上了宝宝（通常是计划外或意外怀孕），但想要再次怀孕就变得十分困难。下一节将探讨想要第二个宝宝的伴侣们遇到的问题。

当二胎备孕遇到困难

如果你只有一个孩子，你会发现身边的妈妈们似乎都推着有2个婴儿的婴儿车，你自己的宝宝也可能要求你生一个小弟弟或小妹妹。也有人会询问你什么时候再生一个，或者若无其事谈论起独生子女的坏处。大多数女性不希望从家人或朋友那里得到任何同情或理解，因为她们觉得自己应该对自己的孩子感到满足。

在生几个孩子方面，女性通常有着自己的概念。不管是2个、4个或者更多，这都是她们的选择，而不应被评判。一些女性会有为现在的孩子再添弟弟或妹妹的强烈需求，不想让孩子经历成长的孤单，也惧怕自己去世之后孩子需要独自生活。有的女性是独生子女，需要独自面对父亲或母亲去世带来的巨大孤独感，会格外在意这个问题。不同年龄间的代沟也让有些女性焦虑，她们担心两个孩子之间的年龄差距超过2岁或3岁。与备孕顾问讨论，尝试将想要再生一个的情绪及内心梳理清晰，可能会为你带来帮助。

很多初次受孕时毫无压力的伴侣发现第二次受孕困难重重，这令他们大受打击。如果你们故意拖延了要第二个孩子的时间，以为过程可以很快的话，你遭受的打击可能更大。年龄通常是最大的障碍因素。如果生第一个宝宝时年龄已经偏大（35岁左右），那么更应该抓紧，在恰当时间内生下第二个宝宝。以下内容，是有必要做自我梳理并和医生讨论的：

二胎备孕检核清单	是	否
生完第一胎之后，医学或健康方面是否有重大变化？		
是否完全停止了哺乳？乳房是否已恢复正常？		
生完第一个孩子后，月经周期是否有变化？		
与怀孕前相比，体重是否发生了大的变化？		
是否到医生那里做过检查（见下文）？		

初步检查

医生会安排检查，帮助你确认无法受孕的原因。他们可以检查你的激素水平，看你是否在排卵。你也可以考虑接受抗苗勒管激素（AMH）检测。血液检测可以排除甲状腺疾病（查看第145页）或贫血（查看第

147页）。盆腔扫描也有一定的意义，因为生完一胎之后，很多人会出现盆腔感染。如果伴侣已经接受了精子检查，医生还会检查你的输卵管。即使你的伴侣近期刚育有一个孩子，精子检查也值得重视，因为精子参数可能出现重大变化，且有时并没有重大疾病等征兆。

/ 特别提示 /

关于产后及哺乳期过后生育力的恢复

- 哺乳期的泌乳素会抑制排卵。
- 哺乳期之后，完整的排卵周期需要一段时间才能恢复。
- 月经发生并不一定代表发生了排卵。
- 如果你在哺乳期备孕二胎或下一胎，那么你需要完全停止哺乳。
- 乳房需要恢复正常状态——手感柔软，无乳汁渗出。
- 如果乳房仍有乳汁渗出，要去就医，因为这会降低备孕成功率。
- 记住，乳房接受的刺激——包括来自伴侣的刺激——会导致激素变化，促使乳汁分泌，因此应当避免刺激乳房，以便彻底停止泌乳。

二胎自助备孕

首先建议你准备一张纸，为未来3个月制定改变计划，内容包括：

♠ 确保二人相处的优质时间

♠ 恢复生孩子之前的快乐性爱

♠ 计划晚间约会 —— 或者周末出行（不带宝宝！）

♠ 提前完成工作

♠ 找到放松方式，如每周按摩、面部护理或针灸

♠ 补充营养，健康饮食

首先，尝试寻找生活中具有积极意义的事情，而不要想着可能存在的医疗问题。如果有激情性爱和积极改变作为前提，3～6个月之后仍未怀孕，应当进行其他的医学检查，如有必要可考虑辅助措施。很多伴侣在要二胎时，采用了体外受精（IVF）等辅助措施。如果一胎宝宝尚幼小，采取IVF可能会很有难度，因此，应当考虑清楚协调方式。你需要适当照顾孩子，才能保证你在IVF的过程中保持平和心境与充沛精力。

第三章 男性生育力

十分感谢里尔·霍玛（Sheryl Homa）医生为我们撰写了本章节内容。谢里尔是临床胚胎学专家，在齐塔·韦斯特诊所主管男性生殖项目。很多男性也有疑问："该如何看待男性生育力？"，她在此章做出回答。众所周知，一半的生殖问题与男性因素相关，但男性生殖健康通常未得到足够的重视。她将在文中从"男性生育力"角度探讨这一问题，但她又清楚阐明：尽管卵细胞质内单精子注射（ICSI，查看第200页）使男性生殖发生了变革，但只计算蠕动精子的数量远远不够。

目前，我们已经知道将近50%的不孕不育症与男性相关。许多人对此感到吃惊，长久以来，他们都认为生育是"女性的问题"。一些临床医生及患者甚至依然坚信这一谬论，这就导致不孕不育的根源很难确认，男性也很难接受现实从而也无法发现和解决问题。许多男性忽视了审察自身问题的必要性，其中一个原因是他们暗自担忧自己可能存在问题，且无力承担后果。

很多原因也与一种错误认知相关——男人们认为如果已经育有子女，便可证明自己具有生育能力。尽管这一点确实能够证明在之前的受精过程中，男性具有生育能力，但情况之后是可能发生变化的，有些男性就出现了精子质量严重降低的情况。所以诊断应及早进行，以便及时干预。值得庆幸的是，借助当下的顶级设备，即使最严重的男性不育病症通常也可有效治愈，而在过去他们只能寻求精子捐献。

男性不育的原因

精子质量差

决定男性生殖潜力的最重要因素是能否产生足够数量的健康精子。如果由于某种原因无法产生健康的精子，那么生殖能力会受到影响。多数情况下，造成精子质量不佳的原因无从知晓，但越来越多的证据表明，精子质量可以通过很多方式进行改善。

导致产生畸形精子的因素包括遗传因素、激素失调、睾丸或下腹受伤、接触有害化学品、药物或不良的生活方式。我们常听说，男性不育很难治愈，男性的遗传体质无法改变，睾丸区受过的伤害无法补救……这些都是事实，但某些疾病是可以治愈的。因此，我认为，有不育症的男性在进行体外受精（IVF）治疗之前，应当接受男性生殖专家或对生殖有所研究的泌尿专家的评估。

所有男性都可以改善自己的生活方式，在某些情况下，生活方式是导致不育的唯一原因。尽管一些因素无法逆转，但你也不应再继续不良的生活方式，这会进一步降低精子质量。

如果被诊断出"不育"，一定不要放弃。严格意义上这术语并不准确，只适用于不能产生精子的不育男性。精子质量不佳的男性实际是"生育能力不足"——换言之，他们与伴侣很难以自然方式孕育宝宝。很显然，精子质量越差，怀孕的可能性越小；现实地说，如果精子的质量特别差，自然怀孕的概率可能很小。

生殖器官结构异常

男性的生殖器官有时会出现结构性"堵塞"，这种堵塞可能是先天性的，例如输精管缺失，输精管是将精子从睾丸中输送出来的管状物。有时堵塞情况后天才出现，可能由感染等情况导致。另一种先天性身体缺陷是隐睾症（阴囊内没有睾丸或只有一侧有睾丸），如果没有及早进行手术，可能带来永久性的损伤。尿道下裂症是一种先天性病症，患者的尿道口并非位于阴茎末端，而是位于阴茎下侧。这有时会导致不育，因为阴茎很难将精子射入阴道深处。这种畸形可通过手术得到矫正。

精索静脉曲张

最常见的解剖性畸形是精索静脉曲张，类似于阴囊处的静脉曲张。一些精索静脉曲张十分严重，会使男性睾丸周围的血液流动缓慢，导致睾丸温度升高，使精子难以形成，但并非所有出现精索静脉曲张的男性都有不育症。但是，如果你精子质量不佳且患有精索静脉曲张，那么精索静脉曲张可能是精子质量不佳的主要原因。一些诊所可通过手术治疗精索静脉曲张，但由于业界对手术后果颇有争议，建议男性不要采用，建议直接接受体外受精（IVF）或卵细胞质内单精子注射（ICSI）。

感 染

有越来越多的证据表明，感染会对男性生育能力有巨大影响。感染可能会引发他们免疫性不育，造成氧化应激（指机体在受到有害刺激时，体内氧化与抗氧化作用会失衡，被认为是导致衰老和疾病的重要因素，可查看第十章），导致精子功能不佳以及精子DNA损伤。这会减少其伴侣受孕的机会，增加流产风险。在极端情况下，还会给男性的生殖系统带来永久性伤害，引发阻塞。需要注意的是，如果男性遭受的感染具有传染性，可能会导致伴侣不孕。

前列腺炎

前列腺炎十分常见，1/2的男性在生命的某个阶段会患前列腺疾病。前列腺炎伴有感染与发炎症状，会使精液和精子中出现过多的自由基（查看第87页对自由基的介绍），出现氧化损伤或应激，损伤精子细胞的结构和功能，从而影响男性的生育能力。症状包括排尿增多、不适感和睾丸疼痛。这种情况需要泌尿科专家治疗。

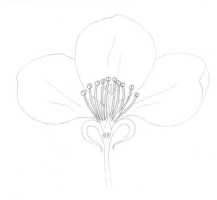

勃起功能障碍

勃起功能障碍是指无法勃起或无法保持勃起状态。勃起功能障碍的原因有很多：身体原因、结构原因、疾病原因（糖尿病等）以及心理原因。压力是常见的病因。如果男性有压力感，睾酮水平就会下降，从而影响保持勃起状态的能力。压力会对伴侣间的性生活造成重要影响，问题的严重性与问题的根源息息相关。备孕期间，一些年轻的男性会服用万艾可，而这种药物主要针对的是有勃起困难的年长男性。他们应当打消顾虑，勃起功能障碍很常见且很多是短期性的，如果压力消除，性欲和勃起能力都将恢复。我经常发现，在接受引导的前提下，伴侣们可以解决性方面的问题。一些性爱问题有更深的根源，患者需要寻求性心理咨询服务。

尽管万艾可会提高精子的活动能力，但它也会影响卵子的受精。针对小鼠进行的实验证明，使用万艾可时，受精的卵子数量会更少。如果你正在服用万艾可，那么应当审视一下服用它的原因以及你与伴侣正面临的压力，探讨会让关系重新变得亲密的方式。如果你们在性方面存在问题，试问这是否是短期性的，是否与备孕有关。如果是，探讨解压方式。如果不是，则需要寻求帮助或考虑辅助受孕方法。对有些伴侣来说，最佳选项是抓紧宝贵的受孕时机接受体外受精（IVF），不将时间浪费在解决性问题上。

精子与年龄

我们都知道年龄对女性生育力的影响，有时却忽略了年龄对男性的影响。研究表明，随着年龄增长，精子的质量会下降。通过对12 000对正在接受生育能力治疗的伴侣进行研究，医学专家发现，若男性已超过35岁，其伴侣的受孕过程会面临更大挑战。如果男性已超过40岁，这一挑战还会继续增大。研究还发现，大龄男性造成伴侣流产的概率也更高。随着年龄增长，男性的精子会受到多种因素的影响，包括不稳定的激素水平。精子的基因缺陷也更加常见，精子数量及功能通常都会下降。年龄稍大的男性也更易患一些原本与不孕症无关的疾病，这些疾病本身或治疗的过程可能会影响精子的质量。

了解男性的生殖结构

人们有必要对自己的生殖系统有更好的认识，从而设定期望值。有时，你会凭空产生一些担忧，充分了解生殖系统可能会打消你的疑虑。

男性激素

控制男性生殖系统的激素是由大脑腺体分泌的。男性及女性的腺垂体会产生卵泡刺激素（FSH）及黄体生成素（LH），但两种激素具有十分不同的功能。对女性而言，它们可对卵巢起作用，刺激卵泡生长和雌激素产生；对男性而言，它们可对睾丸起作用，刺激睾酮产生和精子生长。男性身体中的这些激素应当保持相对稳定状态，才可不断产生精子。

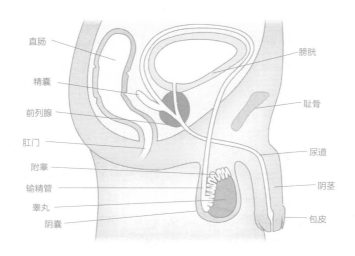

直肠
精囊
前列腺
肛门
附睾
输精管
睾丸
阴囊

膀胱
耻骨
尿道
阴茎
包皮

精子的产生

睾丸是包裹在阴囊中的两个男性生殖腺。精子产生于睾丸内的生精小管。首先，未成熟的圆形生殖细胞进行分裂，染色体经历减数分裂。随后，细胞变长，精子尾巴和顶体（精子头顶端的膜性帽状结构）形成，其中顶体占据正常精子头部大小的一半。精子随后进入位于阴囊上方的附睾，并在这里最终成熟，具备了使卵子受精的能力。最后，它们进入输精管，等待射出。从不成熟的精子细胞发育为成熟的精子大约需要64天，精子通过附睾并最终做好射出准备需要10～14天。一个睾丸每天可以产生约1亿个精子，每次射精平均可射出约2亿个精子。

精子的结构

♠ 头部：含有遗传物质（DNA）。40%～70%的精子头部区域被顶体包裹。顶体内的物质是精子穿透卵子时所必需的。

♠ 颈部：含有精子移动所需的能量。

♠ 尾部：推动精子向前移动。

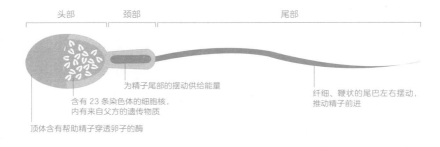

头部　　　颈部　　　　　　　尾部

为精子尾部的摆动供给能量

纤细、鞭状的尾巴左右摆动，推动精子前进

含有 23 条染色体的细胞核，内有来自父方的遗传物质

顶体含有帮助精子穿透卵子的酶

男性副性腺

男性副性腺指精囊腺和前列腺。在射精过程中，男性副性腺会排出大量液体，将精子推出尿道。第一滴射出的精液（2%～5%）来自睾丸，含有的精子数量最丰富。随后，来自精囊腺的精液会射出，它们约占精液总量的65%，可提供果糖，果糖是精子的主要能量源。最后射出的精液来自前列腺，这些精液含有大量的锌。要确保精子功能和精子DNA，即遗传物质的稳定性，锌不可或缺。前列腺液中含有前列腺素，它会在射精过程中刺激阴道收缩，帮助精子游向宫颈。

精液的酸碱度平衡值是7.2～8.0，这使精子功能处于最佳状态。男性副性腺的健康具有重要意义，它们产生的体液决定了正常精子的功能。任何副性腺的感染都会严重影响精液以及精子的质量。

很多男性对自己的射精量感到担忧，但精液量并不必然代表着精子量。男性每次射精平均可产生2～5 mL精液，仅相当于半茶匙到一茶匙的量。男性通常对此感到吃惊，因为他们以为自己的射精量要大得多。

射 精

男性每次射精会在女性阴道中留下5000万到5亿个精子。精子会随精液到达宫颈，并需要通过宫颈黏液（分泌物）。在女性月经周期的大部分时间里，这些宫颈黏液都起着屏障作用。只有在宫颈黏液稀薄、水性、呈碱性、对精子"友善"时，精子才能进入子宫。大概只有0.1%的精子可以通过宫颈黏液。

等精子进入子宫之后，它们需要找到输卵管的位置。大部分精子都会迷失在宫颈或子宫壁的复杂腺体中，只有100个左右的精子会最终到达目的地。显然，精子需要足够健康才能成功，所以射精时射出的精子数量越多越好。如果精子的移动性不佳，或者量太少，那么就很难到达卵子。性生活结束之后，精子可能在几分钟之内就会达到输卵管，但它们也许会在那里开心地停留数天。

受 精

受精的前提是精子可以识别卵子并与卵子结合。精子与卵子结合时，顶体会打开，释放出其中的物质，在卵子表面溶开一个洞。精子随后可以将遗传物质（DNA）存入卵子。形状异常的精子可能无法识别卵子。还有一些精子没有正常的顶体，因此无法进入卵子（查看第十章第162页的"形态"）。

/ 特别提示 /

疼痛和肿块
- 排尿疼痛、射精疼痛或下腹疼痛等泌尿道症状可能是感染的标志。建议进行全套的性健康检查。
- 男性应当定期检查睾丸肿块，并将异常的肿块或疼痛告知医生。睾丸上方部位(附睾)可能会有肿块。这属于正常情况——你应当了解什么情况属于正常。

关于精子的常见疑问

Q：精液量是否会影响生育能力？

A：并非必然。起决定作用的并非精液量，而是精液内精子的数量与质量。从另一方面来看，如果精液量一直很少（低于1.5 mL），则可能意味着男性副性腺存在问题，需要仔细检查。

Q：输精管重建手术成功后，是否仍有可能不育？

A：是的。在重建手术过程中，疏通的输精管可能会再次堵塞。另外，任何睾丸手术都会使身体产生更多的精子抗体，导致免疫性不育（查看第十章）。鉴于此，可将输精管重建手术后产生的精子冷冻，以防万一。

Q：我们是否应该存储精子？

A：否。精子不会一直存活，如果没有射出，它们也会在附睾中死亡。如果长期没有性生活，死亡精子的比例会增加。精子在衰亡过程中会在附睾产生毒素，破坏进入其中的新鲜精子。所以如有可能，每周至少进行3次性生活。如果因故无法进行规律的性生活，不要储存精子，可以通过自慰实现精子流动。我认识很多不在女性生理周期后半段进行性生活的伴侣，这会影响受孕的成功率，因为如果精子不能流动，其质量便会下降。只有在接受体外受精（IVF）时，你才需要有关性生活时间的指导（查看第十二章）。

Q：在受孕时机前后，为何应当增加性生活频率？

A：在受孕窗口期，健康的精子可在女性体内存活数天，但卵子排出之后只能存活24个小时。由于确切的排卵时间能够预测，因此要确保卵子排出时输卵管中有足够的精子，可以使其完成受精。

/ 特别提示 /

改善男性生育力的建议

- 吃早餐。你需要在早上食用丰盛的早餐来获取能量，否则身体会进入维持生存的模式，而不会将产生健康的精子当作首要任务。
- 避免高蛋白膳食。精子在寻找卵子的过程中需要足够的营养，并需要在女性阴道的酸性环境中得到保护。高蛋白膳食会使精子呈酸性。
- 尝试针灸。一些研究（尽管规模较小）显示，针灸可能会改善精子的活动能力。

如何提高伴侣的受孕概率

① 大量的性生活。不要只关注 "受孕时机"，至少每2～3天进行一次性生活。没有必要 "储备" 精子，关键要确保足量、新鲜、健康的精子已经蓄势待发。在女性生理周期末期，即受孕时机已经结束后，可以暂停性生活，但如果你在较长时间（5天以上）内没有射精，精子的质量会开始下降，至少需要2次射精，才能清除掉衰老的精子。因此，如果你和伴侣在月经期间不进行性生活，你要确保精子的持续供应。

② 戒烟 —— 吸烟会影响精子的数量、活动能力及现状，但最重要的是，它会损耗精子的DNA，并给孩子带来癌症风险。

③ 拒绝轻毒品，因为它们会影响精子的质量。

④ 将饮酒量减至最少 —— 尝试戒掉啤酒，只偶尔饮些葡萄酒，红酒最佳。酒精会影响精子的DNA，延长受孕时间，增加流产风险。

⑤ 减少咖啡因，包括可乐等汽水饮料的摄入。咖啡因会影响精子的质量，增加精子的基因损伤。

⑥ 不要过度锻炼，这会转移睾丸激素，使精子数量减少。

⑦ 保持睾丸凉爽，精子在低于体温3～4℃的温度下产生，但这并不意味着你需要在两腿之间放一瓶冰水。

⑧ 确保良好的饮食 —— 膳食应当包括大量蔬菜和水果，服用优质的复合维生素及矿物补充剂。

⑨ 接受性健康检查。

⑩ 在获得认可的男性实验室接受精子检查（查看第十章）。

⑪ 降低压力水平。

⑫ 支持你的伴侣 —— 记住，你们是共同体！

关于男性因素的常见疑问

Q：男性因素在生育中起着什么作用？

A：精液质量异常是人类生育力低下的最主要原因，生育力低下的男性应当得到重视，并及早接受检查和适当的检测。我们需要确保男性可以定期射精——为获得最高的受孕概率，伴侣们需要在女性的整个生理周期中每隔几日进行一次性生活。我们应当帮助男性改善生活方式，排除所有的感染或睾丸问题（如可能含有早期肿瘤的肿块）。

即使男性的精液质量不佳甚至少精，如果与伴侣在一年之内频繁进行性生活，他们依然有自然受孕的可能。如果精液参数处于临界值，感染程度较低，在一些情况下，抗生素可发挥作用。10%的男性有前列腺炎症导致的疼痛或泌尿道症状，他们可能需要接受治疗。

Q：男性不育的原因是什么？

A：多数情况下，我们不知道其中的原因。我关注的是其中2%可以治愈的病因，包括精子被阻塞、垂体激素缺乏或逆向射精，其中逆向射精是指在性爱过程中精子逆向进入膀胱。多数生育力低下的男性精子数量少、活动能力弱且结构（形态）异常。因此，受孕延迟的原因不仅包括精子数量不足，可能还包括"精子功能障碍"，这一功能障碍降低了精子使卵子受精的能力。

导致精子功能障碍的原因有很多，但我们并不能发现其中的全部原因。生活方式即使不会总对男性产生影响，也可能会对精子带来严重影响——我的一位患者每天喝一瓶威士忌，但他的精子量是2亿。如果这一数值偏小，更可能归结为生活方式的影响。如果有睾丸衰竭症，产生的精子量会是0（无精症）。5%~10%的男性停止饮酒3个月后会继续产生精子，从而避免了精子提取手术。对有计划成为父亲的男性，我会首先建议戒酒。吸烟和肥胖也会对男性的生育力产生不利影响。

Q：抗氧化剂是否可以改善精子质量？

A：越来越多的证据显示可以。抗氧化剂（通常指维生素E和C，以及硒）可能会改善精子的质量，提高自然受孕或辅助受孕的成功概率。在我的行医实践中，如果患者精液质量较差，我会使用抗氧化剂。抗氧化剂可以去除损害精子特别是精子DNA的自由基。但精子也需要一些自由基来激活自己移动和使卵子受精的能力，因此抗氧化剂的用量应适当。

Q：男性生育能力低下是否与遗传因素有关？

A：5%的男性生育能力低下，且通常是由精子问题导致的。我认为，在多数情况下，这与遗传因素无关。只有约8%精子量极少的男性具有Y染色体缺损的症状。一些男性睾丸较小，产生的精子量较少，但一般不是由遗传因素引起，也没有病变迹象，也不太可能出现睾酮缺乏症。所有短期的性问题通常都是焦虑导致，但是，有此类问题的男性也应合理地寻求病因，因为健康问题也可能导致性功能不佳。

第四章 生活方式是否影响生育力？

生育是一种涉及整个身心的活动。正在备孕的伴侣们通常会意识到自己的一些生活方式可能会影响自然受孕或体外受精（IVF）的成功概率。但生活方式不仅包括饮食、吸烟等习惯，而是包括了方方面面：工作和生活的平衡、睡眠、压力、膳食以及关系动态等，总之包括了所有可以造成压力、带来负面影响的方面。生活方式是导致夫妻关系紧张的一个方面，也会给夫妻关系带来压力。

工作与生活的平衡

越来越多的人开始咨询工作和生活平衡的问题。这种平衡很难达到，特别是对正在或准备进行体外受精（IVF）的伴侣而言。我遇见过很多投身事业的女性，如果将近40岁或40岁出头，通常已达到事业巅峰，日程总是提前数周或数月被安排满档。如果她的伴侣也很繁忙，那么日程协调就会成为很大的问题。我们的一部分工作就是帮助伴侣们做出小的、可以做到的安排。客户在经过一段时间的尝试并最终受孕后，我经常询问他们：与之前相比，他们自身发生了什么变化？很多人告诉我，他们放慢了步调，放松了身心，留出更多时间给自己。

压 力

尝试自然受孕或体外受精（IVF）治疗会给伴侣们带来很大压力。此外，日常生活中的其他一些需要面对的压力也让他们不堪重负。我有很大一部分工作是帮助他们积蓄能量，实现工作与生活的平衡。

月经周期是各种激素相互作用的结果，需要女性在正确的时间释放出合适量的激素，才能产生健康成熟的卵子。而额外的精神或情绪压力，会影响激素的产生。长期承受压力会使皮质醇等压力激素升高，对生殖激素产生影响，泌乳素也会随着压力升高，抑制排卵，导致女性性欲低下。一旦压力过大，女性身体应对压力的"自卫系统"也将进入生存模式，因为生殖过程会消耗很多能量，所以血液会离开盆腔器官，进入更重要的身体部位，以优先维持生存。压力会使受孕变得困难，但你可以尝试放松，释放压力，例如我们设在伦敦的诊所便提供放松训练、催眠疗法、视觉想象疗法以及呼吸疗法等。

对受孕和IVF能否成功产生的焦虑感也会加重日常压力。来自下丘脑的信息会影响植物性神经系统，植物性神经系统分为2个部分：

▲ 交感神经系统：当你感到压力时，交感神经系统会发挥作用，使皮质醇增加，对卵巢和生育产生影响。

▲ 副交感神经系统：当你感到平和、放松、安定时，副交感神经系统会发挥作用。平和状态可以帮助你降低卵泡刺激素（FSH）水平。放松技巧可以使副交感神经系统发挥作用。

1."男性压力"——表现焦虑

当一对伴侣正在备孕或尝试体外受精（IVF）时，男性通常会极力安慰女方，但有时，男性却很难表达自己的感受，担心说错话使伴侣沮丧。如果男性自身感到压力，产生精子所需的激素水平会降低（查看第三章）。很多男性会在某个阶段产生"表现焦虑"——因为需要在"正确的"时间采用"正确的"姿势进行性生活。由此导致的勃起障碍通常是短期性的，但可能需要帮助才能恢复正常（查看第三章）。

2."女性压力"——自我质疑

愧疚、担忧、恐惧等负面思想和情绪藏在我们的潜意识中,它们会导致压力,备孕时尤其严重。女性会对自己的方方面面产生怀疑:"为什么没办法成功?""是不是因为我做了这件事?"有些女性是料理家务和理财的能手,却并不擅长管理情绪。她们可能会通过锻炼的方式解压,虽然这是不错的选择,也能帮助降低压力水平,却并非真正的放松,因为过程中想法可能还是很活跃。体外受精(IVF)治疗也会带来极大压力。一些研究显示,女性压力过大会影响IVF结果,但关于这点尚无定论,因为也有一些研究认为压力不会影响IVF的结果。无论如何,我不想你读到这里时开始恐慌,我们可以学习放松技巧,并勤加练习。

3.减 压

如果备孕是主要压力源,我可以给出有用的技巧(查看第五章)。我们帮女性设计膳食,尝试视觉想象法、针灸等疗法(查看第八章),这些疗法可帮助释放带来愉悦感的内啡肽,使流向盆腔的血液增加。

我时常向客户询问放松方式,得到最多的回答是看电视、锻炼或洗澡。全身心放松,停止胡思乱想,是必须要学习的技能。还要学会储存能量,包括身体和精神的能量。每天进行20分钟的放松训练,会给你带来巨大的好处,让你感觉自我控制,深度放松,达到更好的激素平衡。

/ 特别提示 /

找到平衡点

对一些伴侣而言,主要的挑战是做到平衡与适度:不要让对宝宝的期待耽误了当下的生活。我见过一些女性拒绝一切零食,戒掉谷物、乳制品和糖分——几乎一切!有时,也会要求伴侣加入她们的行列,这样二人都会过得比较辛苦。如果男性没有改变自己的饮食习惯,可能还会引起摩擦和争执。也有伴侣不再外出就餐,因为担心餐厅里的食物含有太多盐分或其他"不应食用"的成分。我对此的看法是:有时伴侣们应当放松一下,在外就餐,小酌一杯,并且不应当感到愧疚。

体 重

体重过轻或超重都会影响女性正常的月经周期，扰乱或中断排卵。男性的生育能力同样受到体重的影响（查看第七章）。

超 重

一些研究显示，超重与体外受精（IVF）成功率之间存在关联。当你需要进行IVF时，细致而富有经验的自我管理必不可少，还要遵守一些重要的膳食规定。肥胖女性的脂肪细胞中储存着过剩的雌激素，会导致激素失衡，影响排卵。肥胖是不育、IVF失败、流产以及高血压（子痫前期）或糖尿病等孕期病症的一个风险因素，也会提高剖宫产的概率。超重还意味着身体可能存在潜在的问题，包括甲状腺、多囊卵巢综合征（PCOS）等其他疾病（查看第101页）。若孕妇超重，胎儿的健康也会受到威胁。实际上，很多IVF诊所不接收体重指数（BMI）超过30 kg/m^{2}的客户。研究表明，BMI指数高于25 kg/m^{2}的女性有排卵问题的概率更高。要记住重要的是，很小的改变是必要的，可以提高怀孕的概率。如果你超重，减轻体重的5%～10%，可让你再次排卵。

肥胖男性也应减去多余体重，因为脂肪细胞有一个芳构化过程，会将睾酮转化为雌激素，影响精子数量。BMI超过25 kg/m^2，稍微超重的男性产生的精子量会少22%。2006年发表的关于2000多名美国农民及其妻子的研究显示，随着BMI数值的增加，生育水平会降低。此外，肥胖会导致男性生殖器官四周脂肪堆积，使睾丸过热，精子数量减少。久坐的生活方式也可能是影响精子质量的一个因素，多走动、多走步梯少乘电梯、经常锻炼可能会有益处。

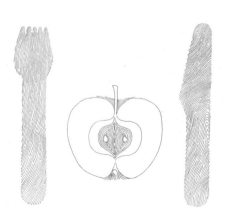

体重过轻

如果体重过轻，身体会感觉饥饿，生殖系统便不再正常运作，身体中含有的雌激素可能无法帮助实现排卵。研究已经显示，体重的轻微变化（低于理想体重5%～10%）会使女性的月经和生育能力发生改变，并导致骨质疏松。事实上，半数体重指数（BMI）等于或不足19 kg/m² 的女性会发生严重的月经不调。与体重正常的男性相比，体重过轻，即BMI不足20 kg/m² 的男性生育能力明显偏低。

/ 特别提示 /

体重指数（BMI）

体重指数＝体重（kg）÷身高(m)的平方，也可使用网上的体重指数计算器计算。

锻　炼

锻炼有几大好处：降低压力水平、调节血糖、促进生殖器官的血液循环、鼓舞情绪。在备孕期间，女性通常不确定锻炼的强度及频率。如果你喜欢跑步又经常锻炼，可以坚持下去。只有正接受体外受精（IVF）的女性，我才建议她们中断，因为这一过程太辛苦，她们常会感到疲惫，且在IVF的刺激阶段，身体需要获取尽可能多的能量，以便产生足够的卵泡。

安全限制是每天30分钟。如果你从来不锻炼，那么，每天可进行30分钟的有氧训练。如果你超重或患有多囊卵巢综合征（PCOS），则需要加强锻炼，将体重控制在正常范围，优化激素平衡。重要的是，你需要进行喜欢的锻炼，包括步行、游泳、慢跑、打网球或羽毛球，并注意避免消极情绪。

男性与锻炼

科学家戴安娜·威蒙德（Diana Vaamonde）发现，男性铁人三项运动员进行的高强度训练会使精子质量大幅降低。剧烈的锻炼，特别是骑行，与精子质量之间似乎有着直接关联：骑行时间越长，距离越远，精子质量就越差。原因可能是局部热度、车座与睾丸之间的摩擦、自由基损伤或对阴茎动脉的压迫。这里，我们谈论的并非上下班路上的30分钟骑行——锻炼通常都是利大于弊——但男性长时间骑行是个例外，请确保骑行时穿着的短裤带有防护垫，车座设计优良且具有减压沟回。男性运动员还应避免酸性极强的高蛋白膳食；精子在游往卵子的过程中，需要获得营养以及保护，并避免女性阴道酸性环境的伤害。

/ 特别提示 /

睾丸的温度

为优化精子的产生过程，睾丸的温度应当低于正常体温约3°C左右。因此，夫妻俩若计划开始备孕的话，男性暂时不要使用按摩浴池、蒸汽浴室，不要穿着紧身内裤，不要参加马拉松长跑，即不要长时间让生殖系统处于高温状态。高温会使精子处于"煎熬"之下。一项研究显示，笔记本电脑处理器产生的热量会增加阴囊温度，另一项针对计程车司机（久坐）进行的研究也得出了类似结论。

咖啡因

咖啡因让很多女性感到担忧——它可能会降低自然受孕或体外受精（IVF）的成功率。但对于饮用咖啡的安全量，目前存在很多矛盾的建议。咖啡因也会增加流产风险，但临界量未知。美国国家儿童健康和人类发展研究所发表在《新英格兰医学杂志》上的一项研究发现，每日饮用5次或以上含咖啡因饮料的女性，流产概率比饮用量更少的女性高出2倍以上。除了咖啡，茶、巧克力、可乐和功能饮料中也含咖啡因。很多非处方止痛药中也有咖啡因成分。若平时摄入咖啡因过多，可在几天之内逐渐减少，以免出现头痛等副作用。我们建议均衡摄入，一天可饮一杯茶，周末喝杯咖啡，但进行IVF时则应避免（查看第89页）。

处方药物

如果正在服用处方药物，则应告知医生，并听从医生的建议，减量服用或更换药物。下列药物与治疗会影响生育能力：

♠ 止痛药物，包括非甾体抗炎药（NSAID）

♣ 一些抗生素　　♣ 一些抗抑郁药

♣ 激素治疗　　　♣ 化疗

软性毒品

可卡因、海洛因和摇头丸等毒品会对生育能力造成严重的负面影响，长期使用更会导致永久性的生殖损伤，可能使人无法受孕。使用这类毒品的女性可能有排卵和月经不规律问题，卵子储备也受到影响。

抽大麻的男性可能精液更少、精子量更低、精子游动能力不佳，这是我见到的最严重的一种男性问题。研究显示，大麻制品的活性成分会扰乱精子游动的时间。正常情况下，精子在接近卵子时才会奋力游动，但对使用大麻制品的男性而言，他们的精子会过早地开始冲刺。享用一杯葡萄酒，或者偶尔喝一瓶啤酒，这都无可厚非，但香烟（见下文）和大麻要戒掉——没有商量余地。

吸　烟

很多研究显示，吸烟会对生育能力造成影响，主要有以下表现：

♣ 吸烟者受孕所需的时间更长。

♣ 吸烟伤害卵巢。

♣ 吸烟加快卵子的流失。

♣ 吸烟使停经提前数年。

♣ 吸烟影响雌激素的产生。

♣ 吸烟使精子数量减少，破坏精子的形状与功能。

女性如果吸烟，卵子可能会出现遗传畸变。吸烟还会提高流产和宫外孕的概率，因为输卵管中的纤毛（毛发状结构）遭到了破坏。怀孕期间吸烟会导致胎儿体重不足或早产概率提高。吸烟会消耗维生素C、锌及抗氧化剂等身体所需的关键营养成分，其中维生素C缺乏会导致孕激素减少，缺锌则会造成生育问题和胎儿体重不足。

体外受精（IVF）期间吸烟也会降低成功概率。研究显示，需要对女性吸烟者使用更大剂量的IVF药物，才能达到刺激卵巢的目的。她们的雌激素水平偏低，收集的卵子数量更少。吸烟人士可能更常遇到不来月经的情况，胚胎着床率更低，受精失败率和流产率也更高，因此戒烟势在必行，无论男性还是女性都应当戒烟。

身体的了不起之处在于它总能恢复平衡状态。美国生殖医学会的研究显示，如果在开始IVF之前戒烟至少2个月，受孕概率会大幅提高。如果需要戒烟方面的帮助，你可以求助医生，也可以尝试催眠、针灸和冥想。

酒　精

关于酒精对备孕的影响，有很多相互对立的说法和目前尚不明确的部分，主要包括两个方面：其一是酒精对胎儿的潜在影响，其二是酒精对备孕及体外受精（IVF）成功率的影响。

我最常被问到的一个问题是："安全的饮酒限度是多少？"答案是不知道。我们无法得出备孕期间的安全饮酒限度。不过，酒精分子很小，小到可以在怀孕2周便能从母体进入胎儿体内。酒精会影响所有细胞与器官的发育，而发育中的胎儿大脑十分脆弱，可能会因酒精分子的侵入造成损伤。胎儿期酒精性损伤可能会带来不同程度的影响，包括低智商、学习困难、行为问题，以及严重的大脑损伤和其他器官损伤。因此，建议在孕期不要饮酒。

备孕期间最好也不要饮酒。如果确定自己会在3个月内受孕，那么你可能会做到这一点，但实际上，很多女性要花费更长的时间才能受孕，而你必须接受这一事实并尽量享受无酒精生活。来自英国国家卫生与临床优化研究所（NICE，世界上最权威的药物和医疗技术评估机构之一）的建议是，如果想在备孕期间饮酒，一周最多1～2次，一次1～2杯，避免过量。

我建议伴侣们每周饮酒少于6杯，且每周至少有2天不饮酒，而IVF治疗期的伴侣，在治疗前4～6周内不要饮酒。如果伴侣中有一人已戒酒，另一人还在饮酒，矛盾可能会因此产生。伴侣间的饮酒习惯也不一样。男性更喜欢过度饮酒，他们可以整周不喝然后周末痛饮，这也会导致二人关系紧张。如果男性的精子质量没问题，他就会感觉生活方式无须改变，但酒精会加重自由基损伤，对精子造成影响（查看第七章）。

对于上述伴侣间的情况，我认为，很多事不由分说，只要是"应当"和"必须"做的，就需要为了备孕目标做出牺牲和妥协。

/ 特别提示 /

减少饮酒量小贴士

哈佛医学院近期的一项研究发现，每周饮酒超过6杯的男性和女性，其体外受精（IVF）的成功概率会大幅降低。白葡萄酒对女性的影响较大，啤酒对男性的影响较大。以下做法有助于你们改变自己：

- 共同决定每周的最大饮酒量。
- 如果你"要么痛快喝要么完全不喝"，最好的办法是彻底戒酒几个月。
- 决定一周内的哪几晚不喝酒。
- 在婚礼或家庭聚会等特殊场合，可能会超量饮酒，接受这一现实，不要为此自责，也不要因此起争执。
- 坚持养成减少饮酒的习惯后，一切会变得更加简单。

激素干扰物

有越来越多的证据表明，我们的环境中存在着激素干扰物。媒体报道经常将它们称为"破坏性别特征"的化学物，因为它们会影响生殖健康。通过抽取胎盘血可以证实，很多胎儿在子宫中就已接触到激素干扰物。环境毒素对免疫系统也有影响。

激素是由内分泌系统产生并进入血液，会对卵巢、睾丸、甲状腺及胰腺等产生影响。通常无法发现身体中的激素干扰物，但它们会影响生殖功能。一般我们是通过环境和家居用品，如化妆品、清洁用品及园艺杀虫剂等物质接触到它们，尽管我们无法将自己严实地包裹起来，但可以减少与它们的接触。

生活方式

自然受孕

伴侣们自然受孕的困难在于他们无法得知受孕所需的时长。戒断一些有消极影响的习惯3个月可以接受，戒断1年未免有些困难。如果操之过急，则有可能旧瘾复发。

- ♠ 必须戒烟、戒软性毒品！
- ♠ 咖啡因摄入仅限于偶尔喝一杯咖啡。
- ♠ 将饮酒量限制在每周6杯以内。
- ♠ 定期锻炼。
- ♠ 服用复方维生素和矿物补充剂，另加Ω-3。

采用体外受精（IVF）时

1. 你的身体

- ♠ 要在治疗前4～6周开始做准备，如果可能的话，提前3个月准备。
- ♠ 努力达到理想体重。
- ♠ 开始IVF之前，每周至少锻炼3次。
- ♠ 戒掉酒精、咖啡因及香烟。
- ♠ 食用富含抗氧化剂的食物。
- ♠ 服用复方维生素和矿物补充剂，另加 Ω-3。

2. 情　绪

- ♠ 每日进行15～20分钟的视觉想象。
- ♠ 规划日程，注意时间管理。
- ♠ 采用减压方法（查看第56页）。
- ♠ 尝试针灸疗法。

第二部分
为怀孕做好身心准备

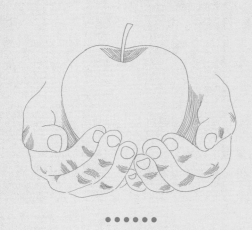

• • • • • •

第五章　心绪管理

受孕并不仅仅要求在正确的时间性交或者遵守体外受精（IVF）流程，情绪对整个受孕过程也有着巨大影响。消极的思想、情绪及行为会加重焦虑感和抑郁感，阻碍受孕过程。对正在备孕或接受IVF的女性来说，在任何一个阶段，积极的身心状态都是受孕的关键。

如果你知道自己在3个月之内，或者在完成第二次IVF之后可以成功受孕，你就不会有压力感，但艰难的部分在于，你要面对未来的不确定性。我相信，情绪、身体和精神之间存在着紧密关联，我接诊过的患者尤其体现了这一点。于是，我和团队打造了一个积极身心项目，通过工具与技能为人们提供情绪及精神支持，帮助他们放松和获得掌控感。

很多伴侣都在服药，或正为IVF接受检测和检查，但这类检测和检查通常只关注激素、输卵管和子宫，而不会针对伴侣们的状况采取包括情绪、精神关怀在内的整体策略。我相信，很多情况下，我们可以通过一些手段帮助女性调节身心关系。当做好备孕思想准备后，身体自然而然也会做好准备，这就是本章要达到的目的。

我认为，女性要相信自己身体的智慧，很多人失去了与身体建立关联的能力。要记住，你可以掌控自己的行为和道路。你无法确定的只是备孕能否成功以及何时才会怀孕。本章节将帮助你了解自己的思维和内心，为你提供放松方法，使受孕潜力最大化。

思　想

潜意识

人们通常将意识比作冰山：显意识仅相当于占总体积5％的冰山一角（海平面之上的部分），而潜意识（海平面以下的冰山）则相当于剩余95％的冰山。潜意识是指所有显意识之外的思想过程，包括记忆、本能与直觉。有研究表明，思想的潜意识部分比显意识部分更加强大，我们在潜意识中重复着以往的模式。我相信，潜意识中的消极部分会影响受孕。例如，如果你经历过妊娠终止并依然感觉愧疚，或小时候曾被告知自己微不足道，这些感觉都会在你生命中一次次浮现出来。

很多女性都有着深层焦虑，且它们尚未通过显意识表现出来，这会使她们对受孕或当前的状态产生焦虑。如果你在尝试备孕且身体方面不存在阻力，那你最好让自己投入其他活动，不要为这件事费太多心思，即使一开始感觉有点虚假，也要强迫自己不去想备孕——学习一门语言，开始一门课程，拾起已经布满灰尘的乐器，休整花园……越多户外活动越好。有的女性亲自来到诊所，或通过电话及电子邮件形式，向我们告知怀孕的好消息，我会问她，"你做了哪些改变？"回答通常是："不去想备孕的事情。"当她们不再一心想着备孕，反而让一切变得更加轻松。

消极想法

备孕过程中很难不受消极情绪的干扰。在我的日常工作中，会接触到一些女性，她们发现在自然备孕或接受体外受精（IVF）治疗的过程中，很难积极应对情绪波动、不确定性及失败感。过去或当下的经历也会形成障碍，使她们无法获得有助受孕的最佳精神状态。这些障碍包括：

♠ 以往的流产经历：女性有时会感觉自己错失了怀宝宝的时机。

♠ 童年经历：没有得到母亲悉心关爱的女性会质疑自己做母亲的能力。如果她们与母亲关系不佳或已无联系，这种情况会更加复杂。

♠ 丧父或丧母（见下文）。

♠ 性虐待或身体虐待：这会影响女性的自尊和对生育的信念。

♠ 伴侣关系问题：新的伴侣关系和旧时伴侣都可能带来挑战，包括压力及自尊问题。伴侣们在接受IVF治疗时，身心关系很容易失衡，而身心关系对备孕至关重要。检测和检查通常是针对身体的"功能状况"，而接受IVF的很多伴侣并不存在可识别的身体问题，从而被归入"原因不详"类别。所以，医学往往忽略了针对伴侣的需求、情绪、精神及身体状况采取更全面的应对策略。

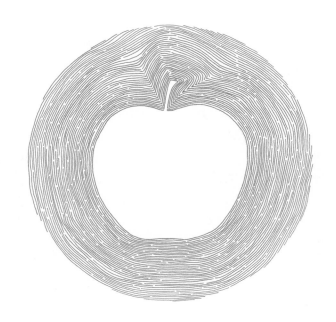

应对丧父或丧母的状况

很多经历了丧父或丧母之痛的男性或女性在备孕时会感觉很复杂。如果跟刚刚去世的母亲或父亲很亲近的话，你在备孕阶段可能会感觉十分孤独，自然而然地想对他们倾诉备孕计划、遇到的困难或者采用体外受精（IVF）的决定。你可能会强烈地感觉到自己无力连通老幼两代人。你可以制作一些有形的纪念物品，让自己和未来的孩子去怀念已经离世的父亲或母亲。例如，将童年时期的特别食谱（外婆的美味巧克力）保存起来，或者留下一瓶母亲用过的香水。

应对不确定性

对很多经历体外受精（IVF）治疗的伴侣而言，最困难的部分来自面对结果的不确定性。一些人感觉生活进入了暂停模式，应避免这种情况。许多经历过这一过程的女性表示，后悔将人生暂停了那么多年，她们不再社交、不再饮酒、不再与亲人交流。世界因此变得狭小，这反过来会消减她们的快乐感，影响整体状态。对多数女性而言，最艰难的莫过于找到平衡以及停止自我惩罚。最坏的决定是放弃。你需要帮自己卸下负担，例如暂时分心一下，做一些喜欢但很久没做的事情，试着制造一些乐趣，奖励一下自己。总之，耐心等待，以积极态度面对每一天。

应对消极信息

消极信息，特别是来自医生等权威人士的数据，会对你身体内的每个细胞产生影响。如果你是年轻女性，医生却告诉你："你年纪大一点之后，可能会不易受孕"，这可能会给你带来摧毁性的打击；如果男性有一位专制的父亲，可能会影响他的性欲和对自己为人父能力的看法。消极感会使人产生性焦虑，对性交消极。同样，以往的任何创伤性事件，包括人工流产（通常是数年之前）、体外受精（IVF）反复失败及复发性流产，都可能导致消极或绝望情绪。

我接诊很多年纪稍大的崩溃的女性，她们被人告知，自己的卵子已经严重衰老、质量不佳、IVF药物无法使它们产生反应。或者有人干脆告诉她们，永远别想拥有自己的宝宝。除了权威人士，很多媒体也释放了对大龄女性不利的信息，好像晚育是她们自己造成的错误，这些都是女性要保持警惕的，有时你的状况根本没有那么坏。

/ 特别提示 /

爱上你的身体

一些女性对身体的看法令人惊奇。低卵子储备量、子宫内膜状态不理想、卵巢小或者体外受精（IVF）失败都会让她们产生消极情绪。我请她们描述自己子宫或卵巢的状态时，她们会说："我感觉自己的卵子已经衰老了""我感觉自己的子宫已经萎缩了""我看到下面变成灰色了"。这类认知会让女性感到压力，丧失受孕的信心。

美国科学家坎德丝·帕特（Candace Pert）的研究显示，细胞会对接收到的信息做出情绪反应，因此，积极信息可以使我们感到喜悦，而令人绝望的消极信息则告诉细胞不如及早放弃。我们的诊所会采用艺术疗法、引导式视觉想象及催眠疗法，帮助女性做好受孕准备。我会花一些时间，让女性去视觉想象水润饱满的卵子，以及富有活力、滋养成分丰富、随时可以受孕的子宫内膜（查看第230页）。

情绪管理

备孕会让情绪受到很大影响，当你心情低落的时候，以下建议可帮你处理负面情绪。

① 了解压力管理技巧（见下文）。我们知道压力过大时体内的应激激素会剧增，从而对体外受精（IVF）产生消极影响。

② 尝试视觉想象法。通过呼吸法、冥想法或听音乐的方式进行联想。

③ 戒掉酒精、香烟、咖啡因。它们虽然可以暂时缓解你的压力，却能影响你的情绪，让你陷入不稳定状态。

④ 远离那些言语不当、带给你压力的人，亲近支持你的家人和朋友。

⑤ 审视你的亲密关系。如果需要支持，应当告诉伴侣，你们可以相互鼓励，有效的沟通非常必要。

⑥ 不要自我打击。打消脑海里的消极对话，写下自己的感想以及切实可行的改变方式。

⑦ 实现更好的工作和生活的平衡。

⑧ 奖励自己。

乐观心态计划

乐观心态计划可以帮你了解自己的备孕状况以及生活的其他方面。这一计划首先会对你的情况以及你想要的结果（除了宝宝之外）进行研究，然后观察现实情况，以及现实情况对情绪和行为的影响。它还会探索阻止改变发生的障碍以及个人因素。我们会通过不同手段实现这一计划，包括写作、认知行为疗法、催眠疗法、呼吸技巧和视觉想象法。乐观心态计划的最终目的是帮助你采取应对措施，以安全的方式探索自己的感受，重获力量，提升自尊——使你再次找到经常缺失的掌控感，其中的关键在于确认前进方向、具体任务以及时间框架。

例如，一位女性说自己的主要目标是受孕，但需要减重才能被体外受精（IVF）项目的机构接收。她将现实状况描述为压抑、过劳、无法决策。因为情绪焦虑、消沉，她选择了自我封闭和慰藉性暴食。我认为，她的主要障碍在于低自尊。她的乐观自救计划包括：

① 获得营养师的支持，恢复正常饮食。

② 改变思考与行为方式。

③ 改善人际关系和与伴侣的亲密关系。

她为自己制定了可以实现的锻炼计划，翻出了计步器，新买了款式时尚的运动鞋，然后下班后及时放松。重要的是，她与丈夫有了很多优质的相处时间，并恢复了备孕前两人喜欢一起做的活动。很快，她再次掌控了饮食，亲密关系也得到改善，这让她有信心实现自己的目标。

另一位女性备孕时间已经超过2年，不孕原因不明，并刚刚经历过一次失败的IVF。她强调说，感觉自己的身体已经衰老，对未来感到恐慌。她最后意识到自己有些反应过激，采取了改变计划：

① 放松。

② 健康的饮食习惯。

③ 不过于在乎自己的感受。

④ 再次开始演奏单簧管。

⑤ 尝试疯狂的性爱。

当她准备再次进行IVF时，发现月经延迟，自己怀孕了。我们不知道究竟是什么发挥了神奇作用，但疯狂的性爱绝对帮了大忙。

积极肯定自己

先列出你所有有关受孕的消极想法，例如：

"医生说我只有5%的成功概率。"

"我的卵泡刺激素（FSH）水平很高。"

"如果不能怀孕，我怕伴侣会离开我。"

然后将这些消极信息改写得积极，并使用现在时。例如：

"我属于那5%的幸运儿。"

"我年轻健康，营养状况良好。"

"不管怎样，我的伴侣都会爱我，我们的生活很美好。"

自信大声地说出这些肯定的话语。然后让自己放轻松，闭上眼睛，长长地、慢慢地、深深地呼吸10次，每次呼气时让自己获得更深层次的放松。深度放松后，在潜意识中一次次地重复这些肯定的话语，同时幻想自己生活在上述状态中，例如："我会成为一位了不起的母亲。"想象与自己的孩子玩耍的情景。

视觉想象法

在女性得知有关备孕的坏消息、无法怀孕或体外受精（IVF）连续失败时，视觉想象法可以帮助她们。有些奥运会运动员便使用这一方法提升技巧。我会使用这种方法搭配针灸疗法，帮助女性重新与身体建立联结。在进行IVF的过程中，很多时候你就需要想象不断生长的卵泡和子宫内膜，让它们的形象可视化 —— 要求它们为胚胎创造一个安全的生长空间。也可以采用观想温暖等方法，让光线和能量通过全身。

/ 特别提示 /

找回心与子宫的联结

在中医观念中，任脉就像一条直线，将心脏与子宫联结起来。并且人的情绪都是发自于心，如果心脏因情绪郁结而负荷过重或堵塞，气就无法向下到达子宫，对备孕不利。针灸这一经络上的穴位，可以帮助女性与自己的子宫重新建立联结。采用视觉想象技巧，描述、谈论子宫，也可以帮助女性实现这一联结（查看第八章）。

冥想法

研究证实，冥想技巧在很多方面有助健康，包括降低压力和血压，强化免疫系统等。定期冥想可以帮助你获得更多掌控感，例如每天至少进行20分钟冥想，也有很多人选择以祷告的形式冥想。

写 作

如果你正处于艰难时期，如刚经历了体外受精（IVF）失败或流产，写作会带来巨大帮助。在书写过程中，情绪会得以释放。以后读到的话，你会意识到当时的沮丧，以及当前状况的转变。写作之前，可以先画一条情绪时间线（波浪形的横线），里面标记你人生的起伏。例如快乐的童年，受到欺负的校园时光，父母的离异，饮食失调症，一次分手经历，以及亲友的离世。你会意识到，你有过无比脆弱、一切都已失控的经历，但它们多半不会一直困扰你。对比人生的其他起落，你可以确定当前状况的严重程度。这样做有助于你整理新旧资源，做出改变。

催眠疗法

催眠疗法作为一种治疗方式，其过程包括了实施催眠、给出建议指导。催眠状态发生时，你的身体会得到放松，而精神却高度集中。一天之中，人会自然出现多次催眠状态，例如出神或沉思时。例如，当你在火车上看书时，开始会意识到车厢内的人，但当你完全沉浸于书中内容时，可能就会将他们的存在"屏蔽"掉。

焦虑和情绪问题可能会深埋在女性的潜意识中，成为备孕阻碍。运用催眠疗法，治疗师可以帮你全身放松，从而有助于备孕。潜意识中的常见备孕障碍包括：过去的人工流产、自然流产、被强奸或遭受性虐的经历；有些女性是完美主义者，会质疑自己应对怀孕、生产、医疗检查或治疗等挑战的能力；也有些女性会担心失去控制感、独立性、谋生能力，担心亲密关系的变化或向父母身份的转变；亲密关系中或家族中已有的问题，也可能会在潜意识中变成受孕障碍。催眠对有"表现焦虑"的男性也有效——他们的焦虑来源是要在受孕时机进行性生活。

近期来自以色列的一项研究显示，可以放弃控制、做到"放手"的女性与不具备这种能力的女性相比，受孕的概率高出将近2倍。这也是我主张运用冥想法或催眠疗法帮助女性"放手"的原因。在生活中的多数情况下，"针对问题本身"的确有利于我们处理各种情况，但这种常规的机制有时不适用于应对备孕问题，因为怀孕实在有太多因素是人力难以控制的。反而是"针对情绪"的解决方式，包括幽默、放松及学习"放手"，更让人获益。

典型的催眠治疗过程是，你先向催眠治疗师告知自己的一些情况及治疗目标。然后接受治疗时，催眠治疗师会向你解释催眠治疗的原理，减少你的焦虑。他们通常会让你找到舒适的姿势，在沙发或躺椅上坐下或躺下。接下来是诱导环节，他们会安全地将你从意识清醒状态带入"催眠状态"。治疗师可能会采用简单倒数10个数的方式，或者多步式意象导引法，帮你放松身心。当你深度放松时，催眠治疗师会视情况给出一些积极建议，让你的潜意识接受，提醒你的潜意识不要想受孕的事——受孕会自然而然发生，你对此应当"放手"。在唤醒你之前，催眠治疗师会给出更积极的建议，然后从1数到10，让你回到完全警觉状态。在结束之前，他们可能会让你谈论一下个人经历。

催眠过程中，你并不会睡着，尽管身体感觉放松且有时十分沉重。你可以活动或让自己找到舒适状态，就像睡着时一样。你能听到所有的话语，但注意力可能涣散。你会记得对你重要的事情，只接受安全而适合你的积极建议。多数人会说，催眠后有从未体验过的放松感。很多女性在后期谈到，最大的好处是她们投入了生活，不再去想备孕这件事。

如果你正接受体外受精（IVF），催眠治疗可以帮你视觉想象整个过程中的积极改变。一项研究发现，胚胎移植之前接受过催眠的试验组女性有28%的概率成功受孕，而对照组女性的受孕率为14%。催眠带来的放松感可能会促进子宫放松，使精子的转移更加简单，使宫缩降到最小程度。但是，若要确认这一结论，还需进行更大规模的研究。

认知行为疗法

英国国家医疗服务系统（NHS）广泛使用认知行为疗法（CBT）治疗抑郁症，这一疗法的理论基础是：你思考人生事件的方式将影响你对这些事件的感受及行为方式。很多人因为幼年发生的事对人生持消极态度。这一疗法针对的就是曲解性的思考模式，并帮人们重塑思考模式。

我们不会平白无故地产生感受，它们源自思想和情绪。例如，担忧一方面可以促使你开始行动，一方面却又增加了你的焦虑程度。认知行为疗法可以帮助对身体运作或受孕能力失去信心的女性，令她们抛弃当前思维，抑制消极感受与情绪的发展，了解处理它们的方式，酝酿出积极的想法。在接受认知行为疗法的过程中，治疗师会与你交谈，了解你有何焦虑表现以及为何焦虑。认知行为疗法针对的思维模式包括：

- ♣ 杞人忧天：总是预测最坏的结果。
- ♣ 以偏概全：认为发生过一次的事情还会再次发生。
- ♣ 夸大其词：夸大消极事件的作用，贬低积极事件的作用。
- ♣ 自我怪罪：因为并非由自己造成的事情怪罪自己。
- ♣ 情绪推理：将感觉当事实（"我感觉自己很失败，我一定是个失败者"）。
- ♣ 非此即彼：非黑即白地看待事情，不允许中间立场的存在。
- ♣ 标签效应："我太差劲了。我不配怀孕。"

我见到的大多数女性会定期出现情绪波动和消极感。认知行为疗法可以帮她们了解应对方式，管控这一过程，重获平衡感并享受积极情绪。

/ 真实案例 /

鲁思的愤怒

　　35 岁的鲁思一直未能怀孕成功，每次看到孕妇都会自怨自艾，还感觉愤怒。每当丈夫下班到家，她会将这种愤怒发泄到他的身上，他做的每件事，说的每句话，在她看来都是错的。丈夫受不了鲁思无休止的唠叨，建议直接接受体外受精（IVF），或寻找其他的解决方案。鲁思潜意识中并不知道问题出在哪里。我们尝试通过认知行为疗法帮助她克服这些消极行为。

　　首先改善她低落的情绪。我们认为应当找一位可以让她尽情倾诉的女性朋友，这会有所帮助。同样，开始拳击训练也可以排解她的愤怒，使她在丈夫回家前的 1 小时内情绪稳定，并在晚上享受更多欢乐。若女性总是让丈夫承担自己的消极情绪，然后再请求原谅，最终她会自我厌恶，不去承担责任。当月经到来再次宣告备孕失败，这种消极情绪可能会周而复始。

关于备孕咨询

特邀撰写：简·奈特（Jane knight），备孕咨询师

备孕咨询的目的是帮助个人或伴侣了解自己的情况及当前感受。

我的从业背景是护理和助产，但在超过 25 年的时间里，我对备孕一

直怀有格外浓厚的兴趣，最终成功完成培训，成了备孕咨询师。我的工作是处置伴侣们在高压生活中遇到的各类真实困境——它们从有备孕念头开始就会出现，然后贯穿整个体外受精（IVF）过程，甚至更后期也会存在。下文是我对一些常见疑问的整理。

你是否需要咨询师？如果需要，去哪里寻找？

无论男性还是女性，都应当有一个可以求助和倾诉疑虑的对象。这个对象可以是伴侣、父母、兄弟姐妹、朋友或同事。是谁不重要，重要的是对方值得你相信，并与你相处融洽。但很多伴侣，或者没有可以倾诉的对象，或者不想与人谈论这么私密的话题。这种情况下，你可以求助咨询师。询问全科医生诊所或不孕不育诊所，可能可以获得这方面的人选。备孕咨询师的背景各异——一些是护理或医学专业背景，一些则是社会工作或心理学背景。

你需要与咨询师相处融洽，并能感觉到状况的改善。如果你感觉不自在，可能是这位咨询师采用的方法不适合你，或许应该再换一个；也可能是因为你不喜欢被质疑，但为了解决问题，你可能需要接受这点。

什么是备孕咨询？

备孕咨询可以帮个人或伴侣探索自己的思想、感受和信念，让他们更加了解自身及当前状况。从产生备孕念头，到备孕检查与治疗、体外受精（IVF）、可能采用的卵子捐献，再到接受无法生育的现实，备孕咨询在这些过程中都能起到帮助作用。如果你们决定采用捐献的配子（指精子或卵子）或胚胎，会有一些额外的复杂问题需要考虑。找对专业的咨询人员能帮你事先了解风险，去异国接受生育治疗时，咨询清楚当地的情况也非常重要。

咨询是否具有保密性？

咨询期间谈论的所有内容都具有保密性。除极端特别的情况，没有你的许可，所有信息不会对外泄露。这些特别情况包括：你或他人可能遭受严重伤害；你泄露了关系到严重罪行的信息。在这种情况下，咨询师有义务将相关信息告知相关机构。但只在极少情况下，才有信息泄露的情况发生，且咨询师会与你谈论此事。

难于用语言表达情绪怎么办？

人们有时找不到表述情绪的语言。在这种情况下，可以通过绘画表达。绘画可使困难具象化，透露潜意识。在儿童时期，我们都富有视觉创意能力，但因为成年时期产生了"不够好"的焦虑，或者害怕展露真实的自己，许多人将这种能力藏了起来。试着用专业画笔、颜料或者仅仅一支圆珠笔，将你的情绪表现在纸上，真的可以带来很大的帮助。画得越多越好，让情绪具象化，绘画对象可以是你的心结、空空的容器、巨大的云团、浓雾、伤心的表情、孤独的背影、多刺的豪猪……这些可以帮助你了解问题所在，与伴侣、好友或咨询师更加轻松地谈论它。

/ 真实案例 /

汤姆的恐惧

自从与十分想要宝宝的女性交往后，汤姆开始出现勃起障碍。本来他自己也做好了要宝宝的准备，并且他们二人的性生活通常十分美满。只有在她的住处时，他才会出现勃起障碍。我让他画一下女友的房间，他最先画出一个大方形，正中央是一只猫。他快速为自己找到了解答，这只猫属于他女友的前任，而在女友和前任分手时，这位前任无法安置它，因此猫便在女友身边留了下来，依然占据着它最喜欢的床正中央位置。汤姆觉得，这只猫是前任的象征，妨碍他顺利地进行性生活。将猫赶出房间之后，他的勃起障碍便消失了。

制定积极心态计划

你的心态计划可以包括众多不同的方面：

① 行动计划

行动计划是最重要的方面——开始做让你感到快乐的事，以及你可能要经历的烦琐的备孕检查及治疗程序。

② 积极认可

写下对自己的积极认可，在入睡之前浏览一遍。书写时使用现在式。

③ 视觉想象技巧

你也许可以听着音乐进行引导式冥想，或练习呼吸技巧，或做瑜伽。如有可能，每日进行20分钟的自助式视觉想象或解压练习。

④ 记日志

很多女性发现记日志有利于梳理和平复情绪。

⑤ 做喜欢的事

听音乐、到乡村去散步，或者做其他一些自己真正喜欢的事。

⑥ 锻炼

如有可能，每天锻炼30分钟。

⑦ 尝试各种疗法

有效的疗法包括艺术疗法（查看第63页）、咨询诊疗（查看第62页）、认知行为疗法（查看第60页）及催眠疗法（查看第59页）。冥想及呼吸技巧也有一定效果。试着写下你生命中确定无疑的人和事，将他们当作支撑，例如：给你支持、爱意的伴侣、朋友与家人，还有你不会轻言放弃、将继续努力探索的确定之事。考虑一下，如果有人与你处于同样的境况，你会为她做些什么——然后为自己做这些事。这可能也包括按摩等形式的奖励。

受孕时间很难掌控，但你可以调整自己的思想、情绪和身体，当然做到这些需要时间和练习。

第六章 亲密关系

伴侣间的动态关系是他们中的某些人无法受孕的关键。

关于何时备孕，或是否已经做好备孕准备，伴侣二人可能很少会持一样的观点。年龄可能是十分重要的因素。如果一对伴侣年龄相当，那他们可能会差不多在同一时间做好准备。如果女性较年长，她将承受更大的年龄压力，而年轻的男性可能难以理解和跟上她对家庭及生育的渴望。一些男性甚至觉得自己就像一个捐精者，即使这位女性是绝对真心的。很多男性都说，他们十分想要一个家，但"现在还不是时候"，如果任由女性的年龄决定这一步调，他们会无所适从。

如果伴侣们早期的备孕检测存在问题，会让他们接下来的应对变得更困难。如果伴侣中一方已有孩子，也会带来一定影响。在进入体外受精（IVF）阶段之前，男性通常需要一定的缓冲空间。有时情况可能相反：男性十分想要孩子，女性则是为了维持关系而违背自己的意愿选择怀孕。

备孕咨询可以帮助伴侣们解决备孕之初的矛盾，伴侣二人需要谈论自己的忧虑。例如，男性可能担心自由受限；女性可能担心做妈妈之后，事业受到影响。在解决问题之前，确认问题是非常重要的。

性爱与亲密行为

对很多伴侣而言，性爱是巨大的障碍：是否在恰当的时间进行、能否有高潮、性爱姿势、插入深度、精子能否到达，都是他们担心的问题。性爱最好自然而然地发生，再带着一点激情——它不是例行公事。

在备孕过程中，或者在体外受精（IVF）过程中，留给性爱的时间似乎已所剩无几。亲密关系中的二人可能很快不再有亲密行为，性爱常常被两人当作一种义务，这可能会滋生深重的恨意。女性可能会在受孕时机要求进行性生活，但在其他时间没有任何性交的兴趣。男性会感觉自己被迫要了解伴侣的私密备孕细节，并产生表现压力。在我们接诊过的男性中，"表现焦虑"（勃起或射精障碍）很常见，这通常是暂时性的，与备孕压力相关。同样，尝试IVF的伴侣常常不再进行性生活，这让很多男性开始怀念之前的关系。我建议伴侣们好好维护二人关系，因为一轮轮的IVF尝试会带来巨大影响。

很多伴侣轻而易举地失去了相处的乐趣与亲密行为。稍不留意，你的生活就会被受孕失败颠覆，因为你会被身边的一切所影响 —— 即将怀孕的朋友，IVF获得成功的朋友，向你询问失败原因的家人。我总会问伴侣一个问题："你们的关系受到备孕的影响了吗？"这让他们有机会表达自己的感受。我还会问："目前生活中有什么乐趣吗？"得到的回答时常是"没有"——这取决于他们备孕的时长。很多伴侣都将大把青春花在了备孕上，从而对生活其他的方面丧失了动力和兴趣。

亲密关系需要仔细审视，遗憾的是，很多伴侣没有做到。

解决争议

在自然备孕或体外受精（IVF）的过程中，尤其是后一种情况，如果伴侣们到愤怒或憎恨，就很难进行好的性生活或亲密行为。女性尤其需要放松，并对伴侣充满正面的情感。处理亲密关系的关键在于解决生命中的小问题，一些伤感情的误解的确很难修复，但如果不去解决，关系就会恶化。我经常问伴侣们的另一个问题是，"你有没有善待对方？"每对伴侣听到这个问题后都会互相对视。女性经常这样回答：

"我善待他，但他没有善待我。"

"他要宝宝的愿望没我强烈。"

"我才是那个必须要服用各种药物的人。"

"他不愿意做出任何改变。"

对于同一个问题，男性可能这么回答：

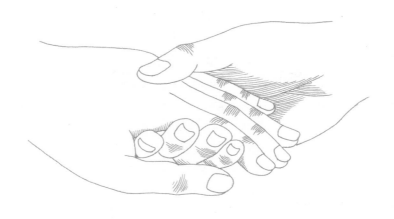

"我尝试了，但是永远没完没了。"

"我感到很无力，因为我什么都做不了。"

"她不理解，我虽然没有喋喋不休地谈论这件事，但并不意味着我不想要宝宝。"

你们需要从彼此的角度来看待问题，因为在备孕或者进行IVF的过程中，你们的感知可能会彻底混乱。女性往往感觉自己为男性付出了一切，而男性什么都不必做（他们做得确实很少，但却十分关键）。男性则发现很难找到与女性相处的方式，也无法得知她们的需求。所以沟通十分重要，若沟通失败，关系就会破裂，受孕也会以失败告终。

很多男性很爱自己的伴侣，愿意为对方提供任何帮助，但女性想要孩子的愿望十分强烈，以至于他们无法理解。女性一旦开始备孕，会变得异常坚定，会积极去研究和了解有关维生素、矿物质、月经周期、诊所、IVF的一切信息，而男性会感觉到自己的落后。女性希望男性积极参与其中，男性在一定程度上也希望如此，但很多男性对这一过程中每个方面的在乎程度的确不及女性。女性常常感觉自己无法控制状况，于是试着控制伴侣生活的方方面面。例如，她们坚持要在受孕时机抓紧进行性生活，催促伴侣放下工作快点回家，也会试图控制他的饮酒量和饮食习惯。

给男性的建议

作为男人，你要去做正确的事情，但我要告诉你一个秘密：在女人看来，你永远都是错的。为备孕努力的她正经历一个艰难时期，这是她人生中的大事。在这个阶段，你可能感觉自己做什么都不对。你可以告诉她，要多休息，但她听不进去，还可能已经失去了放下压力的本能。在我提供咨询服务的过程中，常有男性对我说："你指导的话语，我已经对她说了，但她就是不听我的。她需要听你告诉她。"

虽然她不近人情，你也十分为难，但要记住，她已经快全面崩溃了。女性只想着可以有机会对伴侣说："我怀孕了！"作为男人，你想要快点解决问题，但这件事没有简单的解决办法。你还是要善待她，支持她，即使她难以沟通，她需要的是爱和拥抱。对待她要有耐心，不要疏远她，也不要假装一切都没发生。你们可以约定，每天晚上花5～10分钟进行讨论。你要理解，她必须一直获取信息，而这个过程十分令人不快。给她一些奖励，鼓励她去社交，去见朋友、家人和那些已经有孩子的人。还有一点十分重要，向她保证，你不会因为备孕失败而离开她。善意、温暖和爱会让很多女性获得力量，你也无须做出盛大且浪漫的举动。女性希望伴侣向自己展现他的体贴：清空洗碗机、帮忙购物、展示厨艺以及制造惊喜。

男性大脑与女性大脑

女性十分感性，如果正在备孕或尝试体外受精（IVF），特别是已失败一次或多次的情况下，她们的感受会被放大。而男性的大脑通常更加理性（谢天谢地），并相信这只是统计学概率的问题。有些女性通过哭的方式吸引伴侣的注意，但男性并不知道如何应对，只会感到惊讶或不自在。 男性与女性的大脑进行着截然不同的化学反应。女性更多地依赖5-羟色胺，而男性则更多地依赖多巴胺。多巴胺让男性对自己的伴侣产生保护欲。5-羟色胺则让女性感觉快乐、知足和放松。男性需要知道被对

/ 特别提示 /

了解催产素

催产素在女性分娩和哺乳时起着重要作用，在减轻压力方面，它对男性和女性也有着同样重要的影响。在关爱和友善对待他人时，女性的催产素会增加。女性在自我照顾时，也可促进催产素的产生。但女性常忽略了对自己的照顾，因为她们总是在为别人付出。我常常看到对自己照顾不周的女性，在经历体外受精（IVF）的波折或无法受孕时，更顾不上照顾自己。她们会感觉自责，停止去做那些自己喜欢和享受的事情——这会影响她们的催产素水平。女性应该注意这一点，身体接触、按摩及性高潮有助于帮你释放催产素。

方赏识、爱和接受，才能产生多巴胺。

有时候，很多男性似乎对女性很淡漠，特别是下班回到家时。如果伴侣之间存在备孕问题，女性通常会想在男性踏进家门时就开始与他讨论，或者要讨论很长时间。但我认为，男性大多数时候需要一点时间和空间来恢复状态。

有害关系

不管是自然的备孕过程还是体外受精（IVF），都可以让最健康的关系面临考验。我见过一些有害的关系，伴侣二人在整个咨询过程中一直争吵，并且口出恶言。如果他们之间的恨意已经到了这种程度，我会建议，如果两人还想一起生个孩子，需要首先将这段关系修复。通常，一个小时的咨询可以帮助你们共同退后一步，看清这段关系的现状。

咨询可以帮助你们理解具体困难产生的原因、关系的不足之处、做出改变的方式以及寻找资源解决问题的方式。关键在于要重视两人的相处和关系的建设，确保两个人都在进行有效沟通。有时，关系咨询已经无法挽救一段伴侣关系，那么，这时候的重点就是让两人以健康的方式处理好分歧，然后各奔东西。

如何处理关系？

特邀撰写：简·奈特（Jane knight），备孕咨询师

所有关系的关键部分都是有效沟通。面对压力时，首先应当进行明确、诚恳、坦率的沟通。

1. 你与伴侣的沟通情况如何？

♠ 你们是否会找时间进行透彻的沟通？

♠ 你是否善于倾听？

♠ 你的朋友认为你善于倾听吗？

♠ 你是否总是会等伴侣把话说完？

♠ 你会经常打断伴侣的话，或按照自己的思路继续讲下去吗？

♠ 你是否真的将伴侣说的话听了进去？

♠ 如果你不认同伴侣的话，或对其感到不适，会一直听完吗？

2. 如何增进与伴侣的沟通？

♠ 学会忽略不重要的事，以便腾出二人相处的时间。

♠ 留出无人干扰的时间进行谈话——这意味着远离一切可能会分散注意力的事，关掉电视和手机。

♠ 在令人放松的环境中度过优质时间——林中散步或烛光晚餐。

♠ 轮流发言——给对方留出空间。

♠ 管控好情绪。不要将自己的不快怪罪给对方。告诉对方某个状况给你带来的感受，或者你对某件事情的期待。

男性通常更加理性，而女性通常更加感性，但对于亲密关系，我们有着共同的期望——那就是心系彼此，被爱、被理解，感情和谐。如果你对伴侣怀着愤怒或怨恨的心情，不能一起享受性爱，也没有真正的"心意相通"，你们就像是一同被困在真空中，这不会对备孕起到什么帮助。亲密关系需要呵护和滋养，有时伴侣们无法认清他们已将亲密关系推到崩溃边缘。记住你们两人初见时的感觉，以及对方让你心动的地方，想一想可以改善这段关系的小事情，总之，你们应当给予彼此有力的支持。

/ 真实案例 /

处在分裂边缘

在经过长达两年半的备孕之后，佳思敏和保罗来到咨询诊所。很显然，他们的关系即将终结，而这一点他们需要咨询师来点明。

佳思敏："我们尝试了 4 次体外受精（IVF）都失败了。我有子宫内膜异位，而且保罗的精子数量很低，形状也差，这件事对我们两人影响很大。他没有改善精子质量的打算，不戒烟，不戒酒，在易于受孕的时间还抗拒性交。我感觉，他不跟我性交是在惩罚我，但除了 IVF，我们只能通过性交受孕。你能否帮他戒掉烟酒和大麻？"

齐塔："保罗，你对备孕这件事怎么看？你认为存在什么问题？"

保罗："我结婚 5 年了，老实说，我从没想过自己的人生会变成这个样子。我当时很高兴地娶了佳思敏，期待与她一起生活。因为我们年龄偏大，于是很快就开始备孕，但一直没有成功。差不多 4 个月里，佳思敏就像着了魔一样，而我发现自己在还没反应过来的时候，就在一家 IVF 机构里了，且精子分析结果很差。在我还不知情的时候，她就开始关注 IVF 和卵细胞质内单精子注射（ICSI）了，而我没有时间去好好思考和接受这一切。一直以来我们都在关注宝宝的事和佳思敏的需求，我感觉自己的需求完全没有得到满足。我现在很讨厌回家，因为如果她来月经的话，不知道她会做出什么反应。她越不开心，就越挑剔我。"

佳思敏打断他，说："没错，但是我做了一切努力。你什么都没做。你还在抽烟、喝酒、抽大麻。"

保罗失去控制，转过头说："你越是想让我戒掉这些，好好生活，我就越会反抗。我以后会抽更多烟、喝更多酒、抽更多大麻。"

齐塔："你们的生活中还有乐趣吗？"

保罗眼中充满眼泪，说："我感觉自己没有生活。IVF 把我生活中的乐趣完全剥夺了。"

保罗和佳思敏还没做好再次进行 IVF 的准备。他们需要一点时间，去重新变得亲近。男性需要激情才能性交，但这段关系中已经没有激情，这是伴侣关系中的最大困境之一。女性不能理解的是，既然男性与自己一样十分想要孩子，为什么不肯改变生活方式，因此，她开始喋喋不休地指责对方。但亲密关系应当容纳更多善意和理解。通常而言，如果停止抱怨，让男性随心随性，他最终会明白过来，自觉做出改变。

第七章 营养、生育力与体外受精

备孕期间的饮食十分重要，成熟卵子、精子、子宫内膜及胚胎的生长依赖于关键营养物质。研究显示，如果食物中含有太多激素干扰物，如化学物质、反式脂肪、精制糖、过量添加剂等，或者食物中营养物质含量不够，个体的生育能力会受到严重影响。此外卵子和精子相遇之前的质量，会影响妊娠结果以及人在胎儿期、童年期甚至是成年期的健康。研究还认为，祖父母在童年中期的营养状况也与他们孙辈的死亡风险率有关。可以说，你可以通过孕前营养管理促进孩子未来的健康。因此，伴侣两人可以留出3个月的孕前准备时间，切实改进营养，促进备孕。如果你们正在进行体外受精（IVF），促进意义就更大。通常女性在一个月经周期内会排出一个卵子，但进行IVF时，卵巢会因刺激排出更多卵子，这就需要提高对营养的要求。

精子大概需要85天才能成熟，借助这段孕前准备时间，精子可以达到最佳状态。如果卵子质量存在问题，IVF就成为最佳选择，这样一来，就更需改善精子质量。一些研究表明，着床时的状况可能会决定受孕之后的状况，包括是否会流产，或胎儿出生体重是否偏低。因此，加强关键营养物质是确保受孕和胎儿未来健康的一项保险措施。我对客户提出了很多具体的要求，包括遵循专家的某些建议，可能还包括血液检查，以检验身体对维生素和矿物质的需求。

不关心什么该吃、什么不该吃的女性很少。备孕期间，食物会关系到女性的情绪，影响她们生活的很多方面。但女性往往不够疼爱自己，深夜外卖或一块巧克力都会让她们产生罪恶感，她们常对自己说："我这周表现得很好"或者"我这周表现得极其差劲"。还有女性走入极端，戒掉非常多的食物，导致身体缺乏关键的营养物质。例如，很多女性长久不进食小麦面粉或乳制品，这会导致身体缺乏重要的营养物质，包括叶酸、钙、B族维生素和纤维素。

本章的目的是让你了解良好的营养状态可以带来的影响。它不是关于特殊膳食，也不会在任何层面上成为对人的惩罚性约束。我们的诊所一直尝试在健康膳食计划中引入最新的基于证据的营养研究，帮助伴侣订制适合的美味膳食计划。记住，食物会激活你的味蕾，吃是人生最大的乐趣之一。在对食物精挑细选的同时，不要丢失吃东西的乐趣。

我的卵子质量能否改善？

我的很多患者都年龄偏大，并且经历过多次失败的体外受精（IVF），我每天听到的提问就是，"我的卵子质量能否改善？"我只能回答，你可以改善卵子生长和成熟的环境，这会对卵子质量产生有利影响。就好像种植西红柿——西红柿的长势取决于土壤、饲料和阳光——卵子也一样。不少女性因为各种原因推迟了生育年龄，而随便打开一些报纸，就可能读到关于女性晚生育的害处、生物钟的催促、卵子老化等内容，甚至男性年过35岁后精子也开始老化。衰老过程会破坏体内的所有细胞，包括卵细胞。高自由基水平也会加速衰老过程，而营养状况不佳、抽烟带来的污染物以及排毒功能受损都会导致自由基水平过高。

卵子的形成需要优质的蛋白，卵子的外层细胞膜也需要必需脂肪酸，抗氧化剂则使卵子免遭破坏。为使卵子和精子在营养丰富的环境中生长并尽可能保持健康，你需要避免和消除对细胞具有破坏作用的膳食性及环境性压力源，全面摄入蛋白质、必需脂肪酸和维生素、矿物质、抗氧化剂。

平衡膳食

从理论上来说，你可以通过健康平衡的膳食获取所需的所有营养。但研究显示，只有15%的女性和13%的男性能够真正听从建议，每周吃5次水果和蔬菜、2次鱼或全谷物。因为忙碌，我们时常不吃早餐，吃三明治对付一下，用咖啡、茶或者可乐提神，靠甜味零食获取能量。回家后吃的也是微波炉加热的速食食物，还要喝下半瓶葡萄酒。

即使拥有比较好的膳食习惯，你也有可能缺乏叶酸、硒或维生素D等备孕必需的维生素和矿物质。在诊所接受营养检测的伴侣，通常缺乏Ω-3脂肪酸、镁和维生素D。与50年前相比，现在的食物有更复杂的生产、加工过程，更能长时间储存，但也使食物中的营养成分大量流失。因此，精心选择的膳食和营养补充剂可以为你带来极大帮助。

/ 特别提示 /

关于叶酸

产生备孕的想法之后，你需要每日摄入400微克叶酸。如有可能，一定要在受孕前3个月服用这种关键的维生素补充剂。如果知道自己进行体外受精（IVF）的时间，这点很容易做到。如果仅是"考虑备孕"，没有真正去尝试，也没有避孕，也一定要服用叶酸。事实上，很多专家建议所有育龄女性定期服用叶酸。叶酸可以帮助预防脊柱裂等神经管缺陷。研究显示，叶酸还可预防唇腭裂、心脏缺陷等。叶酸在怀孕初期十分重要，因为它能帮助形成红细胞，产生DNA，而DNA是胚胎的基因蓝图。

回到基础营养：蛋白质、碳水化合物和脂肪

蛋白质、碳水化合物和脂肪是膳食的基础，在备孕及孕期起着基础作用。但"好的膳食"与"不好的膳食"之间的区别，可能会令人费解。准备体外受精（IVF）者需要多少蛋白质？如果是素食者怎么办？鱼能安全食用吗？乳制品和豆制品对备孕有利还是有害？碳水化合物都有害吗？你将在下文了解到，平衡的膳食包括以上3种类型的食物。

蛋白质

蛋白质的成分是氨基酸，氨基酸是所有细胞、卵子和精子、激素和免疫细胞的构成要素。蛋白质可以修复损伤，所有细胞、组织和器官——当然也包括胚胎的生长都依赖蛋白质。良好的排卵功能也需要蛋白质，针对体外受精（IVF）的研究显示，蛋白质摄入量少的女性产生的

卵泡和卵子更少。蛋白质摄入量过高也不利于备孕，因为过多的蛋白质摄入会产生大量的氨，不利于受精卵着床。尤其对IVF而言，蛋白质十分重要，因为卵巢要努力产生很多卵子。但没有证据显示，超出建议摄入量会带来更好的结果。蛋白质的建议摄入量是每天45克。具体来说，一块鸡胸肉含有27克蛋白质，鸡蛋中含有6克，250克酸奶含有13克，半杯藜麦含有14克，12颗杏仁含有3克，50克豆腐含有11克。

氨基酸是构成蛋白质的基本单位，所有的食物中都含有一些氨基酸，但一包肉食中就已含有足量的必需氨基酸。现代饮食中通常含有太多动物性蛋白质，这并不利于备孕。研究显示，每日过多摄入红肉或鸡肉可导致卵巢功能不佳，降低受孕概率，高植物性蛋白质摄入量则会改善卵巢功能。坚果、种子、藜麦和荚果都是优良的蛋白质来源。我们不会鼓励素食主义者去吃肉，但为了达到膳食平衡，她们可能需要更努力。动物性的蛋白质来源有鸡肉、鱼肉、乳制品和鸡蛋等，植物性的来源包括小扁豆、菜豆、鹰嘴豆等荚果，还有坚果、大豆以及藜麦和苋菜。每个人所需的蛋白质无法精准推算，因此，我们建议每餐摄入少量的蛋白质，并进行巧妙搭配。

每周可多次少量地吃一些红肉，因为它们是优良的铁、锌、维生素B12和蛋白质来源。你也可以与伴侣一起吃饭，搭配多种两人都喜欢吃的食物，这样会更好。但要确保肉质是散养来源或有机来源。不宜过多食用火腿或香肠等经过加工的肉食，它们可能含有防腐剂。相比养殖鸡，有机的走地鸡是更好的选择，其体内的脂肪、水和化学品更少。鸡肉可以一周吃2次。鸡蛋也是优良的蛋白质来源，同时又富含其他营养，并且吃法多样。最近的研究推翻了鸡蛋会使胆固醇升高的说法。另外，鸡蛋还会让人产生饱腹感，有助于减重。

1. 我能吃鱼肉吗？

有关鱼肉的膳食建议通常令人十分费解。鱼肉是对备孕十分有益的食物，饱和脂肪含量很少，也是优质蛋白质、碘和硒的来源。但是，所有鱼类都在一定程度上受到了河流、湖泊或海洋污染物的影响，多脂鱼类受到的影响更大，因为多氯联苯、二噁英等化学物质，以及汞等重金属会聚积在金枪鱼、三文鱼、鲭鱼、沙丁鱼、马林鱼、剑鱼和鲨鱼等鱼类的多脂部位。鲷鱼、海鲈鱼、大比目鱼、角鲨和黄道蟹等也会受到影响。金枪鱼罐头不属于良好的多脂鱼来源，因为罐装过程去除了绝大多数的Ω-3脂肪酸，但它们的汞含量低于普通的金枪鱼，可以一周吃上2次。养殖三文鱼所含的Ω-3脂肪酸含量也偏低，因为它们的饲料富含Ω-6脂肪酸，而非常规的富含Ω-3脂肪酸的浮游生物，而野生三文鱼几乎已经绝迹。在这种情况下，相对于寻找合适的食用多脂鱼，服用适量的可持续性医药品级（即经过过滤和提纯）鱼油补充品是更好的选择，它们应该是来源于鱼类的皮，而不是肝脏。

当下，关于鱼群的可持续发展和道德养殖伦理也是重要的社会议题，我们的很多客户对此十分关注，因此我的建议是鱼肉可以吃，但要精心选择。可以前往www.fishonline.org网站，下载《海洋保护协会优良鱼类指南》（*Marine Conservation Society Good Fish Guide*），了解可以食用的鱼类，不要食用鲨鱼、剑鱼和马林鱼；此外，我们建议仅食用一小份上述列表中的鱼类，一周可以食用一次金枪鱼（一份新鲜鱼肉加一盒罐头或两盒罐头），也可以一周食用2～4次养殖状况良好、养殖方式可持续的白鲑鱼或者贝类海鲜。

2．乳制品呢？

如果没有乳糖不耐受症，建议每天适量摄入乳制品。很多女性完全不摄入乳制品，导致身体缺乏重要的蛋白质、钙、维生素B2和碘。如果有乳糖不耐受症，则需要避免摄入乳制品，但也有一些人可以耐受羊奶、水牛芝士和活性酸奶。任何类型的低脂食物都不利于备孕，去脂过程会产生其他物质，并且，全脂乳制品含有维生素D等重要维生素，它们只能与脂肪一起才能被身体吸收。有关膳食的很多新信息都来自美国的"护士健康研究"项目，这是目前最大规模和持续时间最长的关于女性健康影响因素的研究之一，于1976年由哈佛大学公共卫生学院和波士顿布里格姆妇女医院的研究者发起，已有238 000名护士参与。研究的核心是癌症预防，但也得出了很多有关膳食、体育锻炼、其他生活方式因素的重要信息，有助于用来改善人们的健康，包括生殖健康。

研究证实，每日摄入一两份全脂乳制品或全脂乳制品制作的食物，可以在一定程度上预防卵巢性不孕不育。全脂酸奶、农家干酪或鲜奶油都是良好的选择，也可以偶尔吃一勺奶油香草冰淇淋。但你要考虑到全脂乳制品的卡路里。有机乳制品含有更少的对激素水平具有扰乱作用的杀虫剂成分，但却含有更多的Ω-3脂肪酸和β-胡萝卜素。

一些研究已经证实，豆制品不利于备孕。但是，在很多文化背景中，人们将豆类当作主食，但不孕率却并未高出不把豆类作为主要食物的地区。所以，在正常的多样化膳食中，还是可以每周加入3～4次豆腐等浸泡类或发酵类豆制品，最好确保大豆是有机的、非转基因的来源。

减少而不是戒断碳水化合物

摄入碳水化合物让很多女性感到紧张，她们担心会发胖。戒断碳水化合物或摄入碳水化合物过少，都会导致疲劳和情绪消沉——你离不开它们。碳水化合物可以提供能量、维生素B、矿物质和纤维素，但是应当选择适当的碳水化合物类型。

单一碳水化合物通常经过精制，含有的维生素和矿物质较少。它们很快会被消化和吸收，引起血糖骤升，导致激素水平突然发生变化。精制面包、精制意面、米饭、甜味食物、果汁、软饮料，当然还有酒精饮料，都是单一碳水化合物。单一碳水化合物更容易转化成脂肪。

复合碳水化合物保留了所有的维生素、矿物质，并且，因为它们含有更多纤维素，分解起来更慢，不易转变成脂肪。它们会使血糖水平逐渐升高，让人更有力量，不易产生饥饿感。复合碳水化合物食物包括麦片、全麦面包、全麦意面等全谷物食品、糙米、黑麦和豆类。

1. 保持血糖水平稳定

备孕期间需要保持稳定的血糖水平，因为血糖过高或过低都会严重影响激素水平、能量水平和体重。低血糖会让你感觉疲惫、心悸、易怒，并加重头痛和经前期综合征。你还会渴望获得糖分，并可能最终得到满足，但这会使你的血糖水平急剧升高，你的身体会竭力制造胰岛素，试图将血糖降下来。这就导致血糖水平降低，这是一个周而复始的过程。

你摄入的精制、含糖食物和饮料越多，就越会想摄入更多，而血糖水平会在这个过程中起起落落。长久之后，这个循环过程会对生育功能及健康带来摧毁性的影响。血糖水平低时，身体会产生肾上腺素，这是一种"自我保护式"激素，会影响细胞对孕激素的反应方式，而孕激素是后半段月经周期中的主要激素。肾上腺素是一种应激激素，不是保持型激素，很多专家认为，应激激素如果经常处于较高水平，会对生殖激素造成不利影响。当血糖水平较高时，肾上腺素会不断释放，最终导致细胞无法妥善处理，这就可能导致胰岛素抵抗。葡萄糖和胰岛素水平的周期性升高是导致多囊卵巢综合征（PCOS）的重要因素，还会导致肥胖和恶性的激素周期。许多专家相信，因为卵巢中含有很多胰岛素受体，失控的激素水平可能会破坏女性的卵子。

2．了解血糖生成指数和血糖负荷

身体调节血糖的能力取决于身体吸收葡萄糖的速度。身体吸收葡萄糖的速度又取决于我们的饮食，以及我们摄入的碳水化合物是单一型还是复合型。要理解其中的原理，可以先去了解食物的血糖生成指数（GI）和血糖负荷（GL）。

GI是指各种食物中所含的葡萄糖被身体吸收的速度。按照葡萄糖分解速度的快慢为食物评分，1代表十分缓慢，100代表十分快速。数值越小，消化的速度越慢，饱腹感就越持久，能量越多，饥饿感越少。

GL说明的情况更全面，它依据和考量的是某一食物的GI和食物所含碳水化合物的总量。例如，煮胡萝卜的GI很高，你会自然而然地认为最好不要吃它，但它的GL却比较低。你需要吃下很多很多的煮胡萝卜，才会让血糖明显升高，这是因为煮胡萝卜的碳水化合物含量很低。另外，煮胡萝卜还富含有利于备孕的β-胡萝卜素，所以它并非不能吃。

碳水化合物与少量蛋白质一起吃有助于放慢葡萄糖分解，例如，水果搭配坚果和种子食物，全麦吐司搭配水煮蛋，或者蔬菜搭配小扁豆。因此，为保证血糖水平的稳定：

♣ 一定要吃早饭。

♣ 蛋白质搭配碳水化合物一起吃。

♣ 两餐间隔不要过久，否则会加重饥饿感。

♣ 避免加工、精制、含糖食物或饮料。

♣ 阅读标签上的含糖量，你会发现，很多看似健康无害的食物都有惊人的含糖量。

1976年在美国发起的"护士健康研究"项目发现，影响生育和排卵的并非受试者摄入的碳水化合物总量，而是所摄入食物的葡萄糖指数，即这些食物在体内转化成葡萄糖的速度。与摄入GI较低食物的女性相比，摄入GI较高食物的女性出现排卵问题的概率提高92%，因此，无论是自然受孕还是体外受精（IVF），保持血糖水平稳定是十分关键的。

3. 糖分加速衰老过程

糖分也会通过其他方式影响生育能力。高糖分的膳食会加速衰老过程，特别是在年龄稍大且准备体外受精（IVF）的情况下，你需要尽可能地延迟衰老的伤害。糖化作用是一切的元凶，糖分与蛋白质的结合会引起糖化作用，形成叫作"晚期糖基化终末产物"的破坏性分子，这种破坏性分子可贴切地简写为AGE。AGE会影响由胶原蛋白和弹力蛋白组成的结构性组织，使皮肤出现皱纹，并变得更加粗糙脆弱。卵巢也含有胶原蛋白，它们会形成卵泡壁，卵子最终要突破这层壁。AGE也与氧化应激增多有关，这是老化和细胞损伤的另一个副作用。另外，近期研究表明，AGE积聚可能会影响受精卵着床和胚

/ 特别提示 /

血糖生成指数低的食物：血糖生成指数40及以下

这些是分解缓慢的食物：所有的荚果——豆类，包括烘焙豆类、小扁豆、鹰嘴豆；芥属植物，如卷心菜、西蓝花、抱子甘蓝、花椰菜，特别是茎或秆；全谷物、坚果、黑麦面包、黑麦、燕麦麸、苹果、李子、梨、樱桃、牛油果、韭菜。

/ 特别提示 /

血糖生成指数中等的食物：血糖生成指数41～60

这类食物可与少量蛋白质搭配食用：甜玉米、芒果、燕麦蛋糕、全麦意面、印度糙米、无花果、带皮煮土豆、甜菜、生胡萝卜、全麦面包。

胎发育，从而影响IVF的成功率。当然，偶尔一杯葡萄酒或者一块巧克力不会产生什么影响，带来影响的是每日消耗的精制碳水化合物。你可以时不时地摄入一定量的此类食物，但不可太过频繁。

脂 肪

膳食脂肪是当下的热门话题，英国政府正在鼓励大家降低脂肪摄入，因此很多人就产生了困惑。脂肪对身体的各项功能而言都具有绝对关键的作用，不含脂肪或脂肪含量过低的膳食绝对不利于备孕。身体需要依靠脂肪才能获得能量和生长，脂肪可以让食物变得美味可口，并帮助消化备孕必不可缺的脂溶性维生素A、D、E、K。但毫无疑问的是，脂肪有好有坏，摄入的脂肪类型对备孕十分关键。

1. "好"脂肪，"坏"脂肪

饱和脂肪在常温下呈固体状，通常存在于动物制品、椰子和棕榈油中。摄入太多含有高量饱和脂肪的食物，容易导致心脏疾病、肥胖和癌症，也可能导致机体感染——这一点不利于备孕。许多会影响备孕的生育疾病与不良的炎症反应有关，如子宫内膜异位症和一些自体免疫疾病，但每日摄入的全脂有机乳制品并不会带来这些影响。

反式脂肪对备孕的害处最大。它们是通过在液体油脂中加入氢气使其"饱和"变为固态形成的，这一方式多被用于加工食物。反式脂肪最常存在于烘焙食物、人造黄油和零食中，并被标记为"已氢化"或"部分氢化"脂肪。这种脂肪与肥胖相关，干扰必需脂肪酸（即人体内不能够自行合成，需从食物中获取的脂肪酸）的新陈代谢，影响男性和女性的生育能力。美国"护士健康研究"项目的调查显示，每天摄入4克反式脂肪会对排卵和精子产生影响，而这仅仅相当于一个甜甜圈或一把炸薯条所含的反式脂肪酸。

"好"脂肪是指富含"多不饱和长链脂肪酸"的脂肪，以及富含"单不饱和长链脂肪酸"的脂肪。这类脂肪在常温下是液体，可以滋润细胞膜，这对受精十分重要。橄榄油及菜籽油属于单不饱和脂肪，是最稳定的脂肪；多脂鱼类、坚果、种子和蔬菜中的多不饱和脂肪最有益于人体健康。我们不能制造这类脂肪，只能通过膳食获取。必需脂肪酸（如Ω-6及Ω-3）属于这类脂肪。

2. Ω-3的重要性

但是，近年来人们又开始担心，如果摄入Ω-6长链脂肪酸过多而Ω-3长链脂肪酸过少，会导致脂肪酸比例失调。这是因为Ω-6长链脂肪酸在含有大量植物油的现代膳食中更为常见，而对备孕及孕期最重要的必需脂肪酸是二十碳双烯酸（EPA）以及二十二碳六烯酸（DHA）这两种Ω-3脂肪酸。多脂鱼类是最主要的Ω-3脂肪酸来源，因为鱼类替我们完成了复杂的脂肪酸制作过程。但通常而言，我们摄入的Ω-3脂肪酸较少、Ω-6脂肪酸较多，要想达到理想的EPA和DHA水平，每天需要吃上数千克的鱼类。我们在诊所发现了这种情况，因为血液检测显示出了相关比例。

EPA和DHA这两种Ω-3脂肪酸对备孕具有长远的影响，它们会转化成有抗炎作用的"类二十烷酸"，这是一种类似激素的物质，可控制卵子的成熟、排卵及月经。这两类脂肪酸在生产的过程中也起着重要作用。有人认为，这两类脂肪酸可能还会减少自然杀伤细胞的活性，但生殖免疫学这一领域本身就存在着争议。这两类脂肪酸可以稀释血液，增加流向子宫和卵巢的血量，可能对体外受精（IVF）格外有益，因为激素疗法会使血液中的不健康脂肪增加，而Ω-3脂肪酸可以逆转这一过程。

孕期补充Ω-3可能会防止早产，通过促进胚胎血液循环，加速胚胎的生长。Ω-3可能还可以减少患子痫前期（指妊娠20周以后出现高血压和蛋白尿，伴随水肿、视觉障碍、头痛、上腹不适等问题的综合征。）及产后抑郁的风险。研究显示，DHA在胚胎神经系统及眼睛发育的过程中

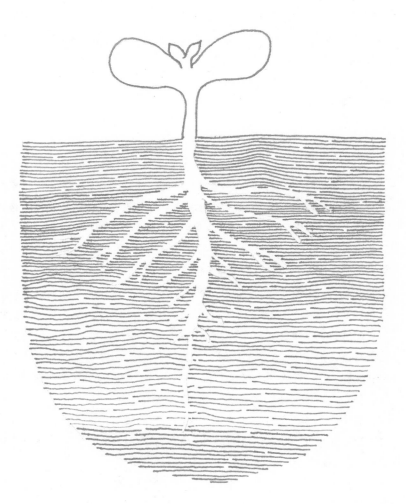

起着重要作用。在备孕或接受IVF 3个月之前确定体内的Ω-6及Ω-3比例，然后按照建议量进行补充，可以帮助你增加关键储备量，因为Ω-3至少需要3个月才能在体内储备起来。同时，减少从植物油中获取的Ω-6脂肪酸，做饭时不要使用玉米油或葵花籽油，使用之前读一下标签，可以使用橄榄油和菜籽油。避免食用人工黄油和面包酱，因为它们的Ω-6脂肪酸含

量很高。很多食物声称含有Ω-3，但是其中的Ω-3大多并非来自对备孕最有益的海洋生物。推荐食用野生鱼类，因为很多养殖鱼类是以Ω-6含量较高的小麦和大豆为食，而并非富含EPA的浮游生物。

另外，加热不饱和油脂会破坏掉它们的成分，因此，做饭时最好将橄榄油或菜籽油的用量减到最少，做好之后再淋上一点。这样可以保留所有益处，且不会将脂肪酸破坏掉。猪油是最好的烹饪油，其实有着一定的道理。它是饱和性的，具有高度稳定性，加热时可以免于被破坏，并在体内转化成十八烯酸——橄榄油的主要成分，因此用少量猪油烤土豆可能是不错的主意，但要留意卡路里！不饱和脂肪极易受到自由基的破坏，因此可食用大量新鲜蔬菜和水果。

维生素和矿物质，以及它们对备孕的影响

健康平衡的膳食是备孕的必备条件，可以确保最佳的身体状态。而且，某些营养物质在备孕过程中起着特殊作用，必须重点关注。除了症状观察之外，血液检测也可以有效确认身体是否缺乏某种营养。

维生素 A

产前服用的复合维生素中不包括维生素A，因为维生素A含量过高会伤害胚胎，但它对蛋白质吸收、卵泡发育、胚胎生长、甲状腺健康和

免疫力有着重要作用。维生素A的来源：全脂乳制品、鸡蛋、多脂鱼类（查看下文中的β-胡萝卜素）。

β-胡萝卜素

食物中的β-胡萝卜素在进入人体后可以转变为维生素A。黄体（妊娠动物卵巢中的腺体样结构）中高水平的β-胡萝卜素与高水平的孕激素呈正相关关系。β-胡萝卜素的来源：黄色、红色、橘色水果和蔬菜，深绿色多叶蔬菜。

维生素E

维生素E是主要的抗氧化剂，可与维生素C及硒共同减少自由基损伤，稀释血液，控制经血流量。维生素E的来源：小麦胚芽、坚果和种子油、绿叶蔬菜、坚果。

维生素B6

维生素B6可增加大脑中控制卵泡刺激素（FSH）和黄体生成素（LH）的血清素和多巴胺，帮助控制雌激素和孕激素的水平。维生素B6的来源：全麦食物、香蕉、土豆、鹰嘴豆、小扁豆、种子、鱼肉、乳制品、燕麦、牛油果。

叶 酸

叶酸可预防神经管缺陷。女性在备孕前至少1个月要连续每日摄入400微克叶酸补充剂，但坚持3个月最佳。叶酸的来源：绿色多叶蔬菜、豆类、燕麦、全谷物食品。

维生素B3

维生素B3帮助调节血糖，促进生殖激素的产生。维生素B3的来源：鸡蛋、鱼肉、鸡肉、花生、全谷物食品、牛油果。

维生素 B12

维生素B12有助于红细胞的形成，与叶酸共同预防神经管缺陷，帮助控制排卵。维生素B12的来源：动物性食品——鸡肉、鱼肉、鸡蛋、乳制品。海带中的维生素B12不适合人类。素食者应当接受血液检测，并相应地进行补充。

维生素 C

维生素C可帮助控制排卵，可能会促进促排卵药物克罗米芬发挥作用。维生素C是一种主要的抗氧化剂，可与维生素E共同保护正在生长或成熟的卵子免受氧化性的、与压力相关的伤害。

维生素 D

诊所的血液检测显示，很多女性缺乏维生素D。越来越多的研究显示，维生素D对备孕和体外受精（IVF）十分重要。一项小规模研究显示，与维生素D水平充足的女性相比，缺乏维生素D的女性临床受孕率更低。怀孕早期的维生素D缺乏症目前十分常见。一些科学家建议，孕妇或者有备孕意向的女性应当每3个月进行一次维生素D水平检测。很多接受IVF的女性需要服用肝素等稀释血液的药物，这种药物会影响维生素D和钙的代谢。

维生素D既是一种维生素也是一种脂溶性激素前导物质，它可以通过两种自然来源获取：阳光和食物。但是，含有维生素D的食物很少，我们通常是借照在皮肤上的阳光来获取。含有维生素D的自然食物来源包括鸡蛋和多脂鱼类，包括鲱鱼、三文鱼、鲭鱼、沙丁鱼和金枪鱼。早餐燕麦、面包等食物中都添加了维生素D。

♣ 一项针对67例患有无排卵性不孕的女性进行的研究发现，93%的受试者缺乏维生素。补充维生素D有助于恢复正常的排卵功能。患有多囊卵巢综合征（PCOS）的女性很多都缺乏维生素D（查看第101页、148页）。补充维生素D和钙也有助于调理月经不调。

♣ 有类风湿性关节炎或多发性硬化症等发炎症状以及自体免疫疾病

的人群，通常缺乏维生素D，这可能会与IVF失败相关。

♣ 缺乏维生素D会导致流产，女性患上子痫前期的概率也会提高5倍。

♣ 补充维生素D可能会增强胎盘的免疫功能，使胎盘免受感染。

铁

铁元素是负责运输氧气的红细胞的重要组成部分。缺铁会导致排卵异常和严重的孕期问题。体内铁水平过低会导致不孕。来源：含铁的红肉、鸡肉、鱼肉、鸡蛋、豆类、深绿色多叶蔬菜、杏干和梅干、种子。在备孕或接受体外受精（IVF）之前，素食者应当至少提前6周进行血液检测，以便进行必要的补充。

碘

甲状腺对生育起着重要影响，碘可以调节甲状腺功能。卵巢中的碘含量特别高。研究发现，卵泡液中碘的含量与卵泡发育之间存在关联。碘在孕期对胚胎的大脑发育也起着关键作用。碘的来源：鱼肉、贝类、乳制品、加碘盐。

镁

研究显示，很多女性体内缺乏镁。缺镁可能会导致激素失调和流产。镁的来源：绿叶蔬菜、坚果，尤其是杏仁、种子。

硒

硒也是强大的氧化剂，可以保护生长中的卵子或胚胎免受自由基的伤害。它是调节甲状腺功能的重要微量元素，而正常的甲状腺功能是保障生育功能的前提。硒还可防止流产和子痫前期。硒的来源：巴西坚果富含硒，但同时也含具有潜在危害的钡和镭，因此不要将它当作唯一的硒来源。硒的其他来源有海鲜、鸡蛋、大蒜、洋葱、西兰花、蘑菇和笋。

锌

锌对基因调节激素十分重要，对DNA的合成非常关键，对雌激素、孕酮、睾酮、维生素D以及甲状腺激素的受体蛋白而言，也是不可或缺的。锌的来源：牡蛎、海鲜、肉类、葵花籽、小麦胚芽。

自由基与抗氧化

自由基是参与人体新陈代谢的物质，在细胞修护和信息传导方面有重要作用，但过多的自由基对人体正常细胞有破坏作用。相关研究表明，自由基的外部环境来源包括：吸烟、酒精、软性毒品、交通尾气、紫外线辐射（暴晒）、加工食品特别是含有大量人工添加剂的食物、含大量低质量脂肪和油脂的食物（如加工肉食、人造黄油、饼干和油酥点心）、因加热过度而受到破坏的脂肪、油炸和烧烤食物等。

我们自身已拥有抵抗自由基的抗氧化系统，这一系统来自体内（内源性）及膳食（外源性）两个方面。但是，如果这一系统因为种种原因失效的话，自由基会开始破坏正常的健康细胞。一定程度的自由基损伤十分正常，但随着年龄的增长，内源性抗氧化系统会逐渐退化，这是我们衰老和长皱纹的原因，而且还会使卵子和精子老化，甚至使它们早衰——自由基破坏的对象是液态而富含脂质的细胞膜，使DNA受到损伤，令卵子和精子细胞失去功能性。炎症也会形成自由基，研究认为与子宫内膜异位、流产、子痫前期、自身免疫性疾病、过早衰老或体外受精（IVF）失败有关。

如果你膳食中的抗氧化剂含量较低，又有不当的生活习惯，会纵容自由基作恶，对卵子或精子的伤害也就在所难免。卵细胞是人体内最大的细胞，比精子细胞大500倍，成熟的卵细胞含有丰富的细胞质，适当的抗氧化剂，使其有更大的能力修复自由基损伤。而精子更小，细胞膜上的脂质更多——如果身体抗氧化能力弱的话，它们很容易受到伤害，从而影响它们的形态，使其无法发挥作用。抗氧化剂可以减少损伤，保护细胞，在生育、辅助生殖和怀孕中都发挥重要作用。它们还保护卵母细胞、精子和胚胎，特别是在关键时期。所以，要精心研究和选择富含抗氧化剂的食物，促进抗氧化剂的摄入。一些重要的抗氧化剂包括维生素C和E、锌、硒以及β-胡萝卜素。其他的重要抗氧化剂包括α-硫辛酸、n-乙酰半胱氨酸、白藜芦醇和松树皮提取物(碧萝芷)。因此，为增加抗氧化剂的摄入量，最好大量食用不同颜色的水果和蔬菜——通常而言，它们的颜色越深，有越重的土味、苦味、酸味、甜味或鲜味，抗氧化能力就越强大。轻食烹饪方式可以留住抗氧化剂，因此蒸食好过于煮食。良好的抗氧化剂来源包括西兰花、羽衣甘蓝、蓝莓、石榴、红辣椒、西梅、四季豆、苹果汁、西红柿泥、坚果和种子、冷榨橄榄油。

炎　症

当前，人们开始意识到，很多不孕不育症与异常炎症相关。过敏、哮喘、湿疹以及类风湿关节炎、系统性红斑狼疮、克罗恩病和溃疡性结肠炎等自身免疫性疾病都是炎症疾病。子宫内膜异位症、流产以及子痫前期也与严重炎症有关。肥胖之所以成为不孕不育的重要因素，是因为多余脂肪会产生炎症化学物质。我们诊所会针对可能影响炎症反应的膳食及生活方式因素进行检查。含有过多劣质脂肪和糖分的膳食、消化系统不良、压力、缺乏睡眠、酒精、软性毒品或处方药物都会削弱免疫系统。Ω-3脂肪酸十分重要，因为它们具有强大的抗炎作用。

酒精与炎症

酒精会增加体内的自由基数量，它还含有很多无营养卡路里和糖分，并以脂肪的形式储存在体内。过量饮酒会使胃过量分泌胃酸和组胺。这会引起炎症，干扰身体吸收维生素B1、叶酸和维生素B6等营养的功能。酒精会降低身体利用维生素D的能力，肾脏会排出更多镁、钙、钾和锌。所有这些营养，特别是叶酸，对备孕不可或缺。

酒精和体外受精

最新的研究显示，体外受精（IVF）之前1周和期间应彻底戒酒。每周饮酒超过6杯（相当于两大玻璃杯）会提高IVF失败的概率。白葡萄酒对女性的影响尤大，如果每周喝2～3大杯白葡萄酒，IVF的成功率会降低24%。研究人员认为，酒精可能会影响产生的卵子数量，降低着床率，但其中的原因目前尚不清楚，特别是白葡萄酒对女性影响如此之大的原因。之前的研究显示，酒精会延长备孕时间，饮酒越多，备孕时间就越长。我们诊所建议女性在进行IVF的前几周以及过程中彻底戒酒。其余时间可以偶尔喝一杯葡萄酒（红葡萄酒更佳），但需要将量控制在每周4小杯以内，每晚不超过2小杯——你必须掌控自己的生活。

咖啡因

一些研究认为，每天3杯以上的咖啡可能会导致流产，而近期的研究似乎表明，如果有备孕意向，每日摄入的咖啡量还应再减少。另外，我们喜爱的很多其他东西中也含有咖啡因，包括茶（特别是绿茶）、可乐、巧克力，甚至一些药物。与咖啡相比，茶似乎有利于受孕。研究人员表示，每天喝半杯普通红茶的女性受孕概率比没有这个习惯的女性高出2倍。

我们通常认为每天可以喝一杯茶，周末可以喝一杯上好的咖啡，当作对自己的奖励。在体外受精（IVF）的过程中要完全戒掉咖啡。不要喝绿茶，因为其中含有会限制叶酸发挥作用的化学物质以及咖啡因。花草茶可以喝，但不管任何类型，每天都不要超过一杯。脱咖啡因的饮料类型可以帮助你慢慢戒掉茶和咖啡，但我们建议选择直接用水洗方法脱掉咖啡因的饮料。因为其他脱咖啡因的方式会在操作过程中使用化学溶剂，后者可能含有其他不利于生育的成分。

盐

盐是必备的膳食成分，但大多数人摄入过多。盐会使血压升高，这对孕妇不利，同时又会锁住水分，增加体重。过量摄入盐分会扰乱身体的基本生化平衡，还可以引起炎症。速食食品、汤、佐料、咸味零食等加工食品是造成盐分过量的罪魁祸首。关键在于学会阅读标签——那些看似无辜的食物中所含的盐分会让你大跌眼镜，常常超过了每日建议摄入量的5～6倍。也不要被"健康饮食"的标签误导：标榜低脂的产品通常隐藏着提味的糖分和盐分。即使面包也含有大量的钠和隐藏的脂肪。

依据当下主流的膳食营养素推荐摄入量标准（简称RNI，不同国家和地区的权威营养机构制定的RNI值有差异），每人每日应摄入6克盐，6克盐相当于一茶匙。但是，商品标签通常表示的是钠含量而不是盐含量，因此，为了换算成盐含量，需要用钠含量乘以2.5，同时还要考虑到分量。例如，如果商品标签上显示的是每100克含有的钠，那就还需要得出实际盐含量。例如，两茶匙番茄酱含有0.1克钠，用0.1克乘以2.5，结果盐含量是0.25克，相当于每日盐分摄入量的1/24。因此，我们可以看出，在没有往食物中加盐的前提下，我们就轻而易举地摄入了大量盐分。留意磷酸二钠、谷氨酸钠(MSG)、氢氧化钠、亚硝酸钠、丙酸钠、硫酸钠等含有"钠"字眼的成分。

你可以在自制家常食物中加入一撮盐（每日总量最好不足一茶匙），端上桌后就不要再加。食用含钾的水果和蔬菜可中和盐分，包括香蕉、牛油果、甜瓜、苹果、菠萝、杏干、胡萝卜、芹菜、土豆、多叶蔬菜。

有机食物

最好吃不含杀虫剂和添加剂的食物。人们认为杀虫剂具有"性别偏移"作用或会扰乱激素水平，因为它们的化学组成与人类雌激素类似。使用人工杀虫剂会降低植物中所含的抗病性化学物质。杀虫剂会溶于脂肪，积聚在脂肪组织中，因此脂肪越丰富的食物，越需要是有机来源，例如黄油、芝士和多脂肉类。杀虫剂行动网络（Pesticides Action Network）公布的"杀虫剂残留最多的10种食物"包括面粉、土豆、面包、苹果、梨、葡萄、草莓、青豆、西红柿和黄瓜。

另外，可能是因为种植方式，有机食物似乎含有更多营养。有机奶牛以苜蓿为食，产的牛奶含有更多的Ω-3脂肪酸。尽量购买有机食品，特别是有机的动物性食品、全谷物食品以及食根蔬菜。水果和蔬菜吃之前一定要仔细清洗，去除其外在的可能污染。有关更多信息可查看英国土壤协会（The Soil Association）官网www.soilassociation.org、有机研究中心（The Organic Research Center）官网www.efrc.com以及世界野生生物基金会（The World Wildlife Fund）官网www.wwf.org.uk。

消化系统

我们接待过的很多女性都患有消化系统疾病，包括肠易激综合征、便秘、腹泻和腹胀。当下，很多人都是匆忙解决吃饭问题，对着工作电脑吃完带来的午餐，然后回家又很晚，如果想跟伴侣好好吃顿饭，可能需要忙到9点以后。当然，我们吃完都不会直接上床睡觉，但最后却倒在了沙发上，等强忍着困意挪到床上，还没睡够闹铃就响了。这时候，昨晚的饱腹感还没消，因此我们会选择不吃早饭。如果消化系统最终受到了影响，就算吃的食物再好也无济于事。

中医的意见

在中国的传统医学中，有一些对于自然规律的认定，并且认为如果打破这些规律，人的身体系统就会失衡。在每天的特定时间，某一个器官的功能会发挥到最大。例如，早上7～9点是胃的活跃时段，这个时候人应该吃一顿丰盛的早餐，但晚上7～9点却是胃休息的时间，这个时候人不该进食。但是，由于现实原因，很多上班族下班的时间很晚，下午6

/ 特别提示 /

有助备孕的阳性食物

- 姜
- 鸡肉
- 鸡蛋
- 黑辣椒
- 红辣椒
- 燕麦
- 小麦胚芽
- 四季豆

- 洋葱和韭菜
- 食根植物
- 贝类
- 牛肉
- 小米
- 海菜
- 核桃
- 芝麻

点就坐在餐桌前享用丰盛的自制晚餐实在是一种奢侈。

按照中医传统，也应当尽量保持食物的天然状态。且中医认为熟食（阳性食物）对备孕更有益，因为太多生食不易消化，但熟食可以搭配沙拉。中医还对吃饭的方式、吃饭的地点、咀嚼的次数都很讲究。中医医生会认为，做事应当耐心，一次做一件：吃饭的时候就只吃饭，喝酒的时候就只喝酒，思考的时候就只思考。在沮丧或愤怒的时候不要进食，因为这不利于消化。

自制私人营养计划

如果你生活忙碌，很晚才回家，那就很难确保膳食的合理性。但你可以采用一些有益的方法：首先，制定一个一周饮食计划，明确要吃的食物；其次，保持简单，在一周之内多吃鱼肉、鸡肉和蔬果，与红肉和浓酱汁相比，它们没那么油腻且容易消化，冰箱里可备一些简单的鸡胸肉、鸡腿肉或鱼片；第三，可直接在锅里加一些柠檬汁、橄榄油或新鲜草叶；第四，将可放冰箱的食物做成双份，节省下顿餐的烹饪时间；第五，多尝试清蒸新鲜蔬菜，例如处理西兰花大概只需4分钟；第六，慢炖锅值得购买，可以将一小块肉和几根精挑细选的蔬菜炖得超级美味；第七，减少摄入碳水化合物，它们热量高而难以消化；第八，考虑自己的饭量，如果在饭后经常感到撑，那么调整饭量，为消化系统减压；第九，正确的咀嚼有助于唾液分泌，当唾液与食物混合，有助于食物的分解和吸收，咀嚼方式不当或进食太快不利于消化。

消化问题

对很多女性而言，特别是对正在接受体外受精（IVF）治疗的女性而言，便秘是一个严重的问题，因为孕激素会使肠道蠕动放缓，并且，我们认为需要确保定期排便，以便将代谢的激素排出体外。我们建议不要使用泻药，因为泻药只会刺激肠道，并且很多药物中的麦麸成分会影响身体对铁、锌等重要矿物质的吸收。缓解便秘最好的方法是多吃多纤维食物、多喝水、做好压力管理、耐心等待。

如果你有以下症状，可以根据我的建议来改善：

1. 便　秘

▲ 吃浸泡过的，特别是在李子汁中浸泡过的亚麻籽。

▲ 选半个青柠榨出汁，加入一点牛奶，早上起来喝下。

▲ 吃豆类食物、全谷物食物、燕麦（特别是燕麦麸）、苹果和梨、西梅和无花果、樱桃和奇异果、带茎的蔬菜。

▲ 服用益生菌补充剂。

▲ 镁可以帮助放松肠道，所以可以食用杏仁和绿叶蔬菜。

▲ 适当锻炼。

▲ 姿势得当很重要，保持直腰挺身。

▲ 耐心排便，不要着急。

2. 腹胀和气胀

▲ 小口吃，仔细咀嚼。

▲ 放慢吃饭的速度，饱了之后不要再吃。

▲ 蔬菜简单烹饪后再吃，不要生吃。

▲ 在两餐之间吃水果，不要饭后吃。

▲ 不喝含糖的饮料或起泡饮料，不喝碳酸水。

▲ 不吃小麦面包和意面，试着吃黑麦、小米和荞麦。

▲ 每天食用原味的、具有生物活性的酸奶。

▲ 喝茴香茶。

3. 消化不良

▲ 不宜集中在三餐时间进食，可少量多次。

- ♠ 慢慢进食，仔细咀嚼。
- ♠ 不吃红肉、多脂食物，不喝酒精饮料、茶、咖啡和起泡饮料。
- ♠ 可将新鲜胡萝卜、白菜、苹果混合榨汁（白菜味道很淡）。
- ♠ 吃饭期间不喝水，在两餐之间喝水。
- ♠ 晚上饮食要清淡。
- ♠ 饭后不要弯腰或躺平，保持上身挺直。
- ♠ 喝薄荷茶。

小心乳糜泻

乳糜泻是一种自体免疫疾病，患者的免疫系统会破坏肠道的吸收细胞，导致后者无法消化谷物中所含的谷蛋白。这会导致腹泻、腹胀、大便恶臭不成形、极度疲劳，当然，由于营养成分无法得到吸收，还会导致营养不良。研究认为，未诊治甚至是无明显临床症状的乳糜泻，都与不孕不育及复发性流产存在关联。如果你有肠易激综合征症状或者上述症状，可以做一个快速的血液检测，确定是否对谷蛋白过敏。一定要格外注意膳食，因为这种病症很容易导致营养缺乏，特别是脂溶性维生素A、维生素E、维生素D、胡萝卜素、锌、硒和某些维生素B的缺乏。

呵护肠道菌群

呵护肠道菌群十分重要。人类肠道中约有100万亿细菌，重量可达1千克～3千克。它们对人体有益，也具有潜在的破坏性。健康的肠道菌群处于平衡状态，有益菌群多过有害菌群。它们有助于消化，减少便秘，产生维生素B和维生素K，促进雌激素的新陈代谢。这些菌群对免疫系统的健康也很重要，可以调节免疫细胞信号发射，对减少炎症起关键作用。

科学家们还发现，菌群可能与肥胖存在关联，高糖分及高饱和脂肪膳食会将菌群转变成储存能量、助长肥胖的类型。进食的食物会极大影响"有益菌群"的存在形式。关键在于要摄入植物性食物，尤其是多纤维、不易消化的，它们会为这些益生菌提供重要养料。因此，肠道菌群的膳食与你自身的膳食同样重要！不要进食高脂肪、高糖分、易产生饱腹感的食物，也不要进食太多动物性食物，要进食大量的水果、蔬菜（尤其是西蓝花和花椰菜的茎）、种子和坚果。洋葱、韭菜、大蒜和细香葱、洋蓟、菊苣、香蕉、活性酸奶以及酸牛乳酒、味噌、天培（一种发源于印尼的发酵食品）等发酵食物格外有益。

碱性食物

血液、尿液、宫颈分泌物、精液等多数体液都呈碱性。身体需要借助缓冲系统来维持精确的酸碱度，如果我们长期进食酸性食物，就会加重这些系统的负荷，使骨骼中的钙流失，并加重肾脏的负担。富含蛋白质的食物属于酸性，糖分高的食物、肉类、谷物、茶与咖啡、酒精、盐以及不可不提的起泡饮料，也都属于酸性。碱性食物包括水果、蔬菜，特别是豆瓣菜等绿叶蔬菜、胡萝卜、芦笋、菠萝、牛油果和芒果。

体重问题

正如前文中已经讲到的，体重过轻或超重会严重影响受孕能力。超重是造成体外受精（IVF）失败、流产和孕期并发症的风险因素，很多IVF医疗机构拒绝接受肥胖的女性。腹部脂肪尤其会产生出各种炎症性化学物质和多余的激素。研究显示，孕妇肥胖可能还会导致胎儿肥胖，提前给它们带来健康问题。肥胖还与多囊卵巢综合征（PCOS）以及相关的不孕不育症存在关联。

体重过轻与超重一样，也会影响生育。研究显示，体重的小幅变化（低于理想体重5%～10%）可能会导致月经周期的变化和不育。生殖激素的产生和新陈代谢过程需要脂肪，体重不足可能会导致雌激素过少或激素活力不足，这就像全脂雌激素与去脂雌激素的区别——我们需要的是全脂雌激素！脂肪含量不足会影响女性卵子的生长。此外，体重过轻会严重降低女性健康受孕的概率，令流产和早产的风险增长，还可能出现哺乳问题。体重不足的宝宝将来出现慢性疾病的风险也会增加。值得指出的是，营养不良的妈妈生出的体重不足的宝宝也具有患上肥胖症和慢性疾病的风险。采用低脂膳食的女性营养不良的概率会提高，因为很多备孕必需的营养成分实际上是脂溶性的，需要借助膳食中的脂肪。

解决体重过轻或超重问题需要一些指导，因为从备孕角度来看，单纯地"增加卡路里或减少卡路里"都不可行。增强生育能力并非仅仅需要卡路里，还需要蛋白质、优质的脂肪、有益的碳水化合物以及摄入的营养成分。我们诊所的很多客户曾采用极具限制性的速效膳食方法以达到减重目的，或者大吃甜甜圈和薯条来增重。这些极端方法具有弊端，最显而易见的一点：你会感觉很糟糕！在开始自然备孕或者尝试IVF前3个月提前规划，可以带来微小但意义重大的改变。我们会根据求助者不同的生活方式设计膳食计划，提供少吃而有饱腹感的建议。对于体重过轻的女性，我们明白，劝导增重只会适得其反，但我们可以通过健康而令人满意的方式，解决她们的膳食问题。增加或减少5%～10%体重可以有效促进受孕和预防流产。

很多具有"慰藉性进食"问题、限食问题或其他情绪性进食问题的女性，可以接受心理干预。很多人都知道自己应当怎么做，但是行为模式通常很难打破，因此，才需要备孕咨询、催眠疗法及认知行为疗法。当然，一些女性天生苗条，一些女性天生丰满，最常用的身体健康衡量指标是体重指数，即国际上通用的BMI指数，其计算公式为BMI=体重/身高的平方（国际单位kg/㎡），这一指数考虑了不同人身高体重的差别，较利于备孕的体重指数是20～25kg/㎡。理想的体重有助于女性顺利受孕、安全度过孕期以及孕妇和胎儿的健康。

体脂率的重要性

体重指数是一个重要指标，但还要考虑体脂率（指人体内脂肪重量在人体总体重中所占的比例）。例如，一些女性的体重指数位于正常区间，但因为经常锻炼，肌肉含量重于脂肪含量，这种情况下，她们可能没有足够的脂肪储备。这种脂肪常被称为"性别脂肪"，因为雌激素的产生和储存不可缺少它们，它们可以确保女性具有孕期所需的能量储备，并最终产下足月的健康宝宝。从功能上来看，这种"性别脂肪"类似于帮助骆驼跋涉穿过沙漠的驼峰。罗丝·弗里希（Rose Frisch）医生在《女性生育力与体脂的关系》一书中解释了体脂、生育力及锻炼之间的关系。

有的女性会通过锻炼的方式减重，但有时减重会遭遇平台期，甚至有时候因为肌肉增加而越减越重。因此，在管理体重问题之前，先检查体脂率和体重指数相当重要。你可以寻求这方面的专家指导，然后为自己定制合理的健身项目。

减重建议

尝试缓慢、有序、持续地减重，每周减掉0.45～0.9公斤。每周减去的重量可能存在差别，但不需担心，看一下平均值。在整个过程中你可能会松懈几次。重要的是，要认识到：这没关系！只要你并没有完全放弃，没有乱吃一通然后发誓周一再开始采用"减重菜谱"。记日志可以帮助你发现不规则的饮食习惯以及新计划中的疏忽。记住，这不仅仅是为了减重而制定的膳食计划，优质健康的食物和锻炼不仅可以改善你的健康，还能增强你的自信心，改善你的肤质和发质，提升你的能量水平，也会提高你的生育能力。一旦你很好地执行了计划，就不会再采用旧的饮食习惯，从而始终保持健康体重。

♠ 一定要吃早餐。早餐可以提高血糖水平，增强新陈代谢能力。

♠ 吃下午茶的话，可以考虑坚果、种子、水果、黑麦饼干、燕麦蛋糕、鹰嘴豆泥、农家干酪、牛油果泥、一小块低脂奶酪、切片的苹果或梨，让你的胃在下一次正餐之前获得满足。可以用原味、不加盐的爆米花替代炸薯片。

♠ 每餐都要摄入一些蛋白质 —— 例如坚果，还有坚果黄油、鸡蛋、鱼肉、酸奶、奶酪、鸡肉、小扁豆、豆角、鹰嘴豆（包括鹰嘴豆泥）。这可以放慢食物的吸收过程，使葡萄糖缓慢进入血液。另外，瘦肉会为消化系统带来压力，消化瘦肉需要更多能量。

♠ 细嚼慢咽。要坐下来吃食物，不要匆忙，不要从冰箱或碗橱里直接取东西站着吃。吃东西时要慢下来。努力让餐盘里的食物美观而美味。

♣ 大脑需要15分钟才能接收到饱腹感，因此，告诉自己，15分钟后再决定要不要再吃一点。到时候你可能就不想再吃。

♣ 身体不是垃圾桶！剩饭可当作第二天的午饭或晚饭，或者丢掉。

♣ 提前制定菜单，确定要购买和要吃的东西。

♣ 有能力的话，自己做工作午饭。或者吃全麦面包三明治，要搭配蛋白质、沙拉或蔬菜。用水果沙拉或酸奶取代炸薯片。不要吃餐厅里的精制面包、意面和白米饭。要吃鱼肉、鸡肉和大量的蔬菜，或蔬菜沙拉。沙拉作为前菜，要避免调味酱太浓厚。尝试午饭后到外面散步，可改善消化能力。

♣ 到餐厅就餐前先吃一点坚果或苹果等小零食，可以确保你到时不会因过于饥饿而被面包诱惑。

♣ 避免减肥食物、代餐或打着"低糖、低脂、清淡、减肥、无脂、无糖"招牌的食物。这些食物中可能含有很多人工增甜剂或其他添加剂。去脂食物口感不佳，会使用糖来提味。人工增甜剂可能还会增强饥饿感，减慢新陈代谢速度。学会阅读标签也很重要。

♣ 食用富含纤维的食物。这类食物会使人产生饱腹感，且它们消化很慢，可以保持血糖水平稳定。蔬菜、水果、燕麦、大麦、豆角都含有大量纤维。

♣ 注意食量。将吃饭用的大盘换成小盘，盘子的大小介于主菜盘和小吃盘之间。盘内盛满各类蔬菜，颜色越多越好。

♣ 尽量少食用猪肉加工而成的火腿、香肠和培根，还有全脂乳制品、汉堡、炸鱼片、薯条、薯片和烤坚果等，它们都含有大量饱和脂肪和加工脂肪。去掉鸡皮和红肉上的脂肪。有机和散养来源的肉类含饱和脂肪更少、瘦肉更多。

♣ 烤箱烘焙和烧烤的食物：加入一点橄榄油和草叶，可使多数食物变得美味，包括蔬菜。也可以将蔬菜清蒸或者拌成沙拉。

♣ 晚上应减少摄入含有大量淀粉的碳水化合物。摄入少量"好的"碳水化合物，包括印度糙米、全谷物意面、带皮的蒸土豆或煮土豆、红薯、冬南瓜或一片全麦面包。

▲ 摄入富含钙的食物如乳制品、绿叶蔬菜、坚果和种子。

▲ 晚饭过后，戒掉对甜品的欲望和习惯！尝试用一点水果干或一片鲜果替代，一片鲜切菠萝也可以促进消化。闻香草精油可抑制对巧克力的食欲。

▲ 保持凉爽。身体生热时会消耗更多的热量。

▲ 将含糖食物和垃圾食品减至最少，但可以偶尔奖励自己一点。奖励的方式可以是每周外出吃一次饭、在电影院吃一次冰淇淋、周六吃一个牛角面包、周日吃一块巧克力。

▲ 感到快失控时可以记日志，例如，当你感觉想放弃或想放开吃的时候。这种情况通常在与人争吵后、看某个电视节目时，或心情低落时出现，转移注意力是个解决方法。

增重建议

尽管更多的研究关注的是超重问题而不是体重过轻的问题，但是，正如超重人群容易过量摄入食物一样，体重过轻的人群摄入的食物量总是过少。他们摄入的卡路里——通常是脂肪形式的卡路里更少，且锻炼得更多。压力也具有一定的影响，超重的人喜欢"慰藉性进食"，体重不足的人则因为太忙或者"没有心情"而选择不进食。为备孕而进行健康增重的关键在于，既要摄入卡路里含量高的食物，也要摄入营养丰富的食物，不能突然开始进食垃圾食品。

/ 特别提示 /

有助增重的营养食物

● 橄榄油。购买冷榨、有机、未提炼的橄榄油，可用于蔬菜和面包，烹饪时可大量使用。拌沙拉时与核桃油混用，炒菜时与芝麻油混用，且需大量使用

● 牛油果

● 所有原味坚果

● 坚果黄油

● 种子

● 椰奶，用于印度式或泰式咖喱中会很好吃，用在冰沙中也很美味

● 干果。优质零食以及美味的油浸、水煮和泥状食物

● 三文鱼（有机或野生）、鲭鱼、鲱鱼、沙丁鱼等多脂鱼类

● 自制橄榄油炸薯条蘸蛋黄酱，添加大蒜或新鲜草叶

● 鹰嘴豆泥（非低脂）

● 日晒番茄搭配松子酱

● 全脂天然有机酸奶和鲜奶油

● 香蕉

● 芒果

● 自制胡萝卜、香蕉、大枣、核桃蛋糕或煎饼

● 全麦面包或意面

● 印度糙米

● 红薯、冬南瓜、南瓜

♠ 一日进食三餐，上午、下午、睡前食用小零食。不要漏过任何一餐，早餐更可以刺激胃口。不要喝起泡饮料、果汁、茶或咖啡，它们会让人产生饱腹感。餐前或餐中喝水也会影响胃口，仅在两餐之间喝水。

♠ 让进食变得简单。制作一个最爱食物清单，确保你已想好吃些什么。留出时间购物，储备具有营养的食物。

♠ 避免人工增甜剂。它们有很多负面影响，包括增加你对糖的食欲。

♠ 不要吃某些所谓的"减肥"食物，它们的脂肪含量虽然很少，但可能含有多种人工添加剂。

♠ 留意饥饿感，听从身体发出的信号，及时进食。

♠ 摄入优质蛋白质但不要省略碳水化合物。碳水化合物可提供能量、纤维、维生素和矿物质。

♠ 开始在膳食中添加脂肪，这是增加卡路里摄入的最佳和最简便方式。脂肪对激素的正常分泌起着不可或缺的作用。摄入更多的植物性脂肪和更少的动物性脂肪。不要油炸食物。

限制性膳食者

很多伴侣因为宗教、伦理和健康原因不摄入某一类别的食物，关于如何从其他食物中获取同类营养，满足身体的需求，他们可能需要一些指导。另外，充分了解哪些食物搭配食用可获得最佳吸收效果，对身体也大有帮助。

搭配良好的素食餐可能最具健康价值，但搭配不良严重依赖碳水化合物的素食餐对备孕于事无补。要确保膳食中含有多种植物性蛋白质、鸡蛋、一些乳制品、坚果和种子，当然还有蔬菜和水果，这可以增强生育能力。素食者应当格外注意，因为动物性食物中含有很多易被吸收的营养成分。像二十碳双烯酸（EPA）以及二十二碳六烯酸（DHA）这两种Ω-3脂肪酸、钙、铁、锌、硒、维生素A、维生素D、核黄素和维生素B12是素食者最常缺乏的营养成分。建议素食备孕者咨询专业机构进行血液检测，确认自己体内各项营养的水平，然后再寻求具体的膳食和营养补充建议。

多囊卵巢综合征，子宫内膜异位症和子宫肌瘤

这些疾病都会带来生育问题，它们都无法被治愈，但改变膳食和生活方式可以帮你控制和缓解症状，提高受孕概率。

多囊卵巢综合征

很多女性患者都有多囊卵巢综合征（PCOS）引起的生育问题。这一综合征的标志性、通常也是最严重的特点是血液中睾酮水平过高，它们会导致痤疮、雄激素性脱发及面部、体表毛发过密。PCOS还与超重有着重要关系，PCOS患者有较大的概率存在超重或肥胖问题，事实上，减掉5%～10%体重有助于生育能力的恢复。

腹型肥胖，即"苹果型身材"，容易导致雄性激素合成和分泌过度，并影响卵子生长及受精卵着床。如果不确定自己是否属于腹部肥胖，可计算一下腰臀比。用腰部最细部位的周长除以臀部最宽部位的周长。得出的结果应当小于0.8。如果大于0.8，则需要采取措施减小这一比值。

1. 胰岛素和胰岛素抵抗力

腹型肥胖问题的根源是身体利用胰岛素的方式。胰岛素可以调节血糖，但血糖过高会导致胰岛素水平骤升，于是胰岛素不再将葡萄糖带到肝脏储存起来，而是将它们带到腹部脂肪细胞，以脂肪形式储存起来。

多囊卵巢综合征（PCOS）患者的腹部脂肪中会含有大量胰岛素受体，胰岛素还使卵巢产生睾酮。PCOS对性激素结合球蛋白也会造成影响——性激素结合球蛋白的作用本来是解决多余激素，使它们变得不可用，而PCOS使性激素结合球蛋白水平降低，使睾酮自由循环，引起痤疮、多毛症状和脱发。

2. 多囊卵巢综合征和膳食

合理膳食对患有多囊卵巢综合征（PCOS）的女性格外重要。我们可

能会建议使用铬控制血糖，用Ω-3、肌醇和镁提高胰岛素敏感性，另外再加上益生菌和抗氧化剂。试着减少摄入动物性食品，代之以藜麦，特别是豆角、小扁豆和鹰嘴豆等植物性食品来源。减少糖分和酒精摄入。PCOS患者的最佳膳食是低精度的碳水化合物以及大量的纤维、植物性蛋白质和优质脂肪。一些草药也可以帮助缓解PCOS的症状，包括升麻、锯棕榈、乳蓟，但服用前要寻求专业医生的建议，在积极备孕时尤其要注意。羊荆很常用，但有时并不适合患者，因为它会使黄体生成素（LH）水平升高（可能本身就已很高），并使卵泡刺激素（FSH）的水平降低（可能本来就已很低），因此患者有必要进行血液检查，来确定适合自己的草药类型。且备孕药物与草药不可混用，体外受精（IVF）预备阶段也不宜服用草药，因为可能会影响激素检测结果。

3. 锻　炼

锻炼对多囊卵巢综合征（PCOS）患者特别有效，可有效减重、减少应激激素、提高胰岛素敏感性、改善雌激素的新陈代谢。在小型蹦床上弹跳是极好的锻炼，因为这种锻炼成本低、效果快——每天15分钟就能收获很好的锻炼效果。不乘坐电梯和自动扶梯也是很好的方法，还可以提前一站下公交或地铁。我们认为，PCOS无法治愈，但绝对可以采取手段控制，最终使生育能力恢复。

子宫内膜异位症

子宫内膜异位症也是一种复杂疾病，通常还伴有虚弱、疼痛、月经过多（查看第150页）。患有子宫内膜异位症的女性腹腔液中可能也有大量免疫细胞及炎症化学物质，它们会影响输卵管的收缩性以及精子使卵子受精的能力。子宫内膜异位症是一种多因素导致的疾病，包括对高水平雌激素过敏以及免疫系统问题，后者会释放出大量炎症介质。

膳食及生活方式因素

患有子宫内膜异位症的女性可减少动物性食品的摄入，选择抗炎营养成分含量高的膳食。可能还需要补充相关营养，如益生菌可以帮助调节免疫系统，Ω-3可帮助缓解炎症和疼痛，镁可以帮助放松子宫平滑肌，抗氧化剂可帮助对抗炎症引发的自由基破坏。一些研究显示，使用经过了氯漂白的卫生棉条会加剧症状，因此要使用未经漂白的卫生棉条。另外，卫生棉条可能还会加剧疼痛感，建议改用卫生巾。

最好的做法就是让经血顺着最畅通的通道流动，降低子宫内膜细胞沿输卵管往回移动的概率。经期性爱和锻炼可能会加剧子宫内膜异位症的症状。同样，大量摄入咖啡因或酒精可能也会加剧症状。

子宫肌瘤

患上子宫肌瘤后的症状可能包括月经过多和痛经，能否生育则取决于肌瘤的大小和位置。与子宫内膜异位症一样，子宫肌瘤对较高的雌激素水平格外敏感。与多囊卵巢综合征（PCOS）一样，子宫肌瘤常与超重或肥胖有关，因此，建议患者进行减重并采用动物性食品较少的有机膳食。研究还显示，子宫肌瘤可能与缺碘有关。富含碘的食物包括乳制品、海菜和贝类。月经量大是子宫肌瘤的常见症状，这可能会导致缺铁性贫血，这是一个急需解决的问题，因为贫血会影响生育。

男性因素

精子质量对生育至关重要。精子要在女性的生殖道内进行漫长而艰难的旅程，才能到达卵子，传递男性DNA，达到繁殖的目的。但是，尽管精子的功能如此重要，人们对公牛或兔子的精子的关注可能都要大于对人类精子质量的关注。

人生有时很不公平

一些令人难以置信的不公平让很多伴侣备感沮丧——大家都知道那个胖家伙，他每晚在酒馆喝5升啤酒，每天抽20根烟，却有4个孩子；那个伙计迷恋可卡因，老婆怀孕前还忍不住嗑了一次；还有一些瘾君子和酒鬼好像只看了女孩一眼，就让她们怀孕了。但是，在他们每个人的对立面，都有一个无法让伴侣怀孕的男性。同样，我们还需考虑，不健康的父亲能否生出健康的孩子。可能不会，例如，如果父亲抽烟，孩子患上白血病的概率会更高，这是因为香烟中的有毒化学物质会引起基因突变。古希腊人和古罗马人也认为，男性过量饮酒会导致性功能下降并影响下一代的健康。

年龄有没有影响？

随着年龄的增长，男性的精子质量也会下降。的确有人在七八十岁还能当上父亲，但他们只是个例。研究显示，年龄越大的父亲，生出的孩子患上自闭症的概率就越高。年龄对女性的影响可能表现在增加氧化应激（指体内氧化与抗氧化作用失衡）及自由基损伤。

减少对精子的基因伤害

精子决定了宝宝一半的基因。幸运的是，我们开始了解有关人类精子的更多知识，以及某些毒素和营养成分的影响。如果你正将相当于一小笔房贷的钱花费在辅助受孕手段上，那么你绝对有必要改善一下精子质量，这不仅有助于受精，还会减小伴侣流产的风险（染色体异常的精子也可以使卵子受精，但女性的身体最终会抗拒有DNA缺陷的胚胎）。

如果女性的年龄偏大，男性更需要保证精子的质量。老化的卵子更难受精。在自然备孕过程中，甚至包括体外受精（IVF）过程中，最终胜出的是最强大的精子，但是卵细胞质内单精子注射（ICSI）无法体现这一自然选择过程。因此，有必要确保所有精子的DNA都处于最健康状态。精液通常含有抗氧化剂，以保护精子不受自由基的损伤。但如果这种天然的防御系统受到破坏，会给精子带来极其严重的影响，出现缺乏移动能力、形状不良或DNA断裂的状况。自由基还会使精子在生殖道内异常活跃，影响它们的活动能力以及前进运动。对男性来说，富含抗氧化剂、可对抗自由基损伤的膳食必不可少，同时还可以服用抗氧化剂补充剂。

除了营养状况不佳，导致男性身体出现氧化应激和组织损伤的原因还有吸烟、过量饮酒带来的污染物、肥胖以及身体排毒功能不佳，这些都需要高度重视。

酒 精

酒精摄入也会影响精子质量，摄入过多可能会导致严重的精子形态问题，并使形态不良的精子数量增加。酒精还会影响精子的活动能力 —— 设想一下，你正尝试游过英吉利海峡，但因为喝了酒，你却试图把岩石撞穿！每日饮酒的人精子形态更容易不良。酒精还是造成自由基损伤的主要来源，使身体缺乏叶酸等重要的维生素和矿物质。

咖啡因

咖啡因可能会使精子在生精小管中异常活跃，这将影响它们在射精时的活动能力。咖啡因可能还与染色体受损相关，并且精子所受的损伤与咖啡因摄入量也有关，因此，要保持咖啡因摄入总量适度。除咖啡之外，茶、绿茶、巧克力、可乐和一些药物中都含有咖啡因。

体 重

超重会影响男性的生育能力，因为脂肪细胞中进行的芳构化过程可能会使睾酮转化成雌激素，最终影响精子的数量。此外，肥胖会导致生殖器官四周脂肪堆积，使睾丸过热，精子数量减少。久坐不动的生活方式可能也会降低精液质量，因此，多走动、多走步梯、少乘电梯、坚持锻炼可能会有益处。

膳食性及环境性雌激素

我们在日常生活中会接触大量合成化学物质，包括洗发水、化妆品、家居清洁产品、杀虫剂、塑料、食物包装纸、罐头盒、铅和砷等重金属，这些都是激素干扰物，因为它们的分子形态十分接近雌激素。男性体内雌激素与雄激素之间的微妙平衡被打破，可能是很多男性不育的原因之一。为减少接触激素干扰物，要尽可能地食用有机食品，避免接触破坏性大的化学物质。

抗氧化剂

下面是改善男性生育力的最有效抗氧化剂。

1. 维生素 E

维生素E是脂溶性维生素，是精子膜中的主要抗氧化剂，可与硒一起发挥抗氧化作用。如果正在服用阿司匹林、肝素或华法林等控制血压和稀释血液的处方药物，服用维生素E之前请咨询医生。

2. 硒

硒这种抗氧化矿物质对精子的健康，特别是精子的活动能力十分重要，也可以防御有害的金属污染。食物中硒的含量取决于土壤中的含量，而土壤中通常极度缺乏这种矿物质，建议根据医嘱适当补充。

3. 维生素 C（抗坏血酸）

维生素C是一种水溶性维生素，它对于男性生育功能的最重要作用是防止精子聚集时发生凝集反应。这种情况常在抗体与精子结合时发生，可能会导致生殖泌尿系统感染。维生素C也是一种强大的抗氧化剂，在精液中大量存在，身体过热或抽烟对维生素C有破坏作用。

4. 锌

锌是一种微量矿物质，可能是对男性生殖最重要的营养成分之一。精液和精浆中含有高度集中的锌，精子头也含有大量的锌。锌浓度与精子的密度、活动能力及生存能力密切相关。缺锌会使睾酮和精子数量减少。但是补锌的时候要格外留意，如果补充得过多，免疫功能可能受到影响。

一些其他的抗氧化剂可以改善精子质量，包括N-乙酰半胱氨酸以及碧萝芷（松树皮提取物）。

其他重要营养成分

1. L- 精氨酸

L-精氨酸是一种可能会影响精子数量和活动能力的氨基酸。精子头中含有大量L-精氨酸，精子数量不足通常意味着精液中缺乏L-精氨酸。精氨酸搭配碧萝芷还可以改善血流量以及勃起功能障碍。（注：疱疹患者应当避免摄入含有大量精氨酸的食物，因为精氨酸会促进病毒复制。）

2. 左旋肉碱

能量可以促进精子的活动能力，而左旋肉碱在能量代谢过程中起着重要作用。精子细胞中通常含有大量左旋肉碱。素食者应当注意，植物中不含左旋肉碱，他们可能需要额外补充。

3. 辅酶 Q10

在细胞将食物转化成能量的过程中，辅酶Q10是一种重要的催化剂。在精子细胞中，辅酶Q10集中在中段，起着增加能量和抗氧化剂的作用。研究显示，辅酶Q10可以有效促进卵细胞质内单精子注射（ICSI）的受精成功率。

4. 叶　酸

一些研究显示，叶酸可能会减少精子的异常。

男性需要的补充剂

男性往往痛恨吃药！但是，在存在问题的情况下，男性必须要以补充剂的形式摄入一些营养成分。每个人都有不同的膳食需求、好恶、生活方式、饮食习惯和亲密关系，你可以通过咨询专业机构，获取适合自己的建议，甚至针对活性氧或自由基损伤以及叶酸和维生素D的专业检测。例如我会在问诊中建议某些男性使用通用的复合维生素，它具有备孕男性所需的所有基本营养成分，但如果还是存在问题，需要再"补充"特定的营养成分。由于精子的产生周期是3个月，我们建议将这件事当

/ 特别提示 /

含有重要营养成分且有助男性生育力的食物

硒	维生素 E	维生素 C	锌	精氨酸	肉碱	维生素 B12	叶酸
巴西坚果（每天最多 3 颗）	坚果和种子油	柑橘类水果	肉类特别是：鱼肉、鸡肉	坚果特别是：核桃、杏仁	牛肉	肉类	绿叶蔬菜
小麦胚芽	坚果和种子	奇异果	鸡蛋	巴西坚果	猪肉	鱼肉特别是：鳟鱼、三文鱼、沙丁鱼	豆角
燕麦	小麦胚芽	草莓	南瓜	豆角	鱼肉		小扁豆
大蒜和洋葱	小麦胚芽油	黑加仑	葵花籽	小扁豆	乳制品	鸡蛋	芦笋
大麦	全谷物食品	红辣椒	全谷物食品			奶酪特别是：埃丹干酪	燕麦片
黄油	鸡蛋	西蓝花	豆角和豆类				干无花果
黑鲔鱼	绿叶蔬菜	白菜	姜根				牛油果
糙米		抱子甘蓝	黑麦				
全谷物食品		甜瓜	燕麦				
瑞士红甜菜		芒果					
		豆瓣菜					
		菠菜					
		木瓜					
		欧芹					

作一个为期3个月的项目，且在接受体外受精（IVF）之前3个月或自然备孕之后3个月再进行一次精子检测。如果精子质量有所改善，则有必要继续坚持。如果没有改善就立刻停止——事情就是这么简单。

如果你正考虑以自然方式备孕或者准备接受IVF，可以通过3个月的全力尝试，切实提高精子质量和受孕概率。

第八章　针灸及补充性疗法

2003年我开设了齐塔·韦斯特诊所（Zita West Clinic），它是全英国首批将主流医学与补充性疗法结合的不孕不育诊所之一。此后我发现，越来越多的诊所开始对备孕女性或者接受体外受精（IVF）的女性采用补充性疗法。我相信，如果使用得当，补充性疗法在生育这一医学领域可以发挥巨大作用，包括主流医学和补充式疗法在内的综合备孕方法可以顾及身体的方方面面。

本章主要讲述的是针灸疗法。齐塔·韦斯特诊所也提供其他疗法，包括营养疗法（查看第七章）、催眠疗法（查看第五章）、手动淋巴排毒和按摩。在选择具体的疗法时，每个人需要考虑自己的需求，寻找适合的治疗师。作为治疗师，我首先会获取患者的详细病史，然后了解他们的营养、生活方式、情绪和心理状态。我发现，每个人的生活都存在一些失衡，涉及身体、情绪、生活方式、工作或亲密关系等各方面。补充性疗法可以为以自然方式备孕或接受辅助生育疗法的女性提供巨大支持，让她们向置身事外的人倾诉，缓解压力感，并感觉自己正主动提高受孕概率。近年来，一些补充性疗法被纳入了不孕不育治疗的实施和教育环节，尽管关于其效果还缺乏有力证据，但根据我们诊所的经验，很多女性感觉这些治疗带来了益处。

也常有补充性疗法的治疗师吹嘘自己在解决女性不孕不育问题时的

高治愈率，包括原因不明的不孕不育，这令我感觉恼怒。一些治疗师可以随便给出一个代表所谓成功治愈率的数字，但这实在不可信，具体治疗结果需结合其他助孕因素来看，包括时间。补充性疗法治疗师的确可以为不孕不育的女性提供支持，但我认为，补充性疗法虽然在不孕不育治疗方面有一定的用途，前提还是要与主流医学结合使用。令我高兴的是，这种情况正变得越来越多。

/ 特别提示 /

补充治疗中的注意事项

- 治疗师的语言有时会使你感到紧张，如果不理解，要及时询问对方。
- 治疗费用可能较贵。记住，在接受不孕不育治疗的过程中，你会变得十分脆弱。不要认为一定要去尝试这些疗法，不要担心停止接受这些疗法之后奇迹不会发生。为自己设置一个时间节点，例如 3 个月之后做一下回顾，如果需要就选择结束。
- 时刻记得自己的年龄和已经在备孕方面花费的时间。如果在不太必要的情况下更换治疗师，可能会错失宝贵的备孕时间。
- 如果不喜欢针灸，不要勉强，你理应从这种疗法中获得快乐和放松。
- 在不孕不育治疗问题上，不要让治疗师控制你的行为。一名客户曾告诉我，她的治疗师告诉她应该断掉备孕药物并放弃一次持续 6 个月的体外受精（IVF），因为她需要恢复平衡状态，这令我觉得不妥。你还是需要 IVF 医生的引导。
- 如果治疗师用大部分时间谈论自己，你应该换掉他们，因为他们对你不够关注。

针灸疗法的来源和原理

针灸疗法起源于中国，已有 3000 多年的历史。我们需要了解，在中医发展的过程中，中医并不掌握当代医学的研究和检测方法，他们通过仔细观察患者，理解身体功能并做出诊断，这种方式也是当今针灸的基础。中医有大量体现古代中医观察成果的术语和语言，用于描述身体、精神和情绪因素之间的复杂关联，这些术语和语言可能会令现代人感到费解。

针灸是将细针穿过皮肤插在特定的点上，这些点叫作穴位。中医发现，身体中存在很多脉络，这些脉络叫作经络，与多个身体系统相关。

能量，也就是中医学所说的气，在经络中运行。穴位则位于经络上的具体位置。如果气被堵塞，则可能导致身体、精神和情绪失衡，最终形成疾病。而刺激穴位可使气重新畅通，身体也会再次恢复自然的平衡。

影响气的因素是什么？

影响气的因素有很多。锻炼有助于气的畅通。中式锻炼形式有很多，包括太极拳和气功。这些锻炼的目的是促进气在体内的运行，从而增强人的活力。我们的思想和情绪也会影响到气的状态。一些人更容易激动，愤怒、伤感或悲痛等负面情绪会使通过的气减少或者被堵塞。饮食也会对气产生影响。中医膳食疗法的依据是食物具有治疗效果，而根据能量性质，食物可以分成热性、凉性和中性3类。中医认为，如果摄入过多生蔬菜、沙拉等凉性食物，会影响到脾脏将食物转化成营养的功能——依据传统中医学的认知，脾脏的功能是消化食物，如果其功能减弱，无法从食物中摄取能量，人的活力或气就会受影响。所以中医的结论是，凉性食物会使身体凉下来，特别是在你天生怕冷的情况下。

备孕期间，中医会建议女性避免摄入过多凉性食物和饮料，因为它们可能会导致"宫寒"。子宫必须要为发育中的胚胎提供一个适宜的环境，因此你需要摄入热性食物、穿着温暖衣物，为子宫保暖。有时，一些女性在寒冷天气也有很高的露肤度，这让我震惊，因为英国天气湿冷，更重要的是要穿着合适的鞋子，并且不要暴露后腰。

第一次针灸治疗

第一次针灸治疗的时长通常是1个小时，期间针灸师会询问你有关健康和生活各方面的问题，内容可能涉及睡眠模式、饮食习惯、消化、小便、病史和不孕史等。你可能以为这些问题与你的现状不相关，但它们对针灸师格外重要，他们据此确认你身体失衡的地方。在治疗不孕不育症时，我们针对的是全身，而不是单独治疗某个局部。我们会详细询问女性患者月经的规律性、月经量以及经血颜色。无论你是否清楚自己的排卵情况以及排卵时的身体表现，我们都会针对排卵问题进行询问。

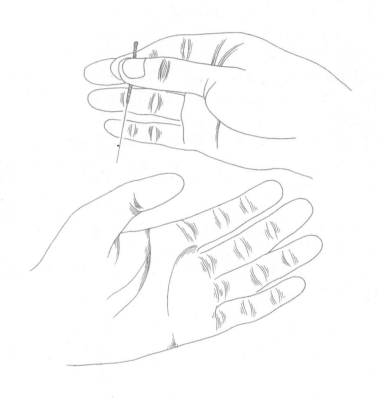

治疗师随后会为你的两手腕把脉。中医有28个脉搏分类，描述指尖对脉搏的感知。治疗师还会检查你舌头的大小、形状、颜色和舌苔。舌头的信息以及脉象会为治疗师提供大量有关你身体状况的信息，他们据此定制出治疗方案。最后，针灸师会让你躺在治疗椅上，找出特定的穴位，将几根细针扎入你的皮肤。

第一次接受针灸治疗的女性（及男性）会有轻微的焦虑，特别是在他们从未尝试过针灸的情况下。他们经常问：针灸时会不会疼。我告诉他们，每个人会有不同的感觉，有人会感觉插针部位钝痛或酸痛，但多数人感到的是舒适的痛觉。感觉消失之后，身体会感到沉重，人会进入十分放松的状态，感受到针灸带来的愉快感和享受感。

从中医角度看，不孕不育要结合全身来治疗。女性来到诊所之后，通常要求治疗特定症状，例如多囊卵巢综合征（PCOS）或卵泡刺激素（FSH）水平过高等。当我询问有关身体、精神或情绪方面的健康问题时，客户会感到不悦，他们并不知道这些问题跟治疗当前病症有什么关系。但当前症状是由体内一个或多个系统的生理问题导致，这些生理问题反过来又成为不孕不育问题的症状，因此针灸师需要确认和解决这些问题，使身体恢复最佳平衡与功能——所以治疗的关键是问题的根源，而不是当前的具体病症和病状。为了实现这一点，针灸师首先需要整体地了解你各方面的信息，如精神、情绪以及生活方式等，还会通过观察舌头和把脉收集信息，并将信息分成特定的"类型"，这是中医最重要的诊断原则之一。穴位选择的依据是中医对你的诊断，因此，即使看上去表现症状相同的两个人，也有可能需要不同的治疗方法。

针灸师在对诊断进行解释时，有时会使用生疏或者晦涩的术语。例如，他给出的诊断可能是"肾虚"，在中医领域，"肾虚"几乎总是跟不孕不育有关，这并不意味着你的肾脏真的存在问题，这些只是针灸师使用的术语，并不是指生物医学意义上的肾功能。如果不明白针灸师的话语意思，可以寻求帮助或阐释。如果你正在以自然方式备孕，治疗方式会根据月经周期的阶段而定。例如，如果接近排卵期，可以增加针灸穴位，以便帮助排卵。

个人方法

每个针灸师在针灸过程中都会展现出独属于自己的方法，针灸疗法最重要的部分在于你与针灸师建立起的融洽关系。对我而言，在治疗过程中必须要存在这种满足客户情感需求的融洽关系。根据我多年的经验，针灸的效果令人称奇，而这一点和它关注身心联结有关。在中医的观念中，身心不可分离。中医认为心脏、子宫和肾脏通过一种叫作"胞脉"的经络互相联结，而这3个器官对生育都起着重要作用。它们不仅在身体内相互联系，也在情绪上相互联系。例如，肾脏与恐惧有关，心脏与喜悦有关，也是情绪的来源。西方常使用"心碎""心情沉重"等词语，在这一点上与中医有异曲同工之处。

担忧、恐惧、愤怒等强烈情绪会对心脏造成干扰，影响到达子宫的气。针灸这一经络上的穴位，可以帮助女性与自己的小腹重新建立联结。我们也会采用视觉想象技巧——请女性描述和谈论自己的子宫，让它可视化，也会让她表达下自己的情绪。一些人会说"虚空""疼痛""心碎""平坦"。在询问这方面的问题时，有人说她们可以建立联结，一些人却给出否定回答——她们无法与子宫建立联系或进行视觉想象，有时背后有着深层次的原因，如过往有创伤经历（例如遭遇流产）、低自尊心，甚至受到过虐待。例如，有经历过多次手术或患有子宫肌瘤等妇科疾病的女性，可能因为自我保护，而从思想上切断了这些联系。

针灸治疗的方法

针灸时会使用到很多方法和设备。不同的针灸师会采用不同的扎针方法，这主要取决于他们接受的培训。针的大小和类型、插入的深浅都会有差别。但针灸的用针十分细，会被单独包装并接受彻底消毒。一些针灸师可能采用其他设备，包括艾灸和电疗针灸。

1. 艾 灸

人体的穴位可以通过在穴位之上燃烧一种叫作艾草的草药来刺激，即"艾灸"治疗法。艾灸可用于治疗很多疾病，还给人带来一种深入皮肤、愉悦、温暖、放松的感觉。艾草的使用方式有很多，可以直接用在皮肤上，也可以通过针间接使用。直接艾灸会用到慢燃的艾条（艾草经捶打、粉碎，筛除杂质等处理后，可以制成软细的艾绒，用棉纸包裹艾绒制成圆柱形长卷即为艾条），将艾条置于皮肤1厘米之上，起到温热穴位的作用。其他形式的艾灸，则是在针头上燃烧艾条和艾绒。也可以先在穴位上放上一片姜或蒜，然后将艾草团放置在姜蒜上面，再点燃艾草团。艾草可以驱除体寒，温暖经络，使血液和气运行得更流畅。

2. 电疗针灸

电疗针灸是借助电流刺激穴位。针上会连接小夹子或电极棒，可以持续刺激穴位。常规治疗时长为30分钟。接受治疗者可经历一种微弱的"轻击"感、麻木感或钝感。在治疗过程中，感觉会逐渐变弱，这时候可能需要调整强度来增强这种感觉。电疗针灸可有效减少慢性疼痛和肌肉痉挛，会刺激身体分泌内啡肽，而内啡肽是天然的镇痛剂。据观察，电疗针灸可有效刺激排卵 —— 尤其适合无排卵的女性，还能刺激盆腔器官的血液循环。当女性正在接受体外受精（IVF）时，我们会根据情况采用电疗针灸刺激血液循环。

生活方式与中医

古代中国人相信，如果遵守自然的法则，身体才会处于平衡状态，人才会健康。针对有备孕想法或正在备孕的女性，我将从中医角度列举几点注意事项：

- ♣ 睡眠充足。
- ♣ 减少工作时间，尽量减少生活中的压力。
- ♣ 避免咖啡、香烟等刺激物。
- ♣ 摄入含有大量蔬菜和水果的优质食物。
- ♣ 每天至少吃一次经过烹制的热食。

♠ 定期锻炼，但不宜过多。

♠ 湿冷天气注意保暖。

♠ 应当穿着适当、温暖、干燥的鞋子。室内才穿拖鞋。因为脚底有一个重要的肾脏穴位需要妥善保护。中医还认为，寒气进入体内会影响气的流动。

♠ 不要在冷天穿着低腰裤，不要暴露腹部和后腰。

♠ 出门前确保头发已干。

针灸与不孕不育治疗

感谢针灸专家伊娃·斯泰兹（Eva Stecz），为本章这一节的撰写提供了帮助。近年来，媒体大量报道了针灸对不孕不育的疗效。尽管没有证实针灸疗效的确凿数据，但一些研究结果却很鼓舞人心。据资料显示，针灸具有以下功效：

♠ 针灸可以恢复下丘脑—垂体—卵巢轴（即HPOA，又称性腺轴，是一个完整而协调的神经内分泌系统，主要功能是控制女性的发育、月经和性功能等）的畅通，帮助调节月经周期（查看第117页）。

♠ 针灸可以减少交感神经系统的活动，缓解压力（查看第42页）。压力水平过高会降低受孕概率。

♠ 针灸可促进盆腔器官的血液循环，包括卵巢和子宫，帮助生殖器官充分发挥效能。

♠ 改善子宫的血液循环可以确保适当的子宫内膜厚度，为着床的胚胎打造一个适宜的环境。

♠ 一些排卵异常的女性可以通过针灸激发排卵。

♠ 针灸可以改善精子质量（查看第120页）。

从西医角度来看，不孕不育可能是由生理问题导致，包括排卵异常、输卵管不通、受精卵着床失败以及精子质量不佳，也可能是由其他因素导致，包括年龄、体重等。

针灸与辅助受孕

近年来，与不孕不育治疗手段和体外受精（IVF）相结合的针灸疗法受到越来越多的认可。人们相信，针灸可以通过多种方式改善辅助受孕的效果。生育能力的某些方面是基因预先设定的、难以被改变的，例如女性卵子的质量，因此我们更应该关注如何改善卵子生长的环境。

改善盆腔器官的血液循环

盆腔器官，特别是卵巢和子宫内膜，需要充足的血液供应。促进这一部位的血液循环可以增加氧气和营养供应，这反过来又可以促进卵巢和子宫发挥最佳功能。年龄和压力则会影响血液循环。正如前文所探讨的（查看第42页），生育系统是非必需系统，会在压力环境下第一个被破坏掉。随着年龄的增长，盆腔器官的血液循环会变弱。长期的（慢性的）压力可能会使神经系统超载，释放出激素（肾上腺素和皮质醇），使子宫血管收缩，抑制子宫的血液循环。斯特纳·维克多林（Stener-Victorin）进行的一项针灸研究显示，电疗针灸可以极大地增加子宫动脉中的血流量。其他的研究显示，针灸会促进内啡肽的释放，而内啡肽又可以缓解整体的压力水平。

大量数据显示，子宫内膜增厚可以使采用辅助受孕手段的女性增加受孕率。子宫必须要具备适宜的环境，子宫内膜的厚度必须达到胚胎着床的要求，着床才能顺利进行，但有些女性的子宫内膜的厚度可能不够，其中的一个原因可能是子宫的血流量减少，影响了子宫内膜的容受性。一项研究通过测量针灸前后子宫的血流量，探讨了针灸对子宫血液量的影响，最后证实，接受针灸治疗之后，子宫动脉内的血流量大幅增加——这可能会提高成功着床的概率。

接受体外受精之前调整激素水平

要使卵巢对卵泡刺激素（FSH）的刺激做出合理回应，下丘脑—垂体—卵巢轴（大脑与卵巢之间的激素通道）的畅通十分重要。如果这一通道不再畅通，卵巢就不再回应来自垂体和下丘脑的信号。垂体的反应会越来越强烈，最终导致FSH水平上升。

很多诊所会在体外受精（IVF）周期开始的第二天检测FSH水平和雌二醇（雌激素的一种）水平。研究显示，如果这两种激素处于理想的平衡水平，你会对刺激药物有更好的反应，而这些刺激药物可以提高成功的概率。在开始IVF周期之前，采用针灸疗法可以帮助改善激素失调，恢复下丘脑—垂体—卵巢轴的畅通，同时促进卵巢的血液循环。在一些情况下，只需几周，针灸治疗就可以帮助女性恢复激素平衡。

调节免疫系统

经历过体外受精（IVF）、胚胎质量良好但在着床阶段反复失败的女性可能存在免疫系统问题（查看第242页），但这点在医学领域尚存在争议。有一些研究已经证实，针灸可以调节某些免疫细胞，例如头痛、过敏性鼻炎、哮喘和类风湿关节炎患者的细胞因子。鉴于这点，针灸可能会使胎盘免疫细胞恢复正常，这将会使在着床阶段存在问题的女性受益，但至今尚没有针对这一领域的深入研究。

减少体外受精药物的副作用

一些经历体外受精（IVF）的女性可能会感受到各种备孕药物带来的副作用，包括头痛、潮热、腹痛或腹胀、乳房疼痛和情绪波动。

通常而言，这些副作用都是暂时性的，停药之后会逐渐减轻和消失。通过针灸特定穴位，促进气的流动，很多症状会得到有效缓解。

需要接受几次针灸治疗？

我们诊所为接受体外受精（IVF）的女性打造了针灸项目。常有人问我她们该接受几次针灸治疗。黛安娜·克里登达（Dianne Cridennda）在美国进行了研究，认为接受过9次左右针灸治疗的女性表现出了最好的IVF结果。针灸治疗应该在接受IVF之前和卵巢刺激阶段进行，并在胚胎移植当天进行2次。我建议如果条件允许，在IVF周期开始前至少接受4

次针灸治疗，并在IVF的过程中在特定时间接受5次。

在IVF过程中，一些女性会十分激动和脆弱，仅仅为了降低压力水平，我也建议她们接受针灸治疗。针对补充性疗法的体验以及它们对IVF的促进作用，我们的诊所进行了非正式的调查。调查发现，大多数女性认为，针灸可以帮助她们放松并专注于自己的目标，让她们忘却IVF过程中的临床干预，感到更加平和、积极和强大。

体外受精过程中的针灸治疗

我们诊所的很大一部分工作是将针灸治疗与体外受精（IVF）治疗结合。在过去几年里，很多有关针灸疗效的报道都是相互对立的。这一周，某些刊物会告诉你针灸会促进排卵，在胚胎移植前后进行针灸可以提高IVF的成功率；下一周，另一篇报道会告诉你，针灸起不了任何作用。作为一名针灸师，我认为这些报道无法体现我们的临床实践，因为它们并未进行对等比较。来到我这里或去其他治疗师那里的每个人都有着不同的诊断。我们不会在两个人身上实行同样的治疗方式。

/ 特别提示 /

在胚胎移植前后接受针灸

一篇2008年发表的医学文章纳入了7项临床研究，对象涉及1366例接受体外受精（IVF）的女性。这些随机对照试验的试验组成员，多数选择了在移植前后的25分钟内使用针灸疗法。结果显示，与对照组相比，针灸使试验组成员的受孕率提高了65%。文章认为，胚胎移植前后进行的针灸疗法可改善IVF的受孕率及活产率。

但2009年，人们再次回顾了这一数据，并开展了另一项研究，得出的结论是针灸不会影响IVF的成功率。因此，有关针灸的功效尚未形成定论。

对胚胎移植之后是否要采用针灸疗法，医学界的意见也未能统一。但齐塔·韦斯特诊所在IVF周期开始之前、刺激阶段的特定时间以及胚胎移植的当天都提供针灸服务。如果时间允许，我们鼓励女性在胚胎移植前后都接受针灸治疗。如果时间不允许，可以在胚胎移植之前或之后接受一次针灸治疗。但不要因为接受针灸而奔波太远，也不要为了在胚胎移植之前或之后接受针灸而勉强自己。胚胎移植完成后，不能再于腹部施针或以任何形式加热腹部。

在IVF之前或之后，进行单独一次的针灸治疗没有意义，并且我发现，与那些在胚胎移植当天才来针灸，甚至从未接受过针灸治疗的女性相比，经常来诊所接受针灸的女性更加放松。

改善精子质量

针灸可以帮助改善精子质量，包括增加精子数量、改善精子活动能力、改善形状异常。在一项研究中，28例患有原因不明型不孕不育的男性每周接受2次针灸治疗，时间共持续5周。研究人员在研究开始和结束时对精子样本进行了分析，发现与对照组相比，接受针灸治疗的试验组男性的精子质量得到大幅改善。有观点认为，精子的生长周期是3个月，所以针灸治疗的最佳时长也应该是3个月，但这点尚需证实。

显然，有关针灸疗法和补充式疗法对自然备孕和体外受精（IVF）治疗的效果，还需要更多完善的、大规模的研究来证实。但就目前来看，很多在英国接受过针灸疗法和其他补充性疗法的女性都向我反馈，在承受巨大压力的情况下，这些疗法为她们提供了很大帮助，让她们得到了倾听、支持和关爱，最终感受到积极和放松。

第三部分
如果无法自然受孕

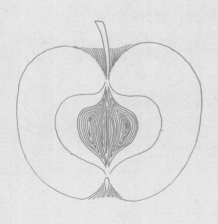

第九章　体外受精前评估女方健康状况及相关治疗

通常人们会花半年到1年的时间尝试怀孕，而稍年长的女性则有可能花费时间更长。所以，除非你已努力尝试怀孕至少1年，你的医生或许不会帮你做检测或者评估。如果你不到35岁，我们通常建议你等待1年之后再做检测；但如果你超过35岁，则应该在尝试怀孕6个月仍未成功时开始评估健康。这个建议或许有些不符合逻辑，因为年龄越大，成功怀孕所需的时间或许越长，但由于生育力检测和调查的全过程十分耗时，年长的女性最好能尽早开始。况且如果发现需要用辅助生育方法，那么辅助生育的成功率随着年龄增长也是递减的。体外受精（IVF）的方法也无法补偿流失的岁月。本章将阐述与其有关的健康检测和调查的过程，以及常见的妇科疾病状况。有些夫妻可能需要直接阅读IVF的内容（查看第172页），而另一些夫妻则适合较低侵入性的疗法，例如卵巢刺激法或宫腔内人工授精（IUI，查看第142页）。

不孕不育的原因

女性生育的主要问题包括：排卵问题、输卵管问题、子宫或宫颈问题、性生活障碍。健康调查需要明确为何卵子无法受精，或为何受精卵无法着床。调查包括以下内容：

- 排卵和排卵期的激素控制。
- 在健康的输卵管中拾取、运输卵子和受孕的潜能。
- 子宫、宫颈、子宫内腔和子宫壁。
- 有哪些生活方式对怀孕有消极影响。
- 情绪和心理因素。
- 健康精子的生产。

女性生育系统的任何环节都可能出现问题。或许是你出生时的异常、激素问题、之前腹部或骨盆手术造成的相关损伤或是性行为感染导致的损伤。随着年龄增长，卵子的数量和质量都会下降，同时，子宫肌瘤这类妇科疾病的出现也会耗费更多时间（查看第153页）。

在众多原因中，性生活障碍十分常见，却常常被忽视。如果你正经历性生活障碍，不用难为情——无论这种障碍是由于怀孕的压力造成，还是长期的问题所致。你可以寻求全科医生帮你解决这类常见问题。医生可能需要检查你或者你伴侣的身体是否有健康问题，可能会通过血液检查排除任何药物原因。医生或许会建议请性心理咨询师来帮助你。抑或医生认为对你来说，先直接尝试辅助生育方式例如宫腔内人工授精（IUI）或体外受精（IVF），之后再去解决性功能障碍更为合适。在某些情况下，自我注射的滴管授精或许更为适宜。

许多夫妻都希望能找到疾病的原因并将其治愈，然而，导致怀孕延迟的身体病症并非总是显而易见，此时就被诊断为"原因不明的不孕"。在至少1/3的夫妻中，双方都被检查出具有造成怀孕延迟的因素。所以，在直接开始尝试辅助受孕之前，通常都会进行一系列的检测，从侵入性最低的开始，去尝试辨识可能的问题。这类检测通常由你的全科医生和生育专科诊所共同执行。

调查生育问题

开始基本生育测试

你可以先去咨询你信任的全科医生，请对方查看你的医疗历史并帮你进行一些基本测试。这包括通过血液检查检测女性是否正在排卵，以及通过精液分析检测男性精子的质量。男方的情况常常被忽视，所以，即使女方怀疑是自己的问题，或者男方已经生育过小孩（关于精液分析的细节请查看第十章），请医生同时评估男方也至关重要。

1. 通过"第21天"孕激素测试确认排卵

第一次血液检查通常是用于确认排卵的孕激素测试。由于排卵之后卵泡壁塌陷会产生孕激素，所以观察到激素显著上升即可确认该周期中已有过排卵。该测试需要在月经周期的中期到黄体期（后半段）中进行，这通常被称为"第21天"孕激素测试。如果你的月经周期通常是28天，则只能在第21天做这个检测。不规律的月经周期会为这个测试的计时带来困难。如果你能感受到有潮湿的分泌物，就可以在高峰日（即你注意到有潮湿分泌物的最近一天）之后开始尝试计时1周的时间，或者在你接受排卵预测检查时发现有黄体生成素（LH）上升之后计时1周。只有当你在孕激素测试结束后约1周来月经，才能证明你做的测试是有效的（关于排卵问题和如何理解孕激素结果，查看第135页）。

当你开始启动孕激素测试（以及你伴侣的精液分析）时，全科医生通常会确认你是否对风疹免疫（查看第2页）。如果你还没有进行过完整的性健康检查，你可能还需要进行针对衣原体感染方面的测试。

2. 第1~3天，血液检查

医生通常会在月经周期的第1天到第3天安排你进行血液检查以检查激素的相互作用：

- ♠ 卵泡刺激素（FSH）。
- ♠ 黄体生成素（LH）。
- ♠ 雌二醇。

如果你的月经周期不规律或有其他症状，医生也会检查你的：

- ♠ 睾酮。
- ♠ 泌乳素。
- ♠ 甲状腺功能。
- ♠ 包括血红蛋白在内完整的全血细胞计数，以检查是否贫血。

测试的结果会显示是否需要药物治疗来帮助你排卵，使激素恢复平衡（查看第134页）。

在此阶段，全科医生或许会推荐你去生育专科机构，这样，当你和生育专家预约时，就基本已经取得血液检查、精液分析（来自你的伴侣）的结果。生育专家有了这些信息之后，将斟酌适合你的下一步安排。他们会获取你更为详细的历史，查看你已有的测试结果，如果需要会为你进行更多的检查，以决定什么才是适宜的疗法。

在专业生育机构的初步测试

1. 盆腔超声扫描

当你去到生育专科机构，如果还没有进行过盆腔超声扫描，可能被要求在此时进行。经阴道超声扫描采用高频声波（非X射线）呈现你的卵巢和子宫，辨认诸如多囊卵巢、子宫肌瘤或息肉这类问题。该扫描也能检测出子宫先天异常（先天缺陷）。普通的盆腔扫描无法检测出输卵管中的问题。因为输卵管内部仅有一根头发那么宽，检测它们是否通畅的唯一方法是让造影剂检查（见下文）。

如果你的血液检查和扫描结果都正常，你的伴侣的精液分析结果也无异样，医生可能会建议你们继续尝试一段时间的自然怀孕。然而，如果扫描结果有问题，或者怀疑可能是你输卵管存在问题，或许就需要对你的盆腔和输卵管的通畅情况进行更具体的检查。

在进行更具侵入性的染色测试之前，需要已经有排卵评估和精子测试的结果。在一些情况下（例如精子有严重的问题），你或许需要直接进行体外受精（IVF）或是卵细胞质内单精子注射（ICSI）（更多关于超声扫描和监控周期，查看第154页）。

2. 输卵管通畅情况测试

有几个测试能够检查输卵管的通畅程度，并更仔细地检测其他生殖器官。这些测试可能会发现一些问题，例如子宫纵隔（子宫内有一道分

/ 特别提示 /

年龄和额外调查

如果你在35～40岁、已尝试怀孕6个月并依照本书建议的条目做出了相应改变但仍未怀孕，以下2项测试能帮你迅速决定是否改用辅助受孕的方式：

● 抗苗勒管激素（AMH）血液检查，检查你的卵巢储备功能

● 窦卵泡计数检测（即AFC，特殊的超声扫描，能够检测小的休眠卵泡数目）

这些测试结果能帮助你决定是否直接采取体外受精（IVF）方法，而不是经历漫长的身体状况检查。

生育问题调查

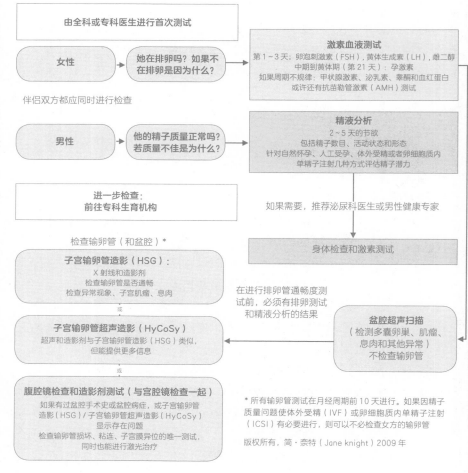

由全科或专科医生进行首次测试

女性 → **她在排卵吗？如果不在排卵是因为什么？**

伴侣双方都应同时进行检查

男性 → **他的精子质量正常吗？若质量不佳是为什么？**

激素血液测试
第1～3天：卵泡刺激素（FSH），黄体生成素（LH），雌二醇
中期到黄体期（第21天）：孕激素
如果周期不规律：甲状腺激素、泌乳素、睾酮和血红蛋白
或许还有抗苗勒管激素（AMH）测试

精液分析
2～5天的节欲
包括精子数目、活动状态和形态
针对自然怀孕、人工受孕、体外受精或者卵细胞质内
单精子注射几种方式评估精子潜力

进一步检查：前往专科生育机构

如果需要，推荐泌尿科医生或男性健康专家

身体检查和激素测试

检查输卵管（和盆腔）*

子宫输卵管造影（HSG）：
X射线和造影剂
检查输卵管是否通畅
检查异常现象、子宫肌瘤、息肉

或

在进行排卵管通畅度测试前，必须有排卵测试和精液分析的结果

子宫输卵管超声造影（HyCoSy）
超声和造影剂与子宫输卵管造影（HSG）类似，
但能提供更多信息

或

盆腔超声扫描
（检测多囊卵巢、肌瘤、息肉和其他异常）
不检查输卵管

腹腔镜检查和造影剂测试（与宫腔镜检查一起）
如果有过盆腔手术史或盆腔病症，或子宫输卵管
造影（HSG）/子宫输卵管超声造影（HyCoSy）
显示存在问题
检查输卵管损坏、粘连、子宫膜异位的唯一测试，
同时也能进行激光治疗

* 所有输卵管测试在月经周期前10天进行。如果因精子质量问题使体外受精（IVF）或卵细胞质内单精子注射（ICSI）有必要进行，则可以不必检查女方的输卵管

以上图表总结了正常健康调查的大致路径。这条路径实际发生的精确性、时间和框架取决于许多因素，包括女性的年龄、尝试怀孕的时间、药物状况以及所在国家或地区的医疗机构的具体情况。

割壁），这可能会导致怀孕的延迟。测试通常在你月经周期的前10天进行，以防影响已经开始的怀孕。医生一般会给你抗生素以降低感染风险。这些测试都需要时间，可能会给一些夫妻带来很大压力。

▲ 子宫输卵管造影（HSG）：这是检查女性输卵管的最简单的常规化检查。通过宫颈开口注入不透射线的造影剂，这和子宫涂片检查类似。X线片展现出子宫和输卵管的轮廓。HSG能够辨认出粘连（瘢痕）区域、子宫肌瘤、息肉以及先天畸形。造影剂可以呈现出输卵管内部任何堵塞的部分。有时输卵管可能会因为对造影剂不适应而出现痉挛，这就增加了判断输卵管通畅度的难度。对大多数女性来说，这个测试是无痛的，但对少部分人来说，也可能带来不同程度的不适或疼痛，尤其是当造影剂通过输卵管出现困难时。造影本身有可能清除一些管内的阻塞，所以部分女性仅仅通过这个过程就能够成功怀孕。

▲ 子宫输卵管超声造影（HyCoSy）：这种测试方法更为复杂，也被越来越多地使用。这个测试运用超声波和造影剂以获取子宫、卵巢和输卵管更为细致的影像。该测试被用于检查多囊卵巢、子宫肌瘤、息肉和其他盆腔问题，同时也会检查输卵管的通畅度。

▲ 腹腔镜检查：有些女性需要进行腹腔镜检查和造影剂测试，这是一种更有侵入性的调查方法，但通常被称为"金标准"测试。如果女性有盆腔手术史（例如阑尾切割手术）、感到盆腔疼痛或有其他症状，或者如果子宫输卵管造影（HSG）测试揭示出一个可能的问题时，需要进行这个检查。腹腔镜检查需要进行全身麻醉，以及在腹部做两到三个小切口——1个在肚脐附近，另外的2个在肚脐以下、盆腔两侧（或是腹部下侧）。腹腔镜是一个很小的工具，常用来拍摄细节照片。腹腔镜检查的优势在于能够全面检视输卵管和子宫有无异常，例如有没有粘连和子宫内膜异位。为了能够清楚看见腹腔内情况，妇科医生首先会用二氧化碳气体充满女性的腹部，然后使造影剂穿过输卵管内部以检测是否通畅。在腹腔镜检查的同时，可同步进行宫腔镜检查。

▲ 宫腔镜检查：宫腔镜检查指通过子宫颈插入一个非常窄的内镜来观察女性的子宫腔，通常在全身麻醉后进行。这个检查一般不会在调查

的第一轮就进行，但医生可能会建议尝试，为了对子宫内部尺寸和形状有更为具体的观察，尤其是获取子宫内膜的细节。医生或许会建议在启动体外受精（IVF）之前做此测试。子宫腔镜检查能够让妇科医生诊断或治疗子宫息肉、肌瘤、粘连或是先天隔膜。

治疗选项

无论生育检查查出了不孕原因，还是原因不明，你都需要决定是否借助额外的助孕措施。如果需要，此时将讨论最合适你的治疗选项。如果怀孕的延迟是由于性行为时机不当，或月经周期不规律，则可以通过监控月经周期获得帮助，由超声扫描辨认排卵状态并最大化利用自然的性行为，或是采取预设时间的性行为（查看第155页）。主要的生育治疗选项包括从卵巢刺激到体外受精（IVF）等。

生育治疗选项

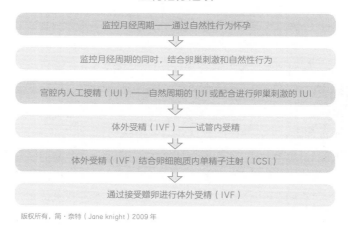

监控月经周期——通过自然性行为怀孕

监控月经周期的同时，结合卵巢刺激和自然性行为

宫腔内人工授精（IUI）——自然周期的 IUI 或配合进行卵巢刺激的 IUI

体外受精（IVF）——试管内受精

体外受精（IVF）结合卵细胞质内单精子注射（ICSI）

通过接受赠卵进行体外受精（IVF）

尽管治疗过程遵循从最无创的方法开始进阶的逻辑，对每一对夫妻的情况，医生还是要视具体情形加以考量。

通过生育药物促进排卵

如果你有排卵问题或不稳定的月经周期，医生会认为你适合卵巢刺激治疗，或者服用促进药物如克罗米芬，有时也会建议你服用他莫昔芬。只有当你的伴侣精子质量良好，并且你的输卵管也很通畅时这种疗法才合适。你可以在最多6个生理周期内服用克罗米芬，在此期间需要监测，以检查药物是否实现了预期效果。需进行扫描和血液检查以检测孕激素，并确认正在排卵，且性行为的时机也最为恰当（关于克罗米芬，查看第140页）。有些情况下，跳过这部分，直接进行宫腔内人工授精（IUI）更为合适。

宫腔内人工授精

如果女性在进行排卵刺激后的3至6个周期后仍然没有怀孕迹象，医生或许会建议尝试宫腔内人工授精（IUI）。关于它的使用有几条清晰的指示（查看第142页）。在尝试IUI时，或许也会进行额外的卵巢刺激，或许不会。结合卵巢刺激的IUI比自然周期的IUI成功率更高。你的IUI周期会被监控，排卵期临近时全科或者专科护士将会从宫颈向子宫内注入做了特殊准备的精子。在尝试IUI之前，会进行的测试以检查你的输卵管是否通畅（了解更多IUI，查看第142页）。

体外受精，结合或不结合卵细胞质内单精子注射

输卵管堵塞的女性免不了要直接尝试体外受精（IVF）的生育方法。这个方法也适用于具有通畅的输卵管而不孕原因不明的女性，或尝试了宫腔内人工授精（IUI）3至6个周期仍未成功怀孕的女性。通过IVF，卵巢得到刺激并产生大量卵子，医生在女性全身麻醉的情况下采集这些卵子，并在实验室里让其与精子结合受孕。在卵子采集的2~5天后，会将一定数量的胚胎（通常是1或2个）移植到女性子宫内。

对接受IVF的女性，需要在一个周期内对其进行卵巢刺激和注射其他药物以支持怀孕，同时医生也会通过超声扫描和血液检查仔细监控全程。

让卵子在实验室中受精有两种不同的方法：一种是直接的IVF方法，将准备好的精子置于有盖培养皿中的卵子旁边；一种是采用ICSI，由胚胎学家将一个精子直接注入卵子内。所以，通过ICSI的方法，女性经历IVF疗程的方式也完全相同。唯一的区别在于，实验室中使用的是一种更为复杂的技术，以实现受精（查看第200页）。

在不同治疗方式中做选择

许多诊所会选择一步一步进行治疗，从最无创、侵入性最低的疗法开始，例如，首先进行卵巢刺激，然后如有必要，再进行宫腔内人工授精（IUI）或体外受精（IVF）治疗。这是有道理的，因为对某些夫妻来说，或许能够提升生育力的药物就足够帮助他们怀孕。如果你已经接近40岁或是更年长，则很有必要尽早进行IVF尝试，而不是等待。

在恰当的条件下，实施IUI的意义很明显（查看第143页），结合卵巢刺激之后，IUI能够实现每个周期15%的成功率。然而，关于IUI对不孕原因不明的夫妻是否有价值这一点，当前在医疗人士中仍存在争议，因为这一疗法对这个人群的成功率十分低（查看第133页）。

选择进行IVF并不简单。对于有些夫妻，它可能牵涉到宗教或者道德方面的考量，或者对它存在不同的信念。对于另一些人，或许伴侣的其中一方想进行，另一方却没准备好。坦率地说，一旦一名女性下定决心要进行IVF，她在过程中将会非常有动力。当然也有例外情况，有些女性会顾虑IVF的药物，因而不会考虑采取辅助生育手段。

发现"有问题"

当你或者伴侣中有一人被发现存在问题时，可能会为你们带来毁灭性的打击。如果这个消息未能以得体的方式告知当事人，则让人更难以接受。我见过许多夫妻为他们听到的坏消息心烦意乱，有时医生把消息传递给他们时只有仓促的解释，没有说明接下来该怎么办。人们在和医生很短暂的咨询中总是很难真正理解医生的话。因为当我们焦虑时听到坏消息，大脑可能会停转，于是很难理解对方说的意思，或思考出恰当的结果。可能这时你需要抽离一下，花一些时间去消化这个坏消息。许多女性就表示，她们与医生的对话时机不合适，例如当她们刚从腹腔镜检查的全身麻醉中醒过来时。理想情况是，当你有可能听到测试结果时，请你的伴侣陪在身边。两人一起面对总比一人强，这样就多了提问和记住信息的可能性，之后也可以一起去寻找能解释结果的其他人。

许多夫妻都需要时间接受有问题的检查结果，此时寻求一名生育咨询师的帮助就十分必要（查看第62页）。这种做法对那些得知自己精子有问题的男性可能帮助尤大，因为这就意味着他的伴侣需要经历某种形式的辅助受孕。男性会对此怪异的情况感到十分棘手，因为问题似乎是他造成的，解决方式却是由伴侣接受治疗——即经历一个体外受精（IVF）疗程，或许结合卵细胞质内单精子注射（ICSI）。在更为极端的情况下，可能还会需要接受精子捐赠（查看第264页），那时，他们也需要恰当的支持和专业的咨询。

当女性发现是自己的问题导致不孕时，因为感到自己能够采取针对性的措施，或许会松口气，但焦虑仍然存在，她们会想到可能是生活方式或过去的行为导致了现在的问题。那些有过饮食问题或狂热健身习惯的女性，或许会开始思考是否过去对身体的过度使用导致了当前的问题。那些有盆腔问题的女性则会焦虑地想，这是否和过去的性健康问题或者妊娠终止有关。这里我想强调，与生育咨询师谈论你的焦虑十分重要，这能帮助你积极向前看（妇科问题在第133页将会讨论）。

生育检查的结果通常表明需要做出某些决定。例如，如果女性的输卵管堵塞，或者男方精子质量不佳，那么IVF或许就是下一步。我在和夫妻们交流时经常发现，如果他们发现双方都存在问题，会感到轻松些，因为双方能共同承担责任。不过，即使结果看上去是一方的问题，在辅助受孕过程中发现其他造成问题的因素也很常见。

发现"没有问题"
——原因不明的不孕不育

就我们所见，至少1/3的不孕夫妻被告知过，针对他们的标准检查表明"没有问题"，即无法怀孕的原因不明。这一方面令人安心，让人产生还能够自然怀孕的希望，也可能让人难以面对——因为身体没有明显的能够"修补"之处。不过，即使在长达3年"原因不明"的不孕不育后，许多夫妻仍然能够自然怀孕——只不过花了更长的时间。这也是为何英国国家临床指南指出，对那些"原因不明"的不孕夫妇，如果女性的年龄和既往史允许，医生可考虑让其尝试最多3年的"预期管理"——也就是说，采取"观望"的策略。但时间实在宝贵，即使年轻女性恐怕也难以忍受这种等待的不确定性。

若"原因不明"的不孕诊断表明男方精液分析结果正常，女方也在排卵，且输卵管是通畅的，那为什么他们还是无法怀孕？有些夫妻可能在诊断结果出来前比其他人检得更彻底，所以就有可能辨认出更细微的问题，例如，即使子宫输卵管造影（HSG）表明输卵管通畅，腹腔镜检查还是可能展现出细小的粘连现象；或者女性可能排卵规律，然而卵子质量不佳。因此，可以考虑进行更为全面的检测。当医生面对不孕原因不明的夫妻时，一大困难就是抉择更深入的检查能带来什么，因为有可能最后还是要进行体外受精（IVF）。况且，IVF过程本身就相当于一个检查过程，医生能通过IVF过程更仔细地检验生育过程的每个阶段，并观察实验室里的精子和卵子。

那些不孕"原因不明"的夫妻应当重新考虑他们的性健康是否最优。许多人没有意识到自己有传染病，例如解脲脲原体或支原体感染，有证据表明这些感染与怀孕延迟或流产相关。但这些感染的存在并不表明你或者你的伴侣存在任何不忠。如果你身体变得不适或变弱，那么霉菌性阴道炎也会为怀孕带来麻烦。你可以向相关的医疗机构咨询或预约检查。

有些"原因不明"的不孕夫妻或许希望对精子进行更详尽的调查，包括关于精子DNA破碎分析（可以找出DNA碎片）的测试。你必须考虑到这个测试会带来什么结果，以及获取的信息是否会改变治疗路径（查看第十章）。人们越来越多地认识到，即使惯例的精液分析结果为正常，如果男性吸烟或酗酒仍然会导致精子DNA高度破碎，从而使受孕推迟。一些不孕原因不明的女性可能有着床的问题——卵子和精子或许能够融合，胚胎却由于某种原因无法着床，其中有些女性有免疫系统的问题。此时我们进入了生殖免疫的领域（查看第242页），检查和治疗都开始变得富有争议。

治疗方法是多种多样的。研究显示，对一些不孕"原因不明"的夫妻，相比较持续尝试自然受孕，使用克罗米芬或宫腔内人工授精（IUI）并不能显著提高女性的怀孕概率，所以对他们有两种选项：什么都不做，或者是迅速开始IVF。这也是为什么有些诊所会建议"原因不明"的不孕夫妇使用IVF而非克罗米芬或IUI，而"什么都不做"的选项并不受欢迎。这在意料之中，但对"原因不明"的不孕夫妻来说，更为重要的是意识到女方的生育时机并保持频繁性生活。有些女性的受孕期较短（通常是6天，有些女性是3天），或许受孕期产生有利受孕的生殖分泌物的时间也较短。

如果关于受孕延迟没有明显的医学原因，那么可以合理质疑是否有心理因素造成了怀孕问题。我们在诊所针对不孕"原因不明"的夫妻展开的许多工作都是关于心理、身体领域——查看他们的压力所在，关系中是否存在紧张，以及夫妻是否由于心理或情绪受阻而导致怀孕困难。这部分内容在第六章进行过探讨。

妇科问题和激素失衡

随着你经历生育相关检查的漫长过程，你难免要面对越来越多的医学术语。下文提供了对于不同妇科疾病的概述。如果你在恰当的调查后发现自己存在问题，一定希望能更透彻地研究问题，但网络上有如此多的信息，以至于找到可靠的"基于证据"的信息十分困难。本书认为，对你而言最好的做法，还是向全科医生或生育专科医生寻求建议，他们能帮你考量疾病会在多大程度上影响怀孕。

排卵问题

排卵问题或许是导致女性受孕延迟的最常见原因，大约占了生育问题的20％，这就是为什么医生们要求做的第一项检查通常是血液检查，以确认前来求助的女性是否正在排卵（查看第123页）。但请记住，排卵尽管重要，却只是和生育相关的复杂过程中的很短一段。这一过程中的每一步，都有可能出错：从大脑中最高层级的下丘脑，到卵巢产生激素以维持妊娠……排卵问题或"排卵紊乱"，可能有多重原因——有一些比其他一些更易于"解决"，这取决于程度和严重性。至于问题的范围，包括偶然因压力导致的周期不规律和完全没有排卵及月经（闭经）。

有个普遍的规则是：你的月经越有规律，排卵正常的概率就越高。

如果你的月经周期不规则（周期长度波动超过一周），你仍然可能

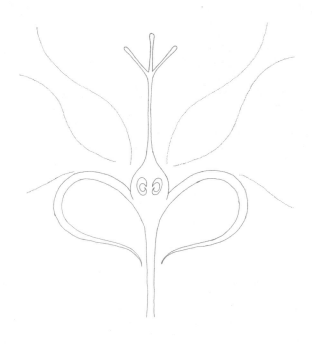

正常排卵（即在下一次月经来之前14天排出1个卵子），但你也更可能存在排卵问题。即便测试出黄体生成素（LH）为阳性，或者排卵预测测试的结果为阳性，都不能证明你正在排卵。预测测试仅能预测排卵会发生（通常在检查之后即将排卵）——但不能确保卵子已被排出。你仍然需要在黄体期的后半段进行孕激素测试以确认排卵情况。

/ 特别提示 /

关于排卵的事实

请记住以下关于排卵的、常常令人困惑的事实：

● 如果你排出了一个卵子，只可能发生2件事：要么是你怀孕了——在2周之后怀孕检测为阳性；要么是你没有怀孕——2周后来了月经。

● 如果你没有排出卵子，你仍然会在某个阶段来"月经"，因为子宫内膜终会脱落。这种"月经"（严格来说是一种无卵性流血）或许会比预期提早来临，也可能准时、延迟，或通过药物引导才能来。

所以，来"月经"并不能证明存在排卵。

1. 解读测试结果

你进行孕激素测试的时机非常关键。如果你的月经在测试后1周来临，则测试的时机就可能十分恰当。如果测试结果不好，最常见的原因就是测试时机没有选好。按照普遍规则：

▲ 如果孕激素水平高于30nmol/L，证明正在排卵（在该月经周期中）。

▲ 如果孕激素水平在16～30nmol/L，表明有极强可能性在排卵，但很有可能测试时机不佳。需要在另一个月经周期重复进行测试。

▲ 如果孕激素水平低于16nmol/L，表明没有排卵。需在下一个月经周期重复测试。

▲ 如果测试结果持续很低，通常表明你需要去看专科医生。

如果你的孕激素结果很低，就需要进行血液检查，找出没有在排卵的原因，并确认是否有任何潜在的问题。请记住，在任何月经周期内没有排卵都是绝对正常的——即使是生育能力没有问题的女性——但如果你连续有2个月经周期都怀疑自己没有排卵，要么感受到周期长短或是出血性质有变化，请向医生咨询。你不必担心，当今的药物已经能够帮助激素恢复平衡、刺激排卵。多数有排卵问题的女性在恰当用药的情况下都会顺利怀孕，而无须进行有侵入性的治疗，如体外受精（IVF）。

2. 排卵问题的原因

当女性年龄增长，她的卵子数会随之减少，月经周期就有可能变得不规则或是更短，排卵也变得不频繁，所以年龄通常都是潜在的考虑因素。此外，在压力之下，皮质醇（一种肾上腺皮质激素）也能导致不规律的月经周期及排卵问题。请记住，当压力过大时，生育系统会被身体认为是"非必要"照顾的系统，其能量会在一定程度上被暂时抑制，直到带来压力的情境得到解决，身体才恢复到自然平衡。

女性能有一个可见的信号来显示其排卵问题可以说非常幸运了。如果月经周期变得不规律（周期长度波动超过1周）或完全停止，就非常值得关注。当存在甲状腺问题（查看第145页）、贫血（查看第147页）、内分泌紊乱、多囊卵巢综合征（PCOS，查看第148页）或卵巢功能早衰（查看第240页）时也有可能影响排卵状况。排卵紊乱还有可能由与生殖无关的慢性病造成。总之，应当仔细检查造成排卵问题的原因，以排除隐患。但服用避孕药的女性不会收到来自不规则月经周期的警告，所以若有潜在问题容易被隐藏更长时间。

🔺 下丘脑性闭经：位于大脑中心的下丘脑整体控制排卵。下丘脑还掌控人体对于内在和外在影响的反应，并控制甲状腺激素、体温、睡眠、口渴的感受、胃口和体液平衡，所以下丘脑至关重要。就其生殖功能而言，下丘脑会释放促性腺激素释放激素（GnRH）以控制附近的脑垂体，促进后者合成和分泌卵泡刺激素（FSH）、黄体生成素（LH）——这些激素将助力卵巢排卵，促进卵泡发育。这一系列的联系和动作，构成了对女性很重要的神经内分泌系统"下丘脑—垂体—卵巢轴（HPOA）"。男性也有一套平行的沟通系统，在下丘脑、脑垂体和睾丸之间运作，所以可能也会在从大脑深层到射精这条路径上出现类似的传导障碍。

有时，当你感到压力很大或体重严重不足时，下丘脑就无法发送GnRH信息给脑垂体，就会影响FSH和LH的产生。卵泡就无法正常生长，不会出现排卵和月经，这被称为下丘脑性闭经。如果任何情况下月经没有正常到来，首先就要去诊所检查人绒毛膜促性腺激素（HCG）来确认是否怀孕。如果检查结果是阴性，就表明没有怀孕，需要进一步通过检查找到原因。用一系列的激素血液测试，排除其他原因（例如升高的泌乳素水平）。如果FSH、LH和雌激素水平都很低，就有可能是下丘脑性闭经了。与之对应的疗法可能是改变生活方式，如增重或减少锻炼，以启动全部的激素分泌过程。如果没有效果，可能就需要进行激素疗法，如持续释放激素的静脉注射。

▲ 体重相关的闭经（由于体重过低导致月经不来）：人体脂肪中含有雌激素，所以体脂率对于维持排卵及月经周期很关键。女性需要至少22%的体脂率才能有效排卵。如果体重和体脂率过低，排卵和月经就会停止（闭经）。那些低于正常体重和体脂底线的女性或许仍在排卵，却只有很短的黄体期，也就没有足够的时间允许着床（查看第16页）。此时，适度增长体重和体脂率对正常怀孕是必要的。

▲ 运动相关的闭经：那些运动过度的女性或是某些竞技运动员——例如舞者、体操运动员、自行车手、跑步运动员和游泳选手——都有可能有排卵的问题、不规则的月经周期，或者在竞技期间完全没有月经。由运动导致的闭经也会由于雌激素过低而增加患骨质疏松症的风险。降低运动强度，有时甚至需要停止所有的运动，通常可让激素平衡恢复。

▲ 升高的泌乳素值（高泌乳素血症）：泌乳素是怀孕和哺乳期间由脑垂体产生的一种激素，以促进产生母乳，但它也会抑制排卵和月经，这也是为什么它被认为是自然的避孕药。在其他情况下，升高的泌乳素可能由压力、锻炼（尤其是跑步）、多囊卵巢综合征（PCOS）或甲状腺功能减退（查看第145页）造成。其他原因还包括服用治疗焦虑抑郁和高血压的药物。如果你的泌乳素含量很高，医生可能会建议做头部扫描以排除患垂体瘤的可能性。有些泌乳素高的女性会注意到乳房出现分泌物，即使她们没有生过孩子。在停止哺乳后的几个月内，乳房分泌物通常就应完全消失。如果你出现任何异常的乳房分泌物，请咨询医生。卡麦角林（cabergoline）或溴隐亭（bromocriptine）这类药物通常被用来降低泌乳素

值，恢复激素平衡和随后的生育力。

▲ 异常的黄体生成素（LH）值：LH值与卵子的成熟、激发排卵和黄体素的发展有关（查看第二章）。患有多囊卵巢综合征（PCOS）的女性可能会有异常高的LH值，会损害卵子、降低怀孕概率、增加流产的风险。对高LH值的女性，医生可能会开出刺激卵巢的药物。异常低的LH值将不会引起排卵，导致闭经。

▲ 睾酮水平过高：睾酮是一种雄性激素，在女性的卵巢里也会小量产生。患多囊卵巢综合征（PCOS）的女性可能出现异常高的睾酮值，诱发痤疮、多毛症（过多的面部和身体毛发），头发也可能变稀疏。医生或许会要求关于雄激素做更详尽的检测，以排除其他异常激素类疾病。

▲ 压力：如果你的肾上腺忙着产生对抗压力的激素皮质醇以抵抗危机，它们会将血液从生殖器官中引流，为更大块的肌肉行动做好准备。促性腺激素释放激素（GnRH）、卵泡刺激素（FSH）和黄体生成素（LH）的"多米诺效应"连动机制会被打破，导致雌激素不足，从而无法排卵。记住，排卵和生殖是所有身体机制中最可有可无的。有些功能（例如呼吸）不可或缺；其他机制的运作（如内脏）则可以被降低但不会影响人在短期内的存活，而生殖功能则在压力情境解决之前能轻易地被完全叫停。这就是为什么长期压力会造成相关问题，许多女性和男性都没有意识到加班和工作挑战性太高带来的负面后果。做好压力管理能帮助解决排卵问题，因为它能够帮助自律神经系统恢复平衡。

▲ 停止服用避孕药后造成的排卵问题：我经常看到停止服用避孕药的女性担忧月经周期

/ 特别提示 /

服用避孕药后的事实

● 当你停止服药后没有理由延迟怀孕，除非你的医生告诉你需要延迟。

● 尽管有些女性在停止用药后立即就怀孕了，但停药后即使有9个月（有时候更长）的周期紊乱都属于正常。

● 超过30岁且试图怀第一胎的女性在停药后更有可能经历怀孕延迟。

● 没有任何证据表明药物会导致长期的生育问题。

● 有研究发现，12个月内，只有32%的女性在停药后怀孕，而同样时期内，避孕套使用者在停用避孕套后的怀孕率为54%。但18个月内两者没有怀孕率的差异。

● 如果你接受过注射避孕，可能会花更多时间才能怀孕。

无法恢复正常。对多数女性来说，停药后生育力都会立即恢复（甚至在漏服药期间），但也有一部分女性会经历延迟。

/ 真实案例 /

苏菲的生理周期

　　32 岁的苏菲在停止服用避孕药后 9 个月内月经周期都十分紊乱。她希望能自然怀孕，而非依靠医学辅助，也在认真服用叶酸。我向她保证她仍然很年轻，并告诉她，30 岁以上的女性在停止服用避孕药后花 1 年甚至 1 年以上时间尝试怀孕都很正常，尤其是第一次怀孕。我建议她开始执行为期 3 个月的生活方式改变。我们一致同意，如果这个方法不奏效，就尝试医学方法，进行激素测试，并检测她伴侣的精子。由于她十分有条理，在服用避孕药期间就做过检测风疹的血液检查，以确保开始尝试怀孕后具有免疫力。

　　苏菲十分苗条，我鼓励她尝试增重，因为雌激素是由身体脂肪产生和储存的。如果女性太瘦，她怀孕时流产的概率就更高，或者更有可能产出很小的或早产的婴儿，婴儿出生时出现并发症的风险也更高。苏菲日常的运动量也过高：几乎一周 9 小时。我向她解释运动与排卵及不孕的问题相关时，她同意减少运动量，尝试通过瑜伽和良好睡眠进行放松。

　　她的饮食也非常古怪——不吃早饭，酒精摄入量很高，不吃小麦或奶制品，事实上不吃任何碳水化合物，极少摄入蛋白质，身体总处于饥饿模式。我鼓励她每天吃早饭，上午吃一次小食，然后享用一顿午餐，之后下午吃小食，最后有一顿晚餐，混合蛋白质和碳水化合物。她还同意减少饮酒，一周有 3 到 4 晚不喝酒，酒量也要降低。在改善营养搭配和减少运动 3 个月之后，她的体脂率果然改善了，并且恢复了正常的月经周期。

体外受精前可以尝试的治疗选项

治疗排卵问题

　　有些夫妻可以采取最少限度的医疗辅助以获得帮助，且不必进行体外受精（IVF）治疗。如果你有充裕的时间，有以下选项供你选择：

　　♠ 生育药物治疗，例如通过克罗米芬促进排卵。

　　♠ 克罗米芬配合宫腔内人工授精（IUI）。

　　♠ 基于卵泡刺激素（FSH）和黄体生成素（LH）的药物注射，并且配合IUI。

　　引起或促进排卵的首选药物通常是克罗米芬。如果克罗米芬没有效果，则可以尝试另一种药物，即它莫西芬。有时，对于有多囊卵巢综合征（PCOS）和胰岛素抵抗的女性，可以使用二甲双胍。另一些时候也可以注射基于卵泡刺激素（FSH）的其他药物。多数女性通过这些药物的帮助会开始排卵并怀孕。但也有使用了这些促排卵药物仍然不排卵的情况。一些女性——尤其是患有PCOS的女性——或许能通过为卵巢"打孔"获得帮助，这是一种使卵巢对于药物治疗反应更灵敏的手术步骤，即在做腹腔镜检查时，采用手术针和透热疗法将卵巢刺穿数次。这个步骤会降低睾酮指标，有些女性在术后对于生育类药物会有更好的反应。像其他所有手术一样，你最好和妇科医生全面探讨下具体情况，以及进行手术操作的利与弊。

1. 克罗米芬

克罗米芬可以用于治疗以下症状：

♠ 无法正常排卵，例如结束服用避孕药的女性会出现此症状。

♠ 不规则的月经周期。

♠ 多囊卵巢综合征（PCOS）。

♠ 不明原因的不孕不育。

克罗米芬能够作用于下丘脑和脑垂体，刺激卵泡刺激素（FSH）和黄体生成素（LH）产生，从而促进卵巢内卵泡的增长。克罗米芬是药片形式。很多医生认为越早服用克罗米芬，越有助于促进卵泡生长。通常他们会建议女性在月经周期开始的5天内（也就是第2~6天）服用，常用剂量为50毫克。如果在3轮周期后仍没有反应，会增大剂量，但这种模式会依据不同的人稍有变化。在80%的情况下，服用克罗米芬后排卵会恢复正常。

当你服用克罗米芬期间，有必要监测卵巢反应。通常可以在月经周期第10到12天进行超声扫描。扫描是为了确保有1个或最多两个卵泡正在生长，以及子宫内膜发育良好。如果一两个卵泡正在生长，通常第21天就需要血液检查来检查孕激素指标，确认是否发生了排卵（查看第124页）。如果发生了排卵，医生会在接下来的几个月经周期继续给予同等剂量的药物；如果没有排卵，医生可能会增大药物剂量，最大量可以达到150毫克。同时，这样操作也存在一种风险——有超过两个卵泡生长并成熟。如果是这样，就要放弃这个周期，因为这将增加多胎妊娠的风险。如果你被告知因体内有太多卵泡而应避免性生活，那无论有多困难，你都必须遵守，因为多胎妊娠会带来毁灭性的后果。

如果你的月经正常，而且通过孕激素血液检查或者超声扫描发现你正在排卵，就不需服用克罗米芬。然而，即使在这种情况下也有人需要开出克罗米芬的处方，这令我震惊。有时是因为有些女性要求服用克罗米芬，这让她们感觉到"采取了措施"。

如果你的周期不正常，克罗米芬能帮助你恢复更为规律的排卵周期——产出更为成熟的卵子，因此能有更好的受孕机会。

克罗米芬是否成功取决于你的具体情况。通常来说，服用克罗米芬的女性有80%都会排卵，有30%～50%会怀孕——但获得这样的好结果也涉及许多因素。例如，年龄就是一个重要的原因，年龄较长的女性服用克罗米芬的成功率就低一些；另一个因素是你服用的时间，如果长时间服用没有中断，可能导致子宫内膜变薄等问题。许多女性都反馈在服用克罗米芬期间宫颈分泌物减少，这就使辨别怀孕的时间更为困难。

克罗米芬可能会有多种副作用。这对于有些女性不会发生，而另一些则会遇到诸如以下的状况：

- 潮热
- 腹部疼痛和不适
- 视觉障碍
- 呕吐
- 乳腺增生
- 抑郁
- 月经过多
- 皮疹
- 囊肿
- 眩晕
- 恶心
- 失眠
- 头痛
- 经间期出血
- 体重增加
- 脱发（有些时候）

许多女性会感到情绪脆弱，并情绪动荡。

2．每日卵泡刺激素注射

如果你已服用了高剂量的克罗米芬，却仍然没有怀孕或没有排卵，医生可能会建议你接受卵泡刺激素（FSH）注射。

注射会从低剂量开始逐渐增长，直到超声扫描时能看见一至两个优势卵泡。或许你同时也被要求服用基于人绒毛膜促性腺激素（HCG）成分的药物来触发排卵。这能帮助卵泡成熟，并刺激在36小时之后排出卵子。进行这种疗法时，你通常要在排卵前接受监测。同样地，如果你产生的卵泡超过2个，就要放弃这个周期，因为继续进行会带来危险。

3．人绝经期促性腺激素注射

另一项被治疗者可能需要服用的药物是人绝经期促性腺激素（HMG），它是黄体生成素（LH）和卵泡刺激素（FSH）的混合。该疗法作为一系列注射，通常会进行7至10天，隔天一次，这能激发卵巢产生成熟的卵泡。你还要接受超声扫描和血液检查。扫描能清楚显示卵泡何时到达可以接受FSH注射的大小，从而帮助卵子成熟、激发排卵。在此之后通常过24～36小时会发生排卵，医生会鼓励你每天都进行性行为，或者同时进行HMG以搭配宫腔内人工授精（IUI）。

宫腔内人工授精

宫腔内人工授精（IUI）是指在排卵期通过一根柔软导管穿过女性宫颈将特殊准备的精子注射入子宫腔内。IUI可以作为自然月经周期的（非刺激性的）一部分，或者与卵巢刺激（刺激性的）结合。IUI是一种相当直接的手法，仅需几分钟就可完成——就像进行一个子宫涂片检查。这种疗法可在连续的几个周期重复进行——通常会连续3至4个周期进行，这样成功率会越来越高。

1．宫腔内人工授精的主要适应证

▲ 有多囊卵巢综合征（PCOS）以及其他排卵问题

▲ 如果有解剖学的问题

- ♣ 女性存在轻微子宫内膜异位
- ♣ 夫妻间由于心理压力而无法进行性行为
- ♣ 免疫性不孕的男性
- ♣ 女性宫颈分泌物对精子不利
- ♣ 女性因宫颈涂片异常接受过治疗，例如因接受了宫颈锥切后产生分泌物的腺体也显著减少
- ♣ 男性精液参数稍微超出正常范围
- ♣ 夫妻长期分居

2．监控周期

有些诊所运用超声扫描来决定授精的时机，另外一些诊所则依照女性在家使用排卵预测套装检测出的结果。目标是产生2至3个卵泡。如果超出3个卵泡，则或是放弃此周期，或是转为体外受精（IVF）方法，以避免多胎妊娠的危险。

3．为自然月经周期的宫腔内人工授精测算时间

如果进行非刺激的、自然周期的宫腔内人工授精（IUI），女性需要观察自己的正常月经周期，用排卵预测套装观察黄体生成素（LH）水平的上升。一般在发现LH水平上升后的24小时进行授精。

4．为刺激性的宫腔内人工授精测算时间

与卵巢刺激结合的宫腔内人工授精（IUI）通常是配合尝试克罗米芬药片，或基于卵泡刺激素（FSH）的注射进行。当2至3个卵泡达到一定大小时，会进行人绒毛膜促性腺激素（HCG）注射来使卵泡成熟、促发排卵。在HCG注射后12至30小时之间会进行授精。多数女性都会接受某种形式的排卵刺激，因为这会使成功率提升2倍甚至更多。每间诊所实施IUI这类技巧时的设置不同，根据各自的环境、条件而定。

5. 精子准备

男性一般会被要求在授精前2至3天禁欲（防止射精），从而使精子样本最优化。当精子数量不多时这一点尤其重要。在授精当天，男性需要通过自慰射出精子样本。这些样本随即被诊所医生"冲洗"，将能运动的和不能运动的精子从精液中分离。精子冲洗也能去除一些抗体。冷冻精子或者外人捐赠的精子之后就能够在需要时被使用。对于宫腔内人工授精（IUI），必须要达到一个最低的精子数目，不过不同诊所会有不同标准。精子的准备一般耗时1至2小时。

6. 治疗之后

宫腔内人工授精（IUI）是一个相对无痛的过程。女性一般在离开诊所前会平躺并且稍做休息。我建议如果有可能，最好平躺约20分钟。在治疗当天应该避免体力运动。在治疗后，你可以根据自己的意愿尽快恢复性交。授精之后约14天，就可以进行怀孕测试。

7. 精子有可能再次脱落吗？

许多女性担心精子有可能再次脱落，或许你会流失一小部分精液，但大多数精子都会顺利抵达输卵管，所以你可以继续正常的生活。

8. 宫腔内人工授精的并发症

宫腔内人工授精（IUI）只有很少的并发症。有些女性会在授精期间感受到轻微痉挛。就像任何其他手术过程一样，女性身体也有可能出现感染状况，但这很罕见。关于IUI的最大风险是多胎生产，约有10%的双胞胎风险率。

9. 成功率

刺激性的宫腔内人工授精（IUI）在每个生理期有大约10%～15%的成功率，但结果在不同诊所也会不同。有研究表明，如果两次IUI治疗相隔12小时进行，可以增加成功率。另一些研究认为一次时机精准的授精会同样成功。当只有一个卵泡时IUI的成功率最低。另一个影响成功的因素是精子的质量。精子数量多的话，会增加成功率。

经历IUI治疗的女性时常会说，感觉自己不像是诊所的"红人"，因为没有进行全套的体外受精（IVF）治疗。她们抱怨被边缘化，对缺乏监测、没有最佳的授精时间感到焦虑。请记住，卵子最多在24小时内都是有生育力的，精子则能存活几天。所以，不必对实施治疗的时机过于焦虑。然而，我坚信不少夫妻在进行IUI时没有得到应有的关照，而只有在恰当的环境和最优的时间安排下，成功率才有可能提高。

常见妇科疾病

一些妇科疾病也会影响生育，如果你知道自己正患有疾病，或曾经有过，就必须和专科医生保持紧密交流，随时监控自身的健康状况。

甲状腺功能

甲状腺（位于颈部）控制身体的新陈代谢和能量平衡，它受下丘脑和脑垂体的整体控制，并受促甲状腺激素（TSH）刺激。甲状腺通过从食物中吸收的碘产生两种甲状腺激素：大量的甲状腺素（T4）和数量少得多的三碘甲状腺原氨酸（T3）。当T4抵达它的目标组织时会转化为更有效的T3。甲状腺指标是通过吸取储存的碘保持恒定的，这与身体保持血糖平衡的方式一样。如果甲状腺没有产生足够的甲状腺激素，身体运作立即就会变慢，而如果甲状腺产生了过多的甲状腺激素，你就会无时无刻都感到焦躁而匆忙。

1. 甲状腺功能减退的一般症状（甲状腺不够活跃）
♠ 体重增长，无法减肥
♠ 感到寒冷
♠ 疲倦

- 皮肤、毛发和指甲干燥
- 性欲减退
- 不规则的月经周期，或月经血量过多
- 无排卵性周期（没有排卵）
- 便秘
- 思维变慢，抑郁

2. 甲状腺功能亢进的一般症状（甲状腺过于活跃）

- 胃口增加，体重却减轻
- 流汗，怕热，口渴
- 心跳迅速，心悸
- 月经周期变化，通常月经血量少，甚至次数也少
- 无排卵性周期（没有排卵）
- 腹泻
- 焦虑、坐立不安、易怒、睡眠质量差

所以甲状腺功能出现问题的症状多样且各不相同。我不希望你阅读以上内容之后想到："天呐，我有甲状腺方面的问题！"因为以上这些症状也有可能由其他情况引起，包括压力。症状通常是逐步发展的，许多人只注意到偶然的症状。如果你的家庭里有甲状腺问题，会增加你患上甲状腺疾病的概率。也有可能你有甲状腺抗体（桥本氏病），也就是你的身体开始攻击甲状腺，以至于最终摧毁甲状腺细胞让其无法生产甲状腺激素。你可以求助专业的医疗机构进行甲状腺检测。对于甲状腺功能的全面检查要求通过血液检查来检测促甲状腺激素（TSH）、甲状腺素（T4)和三碘甲状腺原氨酸（T3）的数值，有时也要检查甲状腺抗体。据我所知，曾有一间诊所发现造访其诊所的5％的女性都有甲状腺问题，而她们通常并没有明显的症状表现。

营养不足、感染和压力都会影响正常的甲状腺功能。如果你压力很大，你的皮质醇会升高，会阻碍T4向T3的转化，所以压力管理十分重

要。当甲状腺激素恢复平衡时，排卵和生育力通常就会很快恢复。如果你有甲状腺问题，则在怀孕之前最好先稳定甲状腺功能，以保护你和未出生的宝宝未来的健康。即使你没有任何甲状腺症状，也请确保进行甲状腺检查，如果：

- ♣ 你持续6个月以上都有常规的性生活却无法怀孕。
- ♣ 你曾有过两次或更多次的流产。
- ♣ 你的月经周期不规律。
- ♣ 你曾生过一个小孩，生育二胎十分困难。
- ♣ 你的家人中有过甲状腺问题。

/ 真实案例 /

焦虑的道恩

　　道恩36岁，生育过一个小孩，想尝试生二胎。她有抑郁症，正在服用抗抑郁剂。道恩确信是压力和焦虑让她无法怀孕。咨询期间，我询问了焦虑的具体症状，发现许多与甲状腺疾病的症状十分相似。检查显示，她患有甲状腺功能减退症。她去看了医生，增加了甲状腺素，然后焦虑消失了，这表明甲状腺是多么敏感，同时也十分容易被忽视。我们也了解到在月经周期不规律（另一个要检查甲状腺的原因）时她会进行性生活。但道恩和她的伴侣每周只试图进行1次性生活，于是我告诉她这并不够，无论有多焦虑，越多性生活就越有可能怀孕。

贫 血

　　贫血是指人体内的血红蛋白（血液中携氧的物质）数量减少，导致不能把足够的氧气输送到人体各组织。许多女性都存在贫血而不自知，月经量过多的女性则尤其可能贫血。贫血对于生育力有巨大的影响，因为当血液忙着流向那些重要器官以保证其运作时，它就有可能忽略非必需的生殖器官。贫血症状与血液中缺氧有关：

- ♣ 疲惫
- ♣ 嗜睡
- ♣ 感到虚弱
- ♣ 用力时会气喘
- ♣ 有时看上去苍白
- ♣ 月经周期不规律

简单的血液检查可测量你血液中血红蛋白（铁）的含量、血红细胞和其他成分。这个检查或许能够确诊你有贫血症，医生会建议你在饮食中增加铁的摄入。若没有查出导致你贫血的明显原因（如月经量过多），你可能需要进一步检查——贫血的原因有多种，有些可能更严重。

多囊卵巢和多囊卵巢综合征

理解多囊卵巢（PCO）和多囊卵巢综合征（PCOS）的区别至关重要。PCO仅描述了一个超声扫描中的常见结果：即在卵巢表面之下有多个含有未成熟卵子的小卵泡。此时女性的激素是平衡的，月经也正常，这对于生育力并无影响。PCO只对约1/3的女性有影响。

许多女性在尝试怀孕前很多年就有PCO。当女性为检查其他问题进行盆腔扫描时可能会发现这一情况。有时候，医生会告诉女性由于PCO的原因她会有怀孕困难。这样一来，她还没有开始尝试怀孕就已经感觉失败了，而这些负面信息有可能进入她的深层意识当中。PCO在超声扫描中如此常见，专门提及它实在是没有必要。更多情况下PCO不会对女性未来的生育力有任何影响。

而不同的是，PCOS则描述了一种综合征，它包括了症状和体征。PCOS是一种激素紊乱，不仅出现PCO，同时也出现月经周期不规律、痤疮、面部和身体毛发增多、体重增加这些症状。PCOS的确切病因还不清楚，但一般倾向于这是家族遗传疾病，可能会导致其他健康问题，例如，如果在生命后期不进行适当管理，可能患上糖尿病。PCOS影响着5%～10%的育龄女性，也是西方无排卵性不孕的最常见原因。

如果患有PCOS，通常认为潜在的问题是卵巢无法产生正常比例的激素，而且，有些女性任何时间都无法调控血液循环中的卵巢激素数值。此外，还有其他原因导致PCOS，例如与超重有关的激素问题和血糖异常。

黄体生成素（LH）的数值常会升高，从而损伤卵子、影响受孕和着床。对于在进行体外受精（IVF）治疗的女性，医生会在设计药物方案时将此考虑进去（查看第192页）。LH值升高的女性用排卵预测套装检测的可靠性会降低，因为她们总是会得到阳性结果。这让她们以为自己即将排卵，而事实上LH值在测试期间始终都高于正常。

一些患有PCOS的女性的月经周期超过35天（月经过少），有些人甚至4至6个月完全没有月经（闭经）。周期的长度通常与胰岛素平衡程度有关，所以周期越正常，血糖控制越好。

由于LH值的升高，患PCOS的女性流产率更高——比正常女性高5倍。如果患有PCOS的女性能自然怀孕，她或许可以从额外的孕激素补充中获益，以维持完整的怀孕。我总是尽力帮助患有PCOS的女性，希望她们在进行IVF之前能自然怀孕。

我们从管理体重问题开始，如果必要的话，或许需要服用刺激卵巢的药物例如克罗米芬或者二甲双胍（见下文）。克罗米芬是PCOS患者的首选药物，并且取决于年龄，在约80%的情况下患者服药后都会开始排卵，30%～50%的服药者能够怀孕。然而，对于服药9个周期仍未怀孕的女性来说，怀孕概率就很低。通常使用克罗米芬的时间在3至6个周期，因为它会造成子宫内膜变薄。

1. 多囊卵巢综合征和胰岛素抵抗

许多患有多囊卵巢综合征（PCOS）的女性都有胰岛素抵抗。当血液中的葡萄糖含量增加时，胰腺就会产生胰岛素。胰岛素能够调控血糖的新陈代谢。如果女性有胰岛素抵抗，身体就不能适当地利用胰岛素，胰腺会产生更多的胰岛素以维持身体运作的需求。最终胰腺不堪重负，从而累积了过多的葡萄糖。这就是为什么患有PCOS的女性会继而发展出2型糖尿病。这些女性，需要瞄准的治疗领域是饮食控制和营养摄入。必须强调维持血糖水平和胰岛素抵抗的稳定是非常重要的，这需要执行专门的饮食方案和锻炼计划（关于更多营养方面的建议，请查看第七章）。

2．二甲双胍

许多患有多囊卵巢综合征（PCOS）的女性都使用过二甲双胍这种药物。二甲双胍能帮助降低血糖，在许多层面改善胰岛素的作用。例如，它能帮助促进肌肉中葡萄糖的代谢，提升肠道对葡萄糖的消化。已经发表的数据显示二甲双胍能够改善患有PCOS的女性的胰岛素抵抗。医生通常会给有PCOS的女性开二甲双胍来帮助她们减轻体重。然而，这种药物也有糟糕的副作用，包括恶心、呕吐、腹胀腹泻以及其他胃肠道紊乱。

子宫内膜异位

子宫内膜异位是指子宫内膜内的细胞移到盆腔的其他地方 —— 卵巢或输卵管 —— 或身体的其他部位，如肠道。这些逃离了子宫的子宫内膜细胞和其他正常的子宫内膜细胞一样，会对生殖激素做出同样反应 —— 它们也会周期性地生长、脱落和流血。由于这些小型的内部出血没有一条直接通道流出身体，它们可能会导致局部炎症、疼痛以及发展为粘连（瘢痕组织）。子宫内膜异位分为轻度、中度和重度。

子宫内膜异位的病因不明，不过倾向于来自家族遗传。有种理论被称作经血逆流，指子宫内膜组织往回迁徙，而非常规经阴道流出身体，它经输卵管进入盆腔，可能植入盆腔器官。另一种可能性是与免疫系统相关，一些女性无法抵抗任性的子宫内膜细胞。尽管子宫内膜异位的确切原因不明，因素可能有很多，但它并不是传染病，也不是癌症。

子宫内膜异位的症状取决于发生位置，其症状包括：

- ♠ 疼痛、过量或不规律的月经 —— 有时血液呈深色（陈旧的经血）。
- ♠ 在两次经期中间出现阴道流血或点滴出血。
- ♠ 性交期间或之后有严重疼痛。
- ♠ 盆腔疼痛，尤其在月经期间或排卵期附近。
- ♠ 异常腹胀、便秘或腹泻，尤其在经期。
- ♠ 排尿时疼痛。
- ♠ 肠道疼痛或流血。
- ♠ 背部或腿部疼痛。

♣ 疲惫，缺乏能量，抑郁。

♣ 生育问题。

症状的强度不同，不同的强度并不总是能反应子宫内膜异位的程度。有些女性的子宫内膜异位没有任何症状体现。以上症状也可能是其他原因造成——有些很严重——所以最好寻求医生建议。诊断子宫内膜异位很困难，因为其症状各异。唯一能够比较清晰诊断出子宫内膜异位的方式就是腹腔镜检查（查看第127页）。

子宫内膜异位和生育问题之间的关系还不明确，但可能会存在包括卵巢囊肿的问题（查看第153页）、输卵管扭曲、排卵问题（包括停止排卵、黄体功能不全或卵泡无法破裂排卵），或是免疫力的变化影响了着床。

子宫内膜组织受到雌激素影响而生长，医生会建议不希望怀孕的女性服用避孕药。这能减少雌激素产生，切断"燃料"供给，从而抑制子宫内膜异位、改善症状。有时医生会建议进行手术——通过腹腔镜检查手术清理子宫内膜异位的任何部位，移除任何粘连，以解放盆腔器官。子宫内膜异位修复之后也可能复发，所以医生通常建议女性在手术后尽快怀孕。有时其他激素疗法也会在宫腔内人工授精（IUI）或体外受精（IVF）之前进行，用于抑制子宫内膜异位（查看第102页）。

自我管理对控制症状十分重要。良好的营养摄入也很关键。一些女性发现针灸对她们有帮助。如果你感到症状令你抑郁，或出现怀孕困难，可以向生育咨询师寻求帮助。

输卵管问题

健康的输卵管应该是通畅且方便物质流动的。输卵管末端有状如手指般的突出物——输卵管伞，可以捕捉卵子并将它扫入输卵管内，而排列在输卵管内壁的微小毛状物——纤毛，可以伴随肌肉收缩，帮助卵子沿输卵管运动到子宫。如果女性因某种原因失去了一侧的输卵管（例如一次异常的怀孕），另一侧的输卵管则有可能补偿这一功能，它会扫过另一侧的卵巢，收集卵子。

单侧或双侧输卵管在其任意部位都有可能受到堵塞。如果女性的输卵管被堵住或者以任何方式被毁坏，医生或许会建议她进行体外受精（IVF）疗法，而这可能对女性来说是毁灭性的消息。然而，IVF最初设计时就是为了绕过输卵管。对有输卵管问题的女性来说，如果其他都正常，IVF的成功率还是很高的。如果存在粘连（瘢痕组织）或者输卵管被粘住，且女性异常清楚怀孕潜在的风险时，妇科医生会试图解决这个问题，随后女性就有可能尝试自然怀孕。

1. 输卵管积水

如果输卵管有手指般突出物的一端出现堵塞，有时液体就会在管内堆积。这是因为正常的输卵管液不能以通常的方式排入腹腔，这被称为输卵管积水。有时妇科医生会监控这个过程，以查看液体是否增加或是流走。

如果没有任何改善，后续就需要通过手术修剪输卵管或可能将其切除。输卵管的粘连会阻碍液体回流至子宫腔内，为体外受精（IVF）期间带来不利的着床环境。

2. 粘　连

粘连是指纤维瘢痕组织，将正常情况下本该分离的膜状表面粘合起来，这有可能是子宫内膜异位（查看第102页和150页）、感染或之前手术造成的结果（例如阑尾切除手术）。在盆腔内任意位置都有可能形成粘连。如果它们很脆弱，就不会带来什么问题。如果粘连更为坚硬，则会阻碍输卵管内物质的流动，或者将卵巢黏合在子宫或肠道上。粘连也可能在子宫腔内形成，影响着床。严重的粘连被称为阿谢曼综合征（Asherman's syndrome），这种情况下腔内很大部分组织都被摧毁。粘连对于生育的影响很大程度取决于其发生的位置。

通常只有当粘连导致疼痛或阻碍怀孕时妇科医生才会要求进行手术。因为分开或移除粘连的手术有可能导致更多粘连的生成，从而也就违背了手术最初的目标。任何治疗盆腔问题的手术都会通过腹腔镜检查或锁孔手术（微创手术的一种）进行，以将粘连的风险降到最低（查看第127页）。

子宫异常

子宫异常包括子宫息肉、子宫肌瘤和子宫畸形，例如腔内隔膜或其他先天性畸形。子宫异常在5％的女性中出现，大多数异常都表现为子宫肌瘤和子宫息肉。许多女性在这些异常被移除后就能够怀孕，但这取决于这些异常病症的尺寸及其在子宫腔内的位置。

子宫肌瘤

子宫肌瘤有时也被称作肌瘤，生长于子宫肌层内。这是常见的妇科病，在30岁以上的女性中更常见。子宫肌瘤对生育的影响为25％～40％，取决于肌瘤的位置和大小。如果肌瘤位于子宫外部，不会影响生育。肌肉壁中的小型肌瘤也不会带来问题，但如果它们变大，就有可能扰乱子宫腔，影响着床，导致流产。如果子宫肌瘤进入到子宫腔内，就更有可能带来严重或者不规则的流血，也可能会影响着床。

处理子宫肌瘤对于计划自然怀孕和打算进行体外受精（IVF）的女性都很重要。超声扫描能给出确信的诊断——3D图像能清晰确认肌瘤的位置。你和你的妇科医生需要做出决定，判断子宫肌瘤是否会阻止你怀孕，或是影响顺利生产。子宫肌瘤不一定要切除才能受孕，手术之后身体也需要花时间恢复，这是医生在讨论手术利弊时会考虑的另一个因素。在选择子宫肌瘤手术（肌瘤切除术）之前你最好多方征求意见。

卵巢囊肿

卵巢囊肿是在卵巢内部由十分薄的壁包裹的积液。当然，卵巢在多数时候都在产生小的、充满液体的"囊肿"，或者是卵泡，但如果一个卵泡直径大于20毫米，就会成为囊肿。多数卵巢囊肿被认为是简单或功能性的囊肿，不具有危害——它们分泌雌激素和孕激素，有时可能自动消失。在超声扫描中发现这些囊肿是很普遍的。

如果在生理期的前半段形成囊肿（卵泡囊肿），卵泡不会在正常的时间破裂而是继续生长至超过20毫米直径才破裂，有时会伴随疼痛。如果在生理期的后半段形成囊肿（黄体囊肿），黄体不是像常规那样退化，而是继续生长，充满液体或血液并形成囊肿。这些囊肿可能不会出现任何症状，但可能长得相当大，也可能会内出血，或是导致卵巢扭转，为身体带来疼痛。如果囊肿破裂，会带来内部流血和突然的剧烈疼痛。第三种功能性的囊肿被称为出血性囊肿，是由于囊肿壁的小血管破裂导致。另一种囊肿是巧克力囊肿，这是由于一小片子宫内膜异位而在卵巢内形成了囊肿。大部分囊肿都会随着时间消失，如果没有消失，可以通过穿刺抽吸使囊肿内的液体流出以检查是否有异常。

如果你有囊肿，你的卵巢一般还会持续运作、产生卵子，但大型囊肿则会影响激素平衡。人们也担心卵巢囊肿的存在会降低体外受精（IVF）的成功概率，这也是为什么在开始IVF疗程前医生常常要求进行一次盆腔扫描。

生育调查中的超声扫描

扫描技术一直在提升。早年，医生通过在女性肚子上涂抹凝胶进行扫描，扫描肌肉和脂肪的每一层。而现在，通过阴道进行的扫描检查帮我们朝向改善图像迈进了一大步（见盆腔超声，查看第125页）。

另一项进步是在产前进行3D扫描，以获得未出生婴儿的清晰照片。有些中心现在开始使用生理盐水灌注宫腔造影，作为经阴道超声扫描（TVS）的改良版本。这可以提供子宫腔的视图，以及更具体的子宫内膜图像，但无法提供输卵管是否通畅的证据。

监控的周期

我遇到过许多女性需要有人能让她们相信，自己的身体运作正常。本质上，她们想找出自己是否有明显的疾病。我有时会推荐她们进行一个监测的周期——在生理期过程中进行一系列的超声扫描，监测卵泡的发展、排卵时间、黄体的生长和卵巢血液的流动。监测的周期并非标准的生育检测，但许多女性都感到这些扫描让人安心，对女性来说，能更形象和具体地感知自己的盆腔区域是很重要的。

采访超声专家比尔·史密斯（Bill Smith）

Q：为什么要用超声科技检测生育力？

A：现代的超声扫描能让我们监控女性的排卵周期和生育状态，这对已经排除了其他不孕原因（例如输卵管问题或精子数量过低）的夫妻尤其有用。超声也能识别许多盆腔和妇科疾病，帮助女性及时得到治疗，从而不再需要进行辅助受孕技术。

　　高清晰的经阴道超声扫描（TVS）十分安全，且能获取大量信息。它能识别出子宫和卵巢在一个自然周期内发生的典型变化。彩色多普勒成像（CDI）能够展示血液流过极细的毛细血管，并突出显示卵巢内与排卵相关的微妙血管变化。3D超声甚至能给出更多的细节，从而能更好地评估子宫状况。

Q：监控周期通常如何进行？

A：超声检查通常都是便捷和无创的。此外，系统扫描能向医生提供与患者交流的好机会，让患者更了解排卵模式及各方面的生殖生理功能。

　　我们会使用通过阴道的超声检查对女性的周期进行监控，通常在月经周期中每周进行一次。这能让女性对她们的排卵和子宫内膜放心，并向她们提供更多关于何时排卵的信息。女性在服用克罗米芬或接受注射时（查看第十一章）也能监控周期。如果女性正在进行宫腔内人工授精（IUI），通常也使用超声来监控，以让她们确信自己的生理周期在正常运作，为她们提供坚持下去的信心。

　　在女性的月经周期中进行3到5次扫描能提供许多宝贵信息。例如，它能检测出子宫肌瘤、子宫内膜息肉、子宫内膜异位和多囊卵巢，以及可能影响生育或是带来早流产风险的解剖学上的畸形。扫描能够测量卵泡的数量和分布，从而展示该女性的排卵储备，还帮助我们准确预测排卵时间以及周期中的"生育期"。

　　同时，它们也能提供高效的子宫和卵巢整体检查。对男性来说，如果精液分析显示有相关问题时进行睾丸/前列腺的扫描也会有帮助。采用超声检查评估生育状态能够减少血液检查次数。

Q：患者会得到怎样的结果？

A：在监控周期内许多患者会怀孕。有部分患者在首个监控周期实施后的6个月内会怀孕，无论这段时间是否继续进行监控。经验表明，如果患者在首次监控周期后约 6 个月内没有怀孕，可能需要进行辅助生殖或体外受精（IVF）治疗。

所以，超声技术既能够调查生育问题，也能提供服务于不同技术和疗法的身体"内部视角"。一些女性在开始体外受精（IVF）治疗之前会密切关注自己的周期，当然，所有经历过辅助生殖的女性都会被要求进行频繁扫描以监测进展，他们通常都得一大早就去诊所排队。

第十章　检测精子的健康状况

我想再次向撰写本章内容的谢里尔·霍玛（Sheryl Homa）博士表示感谢。谢里尔是临床胚胎学家、科学家，是齐塔·韦斯特诊所男性生育力项目的主管。生育诊所通常由妇科医生管理，一般都聚焦于女性，其结果就是常缺少对男性的调查。在这里，谢里尔会向我们解释调查男性生育情况的重要性，以及进行全面精液分析的价值。

当一对夫妻无法怀孕时，最好能进行一些生育力检测检查生殖系统功能是否正常。及时于早期诊断出男性的问题至关重要。我看过许多夫妻花费数月甚至数年时间调查女性不孕的原因，结果却发现是她的伴侣存在问题。男性的不育问题占了所有不孕不育问题的50%。我们建议男性在检查生育力时首先进行精液分析。当男性意识到伴侣花了很长时间还未怀孕时就应该尽快对自己进行这一检测，它实施起来十分简单。全科医生可以帮男性安排这个检测，然而很多情况下检测或许过于基础，医生也不会过多解释结果。你必须检测精液中的全部成分，而非仅仅检测精子的数目、活动力和形态。如果只聚焦在这些参数上，你或许会错过关于你真实生育状态的重要线索，从而无法对现状有准确的认知。

男士们很有必要在舒适的环境中就自己感到疑惑的检测内容向医生提出疑问。接受异常的检查结果可能十分困难，尤其是当一些男性将男子气概与生育能力混为一谈时。你要能够心平气和地去谈论检测结果，如果有必要，医生或许会向你推荐更进一步的检测。

/ 特别提示 /

男性精液家庭全套检测

正如女性有家庭全套检测一样（查看第 24 页），精液检测现在也可以在家完成。最新的男性家庭检测通过使精子游过一道仿造女性宫颈的障碍物来实现。检测装置继而能够测量游过那一点的活跃精子浓度。如果数值足够高，仪器会显示一道红线，表示结果为阳性。这个检测是很好的起点，但不能提供与你的生育力有关的精子的其他参数。所以，你需要考虑在合适时间去专业机构进行全面、完整的精液分析。

精液分析

在英国，精液测试有许多种类，取决于实行测试的指导原则以及如何对结果进行解读。有些实验室只检测少量参数，也有其他实验室会进行更详细的分析，从而为你的生育力做更准确的描述。关于在中国进行这一测试的情况，你可以向专业机构和医生咨询。

哪些因素影响精液分析？

一家良好的实验室会要求你严格遵守他们制定的提供精液样本的原则，从而将你的结果与标准参考区间进行比较。如果你不遵从原则，你有可能在身体正常的情况下得到不育的测试结果。

1. 禁欲的时长

影响精液分析结果的一项主要因素就是距离上一次射精的时间 —— 无论是通过性交还是自慰。能在精液分析之前禁欲 2 至 3 天十分重要。如果你禁欲的时间不足 2 天，检测出来的精子数目会人为地很低，而反之，禁欲超过5天或许会影响精子的活动力。精子只能存活几天，会随着时间流逝而死去，所以尽管更长时间的禁欲能使精子数量增加，却也会使它的质量受到影响。我遇到过一对夫妻，男子偶尔回英国和妻子团聚，所以也就有超长时间的禁欲。他的精液分析结果不尽人意。在我们讨论了定期射精的重要性之后，他再次给出的样本质量有了很大的提升。

2．样本产生的方法

精液样本总是通过自慰产生的，全部样本都必须采集。虽然男性性交时产生的精液样本质量会好很多，但请记住精液参数的参考价值只由自慰产生的样本决定，之所以要求男性以这种方式产生精液样本，主要原因是女性的阴道分泌物及唾液会损伤精子，从而导致不可靠的精液测试结果。因为各种原因，有些男性可能在留取精子样本方面遭遇困难，这并不少见。向经验丰富的生育顾问咨询可能会有帮助。另外，受益于更先进的生育治疗科技，我们还可以通过手术方式为男性提取精子样本。

3．从精液产生到接受测试的时间

测试的延迟可能会导致精子质量下降，从而得不到有效的测试结果。由于样本应当在新鲜时进行评估，我推荐直接在接受测试的地方取精液样本。然而，有些男士发现以这种方式产生精液样本有很大压力——如果男性无法以这种方式产生样本，那么只要能在60分钟内将精液样本送

/ 特别提示 /

可能出现的问题

- 如果你在射精时没有将精液射入容器内，丢失了部分样本。请告诉工作人员，因为这会影响你的结果，或许你需要改天再重复做一次。
- 你无法产生精液。工作人员可能建议你在家再次尝试。如果你担心在采集伴侣的卵子当天自己无法提供精子样本，你需要和体外受精（IVF）团队提前探讨。或许你可以在没压力的时候，先采集一份精液样本，然后把它冷冻起来，以便在当天需要时作为备份使用。

至实验室即可，可以咨询实验室工作人员，他们会提供特殊的避孕套和容器，使男性能在家采集精液样本。请不要从药房买避孕套，因为多数避孕套对精子是有毒性的。

理解测试结果

为全面了解精液质量，测试需要包括以下信息：

- ♣ 外观
- ♣ 体积
- ♣ 凝集（精子的黏性）
- ♣ 活动力（精子的移动能力）
- ♣ 混合凝集反应测试（抗体）
- ♣ pH（酸碱度）
- ♣ 黏稠度（黏度和液化程度）
- ♣ 浓度（精子的计数）
- ♣ 形态（精子的形状）
- ♣ 其他细胞

其他结果需要依据现行的世界卫生组织（WHO）2009年的指南进行分析。

1．外 观

精液样本的颜色十分重要。正常的样本外观呈淡灰色，发乳白色光。出现黄色可能意味着有白细胞，这是感染的征兆。其他出现黄色精液的原因包括禁欲时间过长，或服用了过多的维生素B。棕色精液不常见，通常意味着精液里有血，这是感染的另一征兆。这可能预示着更为严重的问题，所以你应当立即去看泌尿科医生。任何感染都需要及时医治，因为它们会影响精子功能，并导致更多的生育问题（见下文）。

2．pH

精液正常的pH为碱性，在7.2～8.0，由前列腺、精囊这些男性附属腺体的体液平衡来决定。pH过高或过低可能意味着这些腺体存在问题。

3．体 积

在2至3天的禁欲之后，男性应当能产生1.5mL或更多的精液。由于多数体液产生自男性附属腺体，如果体积过小则表明这些部位可能存在问题。

4. 黏度和液化程度

样本的黏度和液化程度十分重要，直接影响精子的运动性。

♣ 液化程度：当精液被射出时会凝结，因为它的目的就是要黏附在女性的宫颈上。但在之后的10～20分钟内，它会开始液化。测试时液化应该已经完成了，当然在射精的1小时后也该完成。

♣ 黏度：黏度用来衡量样本的流动性。精液在测试时应该具有一定的黏稠度。

5. 凝　集

凝集是指本该自由运动的精子相互粘连在一起，这可能表明精液中存在抗体。若精液凝集，能向卵子移动的自由精子的数目就减少了。

6. 浓度（精子数目）

精子浓度的计算方式，是看每毫升精液中存在的精子数量。具体浓度至少应该大于等于每毫升1500万个（世界卫生组织，2009年），才有可能使女性怀孕。而每毫升精液中有6000万个精子属于平均值。导致精子数量低的原因包括：

♣ 激素失衡	♣ 感染
♣ 精索静脉曲张（查看第三章）	♣ 遗传原因
♣ 睾丸或下腹部手术	♣ 化学疗法/放射疗法
♣ 其他疾病，例如糖尿病或肾功能衰竭	
♣ 年龄	♣ 过度肥胖
♣ 生活方式	♣ 暴露于高温中
♣ 过量运动	♣ 合成类固醇
♣ 药物	♣ 压力
♣ 环境毒素	♣ 职业危险

证据表明改善生活方式及健康饮食在某些情况下能够帮助改善精子数目。

7. 活动力

活动力衡量的是可以移动的精子的百分比。进行这一计算十分重要，因为精子能以不同的方式移动。但如果精子都只能原地扭动的话，即使有大量移动的精子也没有意义，至少要有40％的精子需要以某种方式运动，有32％的精子需要向前运动（世界卫生组织，2009年）。

导致精子活动力较差的原因包括：

- 禁欲时间增加
- 抗精子的抗体
- 氧化应激（查看第169页）
- 体重偏重
- 锌缺乏
- 精索静脉曲张（查看第三章）
- 过量运动
- 环境中的毒素
- 精子尾部缺陷
- 感染
- 年龄较大
- 不健康的生活方式
- 药物
- 来自高温的破坏
- 合成代谢类固醇
- 职业危险

科学文献中有大量证据表明膳食补充剂能够提升精子的能动性，所以如果你在这方面存在问题，除了注意调整生活方式，求助于营养师也有帮助。

8. 形 态

形态是指界定和评估精子的形状，以及怎样才是正常比例。但关于精子的形态测试，医学界存在意见分歧，因为不同实验室进行形态学评估的方法各不相同。目前最好的实践纲领（世界卫生组织，2009年）显示，生育力健康的男性的大部分精子事实上都存在形态异常，异常比例甚至达到96％。重要的是精子形态异常对我们意味着什么？异常的精子可能无法恰当移动，更不容易与卵子结合。然而，关于精子形态的影响必须结合其他参数进行解读。如果你正常形态的精子数量较低，但精子总数量很高，运动性也高，则很有可能有相当一部分精子可以与卵子结合。反之，如果精子数量和运动性能都很低，可能就需要花更长的时间让女性怀孕。在这些情况下，医生或许会建议你进行卵细胞质内单精子

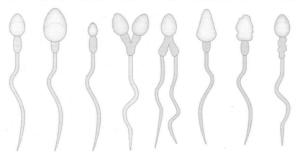

正常　头部过大　头部较小　双头　双尾　头部延长　头部异常　中部异常

注射（ICSI，查看第200页）。

其实在正常的精液样本中存在着多种形态的精子。世界卫生组织（WHO）也已修改了关于形态的规定，即一名男性可以仅有4%正常形态的精子，而仍然具有正常的生育能力（也就是说，在1年内很有可能使伴侣怀孕）。类似地，即使精子浓度降到每毫升1500万个，活动力低至32%，此时仍可以认为男性有正常的生育力。

导致形态异常的原因包括：

- 氧化应激
- 遗传倾向
- 来自高温的破坏
- 合成代谢类固醇
- 压力
- 职业危险
- 不良生活方式
- 精索静脉曲张
- 过量运动
- 药物
- 环境中的毒素

尽管通过改变生活方式改善精子形态并不容易，但我相信还是值得尝试（查看第四章）。

9. 混合凝集反应测试

混合凝集反应测试（MAR测试）专门测量精液中袭击精子的抗体数值。采用何种治疗方式取决于抗体数值有多高。如果有50%～80%的精子都被抗体覆盖，就可以使用宫腔内人工授精（IUI，查看第142页）。卵细胞质内单精子注射（ICSI，查看第200页）则在精子的抗体比例达到80％才推荐使用。一些医生可能给患者开类固醇，但这些只有当血液中也有抗体时才有效。此外，类固醇有一些很糟糕的副作用，只能使用几个月，所以你应在选择该选项前与你的医生深入讨论。

10．其他细胞

精液样本通常还包括除精子以外的少量残骸与细胞。这些细胞可能来自前列腺，可能是不成熟的精子细胞或白细胞，这通常是感染后的反应。白细胞在精液中的数量应少于每毫升100万个，若数目高于此值，最好进行全面的性健康检查，因为感染会导致生育力下降（查看第167页）。

优化精子质量的 9 条建议

▲ 不要抽烟，因为抽烟会破坏精子的DNA。

▲ 检查是否有性病，如衣原体和解脲脲原体会损坏DNA，降低精子质量。

▲ 摄入健康饮食，特别要保证充足的水果蔬菜，这能保护精子免受自由基损伤。

▲ 避免高温。阴囊部位需要保持凉爽，所以请穿着宽松的裤子，避免高温洗浴和按摩浴缸。一些女性或许想在男性的睾丸上放冰块 —— 请不要尝试！

▲ 长时间驾车、骑自行车和跑马拉松都会将身体推向体能极限。

▲ 理智饮酒。如果觉得进卧室前喝杯酒有帮助，可以来一杯。

▲ 不要储存精子，定期射精（一周2至3次）。

▲ 每周进行2至3次性生活，但请小心润滑剂和唾液。性兴奋很重要，因为这决定了你将排出的精子数量。

▲ 如果你在工作中会接触化学物质，尤其是油漆和胶水，要注意戴好防护用具，并确保环境通风良好。

/ 特别提示 /

低精子参数的定义

- 少精：精液中精子的数量很少，低于每毫升 1500 万个。
- 弱精子症：少于 32% 的精子在活跃地向前移动。
- 畸形精子症：超过 96% 的精子形态异常。
- 无精子症：男性的精液中没有产生精子。这种情况的原因可能是睾丸衰竭症、激素紊乱、接受手术或癌症治疗之后睾丸遭到损坏，也可能是感染／炎症等其他疾病带来的阻碍。也可能存在先天异常，睾丸没有自然下垂，需要借助手术使其恢复正常。患无精子症的男性有 15% 的可能性携带了异常基因，可以尝试基因检测。

/ 特别提示 /

无精子症患者从睾丸中获取精子的步骤

即使射精时没有精子，也不意味着毫无希望获得后代。有可能通过手术方式直接从睾丸获得精子。如果无精子症的原因是通道阻塞，则很有可能可以直接获得精子。睾丸内不存在障碍的无精子症患者，在 60% 的情况下还是能够获取到精子，当然这也取决于无精子症的原因。

- 经皮附睾精子抽吸术（PESA）。这种方法可直接通过附睾获取少量精液，通常在精子被阻塞时使用该方法。
- 睾丸精液提取（TESE）。如果 PESA 没有效果，则可以直接从睾丸中提取精液。TESE 通常应用于无已知梗阻的无精子症病例。这一步骤可在女方卵子采集的同一天进行。但男方或许希望能提前进行这一步，如此一来，可以将男方睾丸来源的精液冷冻保存，之后在接受卵细胞质内单精子注射（ICSI）时使用。虽然这一步骤在局部麻醉之下可以进行，但可能会造成痛苦，毕竟睾丸十分脆弱。所以可能需要加大麻醉剂量或者进行全身麻醉。

男性生育力咨询

许多夫妻告诉我们，他们感到关于生育能力的检测重点几乎都落在女性身上，而男性的生育力很大程度上被忽视，医生会让他们快速进展到体外受精（IVF）方法。无疑，卵细胞质内单精子注射（ICSI）革命性地改变了男性生育力的整个领域，但是许多情况下，如果女性的年龄允

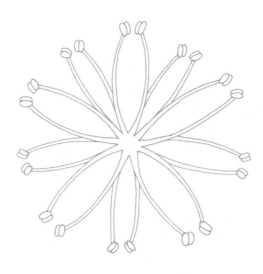

许，其实可以采取一些更为容易的改善精子健康的方法。很少有夫妻会主动选择IVF方法代替自然怀孕，所以我们的想法是尽可能地改善精子健康状态，使自然受孕的可能性最大化。

造成不孕不育的原因中有50%为男性的问题，所以男性们在检测方面与伴侣花同样的时间是合理的。在我们的诊所里，许多男性都会选择全面分析精液，并一起讨论结果的意义。我们会让男性填写一份问卷，在了解其医疗历史及生活方式的基础上分析结果，并建议男性与医生一对一谈话，谈论任何他觉得有可能影响生育力的问题。可能有些问题在女方面前提出会很尴尬，但对解决问题却至关重要。总之，我们会视男性的具体情况对进一步测试提出建议，挖掘任何导致生育问题的原因。

如果精子的数目、活动力和形状看起来都正常，我建议男性不要因此陷入虚假的安全感中，关于精子的最重要的部分是它的基因完整性，而你无法仅仅通过显微镜查看精子并得出结论。抵达卵子时精子移动有多迅速、形状有多正常都不那么重要，如果它们在基因上有异常，女性就无法生育健康的婴儿。所以，这就是为什么整体健康如此重要。研究表明很多生活方式对精子的基因健康有重要影响。

如果精子样本有问题，医生通常会要求患者重复测试以确认结果。

精液参数有可能随患者的情况而波动，他们需要知道这是精子质量的真实反映，还是暂时的问题。精液质量较差通常由几个因素造成，医生可能会询问患者之前或现在的任何医疗情况、下腹做过的手术或睾丸受过的伤、所有正在服用的药物，以及是否患过性传播疾病或泌尿系统疾病。

如果是医疗原因造成的精子质量较低，请不要因不良生活方式使情况更糟。我相信，男性总有办法提高精子质量。通常来说，如果能戒除所有不良生活习惯，并在恰当情况下检查是否有传染病，都可能有帮助，并且3个月之后应该再次进行精子测试。你可能会想到许多朋友或同事生活方式也很不健康，却能成功怀孕，孩子已经活蹦乱跳。然而，事实是每个人都有不同的承受能力。此外，也有证据表明，一些男性的生活方式会为未来的孩子带来健康问题。

/ 特别提示 /

一些常见问题

● **如果我的精子形态不良，是否意味着生出异常婴儿的风险更大？**
这个问题我听得最多，也是男性最关心的，但精子的形态与精子的基因质量并无直接关联。只有少数情况下可能有不好影响，有些特殊的精子缺陷需要警惕，例如双头、头部过大、圆形头部、头部形态不规则、含有过量残留胞质等。

● **我能做些什么来提高精子质量？**
我们知道，影响精子质量的因素很多，有些是你能控制的，例如酒精、药物、咖啡因、香烟、高温。

● **精子抗体是什么？它们如何影响生育力？**
作为身体自然防御系统的一部分，抗体由白细胞产生。精子产生抗体可能是由于受到感染、受伤、进行睾丸或下腹手术后造成。只有一小部分男性会受到它的影响。抗体会覆盖精子的表面，可能会影响精子和卵子结合的能力。但精子存在抗体是正常现象，它们并不一定会干扰生育力，除非50%的精子都被抗体覆盖。

如果男性健康存在严重问题，应当去看泌尿科医生或男性生殖科医生。医生会为你提供彻底的检查，或许还会要求你接受超声扫描以检测是否有任何障碍。医生或许会检查你是否有激素失衡、染色体异常或基因缺陷。他们可能也会仔细检查附属腺体（精囊和前列腺），以确认是否有炎症影响了你的生育力。

性健康检测

如果你曾在现在的关系以外进行过不受保护的性行为，则可能存在隐藏的性传播疾病，虽然可能没有任何症状。感染与不孕不育和流产都相关，所以下一步你可以通过本地的泌尿生殖诊所进行全面的性健康检测。这个检测涵盖能导致生育延迟的主要感染方式，尽管它可能检测不出所有的感染。其他重要检测还包括针对解脲脲原体、支原体和在男女生殖道中可能存在的加德纳菌及其他微生物的检测。我们在齐塔·韦斯特诊所进行过针对这两方面的小样本测试和统计，共测试了69名男性，20%的男性检测出解脲脲原体阳性，27%检测出加德纳菌阳性。这些感染可能一直没有表现出任何症状，所以有人直到进行检查时才发现它们的存在。对此，医生通常会使用简单的抗生素进行治疗。

关于检测的常见疑问

Q: 检测主要针对哪些传染病？

A: 对大多数人而言，我们的检测聚焦在"静默的"传染病上——那些疾病可能毫无症状，包括衣原体、解脲脲原体、支原体、加德纳菌和滴虫感染。如果患者有任何泌尿症状，例如有灼热或刺痛感，或有任何排出物，我会要求检测是否存在其他感染，如淋球菌和疱疹病毒。这些通过一次尿检就能够知道答案。如果患者要求，我们也会检测人类免疫缺陷病毒（HIV）和乙肝、丙肝。需要明白的是，性健康检测便宜且轻松——而如果受到感染却不治疗，则有可能对生育力带来负面影响。

Q: 检测结果呈阳性时会怎么样？

A: 我的客户中大约有40%检测结果呈阳性，通常为解脲脲原体或加德纳菌感染。多数感染都能通过较短疗程的抗生素药物进行治疗，并且伴侣双方都会接受治疗。

男性生育力检测的其他项目

医生或许会根据你的具体情况推荐其他检测。如果你的精子数目很低，可能会建议你进行激素检测和基因检测。

男性激素检测

激素失衡十分罕见。如果男性的性激素过多或者过少，都可能意味着睾丸衰竭，导致精子数量很低。医生可能会进行血检，以检查卵泡刺激素（FSH）、黄体生成素（LH）、睾酮和泌乳素的含量。治疗方案的选择取决于许多因素，例如男性是否能够产生精子，以及如果能够产生的话，其产生精子的数目及质量如何。生殖内分泌学家或是泌尿科医生会决定需要采取什么疗法。医生或许会给激素失衡的男性开克罗米芬（与女性服用的刺激卵巢的药物相同），因为这能够促使睾丸产生睾酮。在某些更严重的情况下，可能会用其他的药物。如果男性问题严重，医生或许会直接从睾丸获取精子，例如采用经皮附睾精子抽吸术（PESA）或睾丸精液提取（TESE）的方法（查看第164页）。如果仍然没有效果，那么该男性可能无法生育有自己基因的孩子，一些夫妻或许会考虑接受精子捐赠（查看第264页）。

基因检测

遗传染色体异常有可能导致精子数目较低或没有精子。在这些情况下，医生可能会建议男性进行基于血液样本的基因检测（核型、Y染色体缺失或囊性纤维化病筛查）。精子的基因损伤并不会一直遗传下去，且在男性一生中的任何时期都可能发生。

为了检测非遗传性的基因缺陷，需要直接分析精子样本，以确定是否存在染色体数目异常（非整倍性）或DNA损伤（DNA断裂）。基因缺陷不总是与较低的精子参数相关。因为基因异常的精子会带来异常的胚胎，医生或许会向复发流产或有多年原因不明的不孕不育情况的夫妻推荐基因检测。不幸的是，遗传异常尚无法治疗，但根据患者的具体情况，着床之前的基因检测有可能会被作为生育治疗的一项。近期的研究表明，抗氧化剂可能在改善DNA断裂方面十分有帮助，但仍需要更多研究加以佐证。

导致精子非遗传性基因损伤的原因包括：

- 咖啡因
- 酒精
- 吸烟
- 年龄
- 环境中的毒素
- 职业危险
- 化学疗法/放射疗法
- 精索静脉曲张（查看第三章）
- 暴露于高温中

氧化应激检测

一些诊所可提供男性精子氧化应激检测。合适的活性氧（ROS）水平是维持精子活力与健康的重要条件，而高水平的ROS会导致氧化应激（体内氧化与抗氧化作用失衡的一种负面状态），从而导致精子膜结构损伤及DNA断裂。精液中ROS的主要来源是白细胞，白细胞异常可引起ROS增加。暴露在高温中、化学污染、精索静脉曲张、吸烟、酒精和辐射等原因也都可以导致与精子相关的ROS损伤。

健康的饮食和抗氧化剂可帮助男性改善ROS水平高的问题（查看第七章）。

面对不尽人意的检测结果

当男性受试者收到不良的精子检测结果时，通常都觉得这是毁灭性的打击，对自己的生育之路感到十分困惑。他们通常会描述自己有这样的感受：

"我觉得自己太失败了。"

"我感到内疚而且羞耻。"

"我找不到合适的人和我谈论这件事。"

"我不知道该如何安慰我的伴侣。"

"全都是我的错。"

"我简直无法相信,因为我,她(我的伴侣)将要经历体外受精(IVF)治疗。"

对遭遇这方面困扰的男性和他的伴侣,我的告诫是:你们属于同一战线,不要抱怨或责备对方,这会影响你们的关系及性生活质量。不要停止性生活,我见过精子检测结果不良的男性仍然能够与伴侣顺利怀孕。

男性能够做些什么

- ♣ 尽可能地与伴侣交流感受,寻求支持。
- ♣ 花时间思考彼此的关系,思考需要伴侣提供什么样的帮助。
- ♣ 考虑与全科医生、生育咨询师或信赖的朋友进行讨论。
- ♣ 检视生活方式,做出改变(查看第四章)。

想要了解更多处理生育困难带来的情绪问题,请查看第130页。

积极的层面是……

数十年来人们认定,精子的数目、运动性和形态是评价男性生育力的关键,但有时,他们经常过于强调这些参数,这使男性有时会错误地认为他们的参数较差,无法生育遗传了自己基因的孩子。其实很少有男性真正不育,随着体外受精(IVF)中卵细胞质内单精子注射(ICSI)疗法的出现,只要在射精或睾丸中偶尔出现能生育的精子,这些男性中的大多数都很有可能生育自己的孩子。

第四部分

体外受精的方方面面

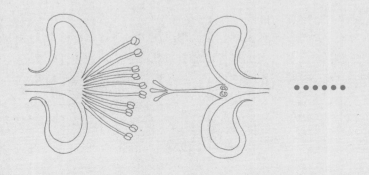

第十一章　开始体外受精治疗

患者经常问我什么时候适合开始体外受精（IVF）治疗。回答这个问题很困难，因为影响因素很多，其中年龄是最主要的。许多夫妻会花许多年进行调查，或尝试其他生育疗法，如卵巢刺激或宫腔内人工授精（IUI）。另一些夫妻则会快速进展到IVF这一步。通常我不会阻止任何计划实行IVF方法的夫妻，然而医生或治疗师出面阻碍的情况时有发生，他们可能会说你需要更多的时间，因为你的身体并没有准备好进行IVF。一些女性有时间能等到身体状态更为平衡，但另一些女性则没有时间，而决定IVF是否成功的关键因素就是女性的年龄。一旦你决定启动IVF治疗，会有许多实际问题需要考量，也会有许多情绪上的起伏需要处理。本章会帮助你做出决定，明确如何找到好的诊所、需要问自己哪些问题等。本章会帮助你做好精神、身体上的准备来应对面临的挑战。

关于选择诊所

选择诊所的小窍门

如果你自费进行私人治疗，要仔细选择诊所，甚至走访一个以上的诊所进行比较。但选择过多有时也会让人无所适从。

1. 考虑诊所的地点

前往本地的诊所就诊比较实际，也会减少压力。想想你能够在交通上花费多少时间和金钱。可如果你已经有过几次未成功的体外受精（IVF）经历，或许会想换一个离家远一点的诊所。如果你选择了前往较远的诊所就诊，其实可以在一家更近的诊所进行影像学检查和血液检查。

2. 寻找适合你的诊所

寻找一家有专业能力处理你的具体问题的诊所。例如，寻找那些可以接待和治疗年长女性的诊所，或者可以为经历过体外受精（IVF）治疗失败的女性提供服务的诊所。

3. 如果你正在第四或第五个体外受精周期中……

有时我会建议夫妻们在这种情况下在两家不同的诊所进行咨询，知道下一家诊所能提供哪些与第一家诊所不同的帮助。医生要能够倾听你，也能理解你。

4. 了解治疗所需的花费

不同诊所的收费会有差异，费用越高成功率不一定越高。诊所会在开始就向你解释收费情况，但请记住要问清楚是否有"隐藏费用"，例如可能需要的额外检测费用，以确保你有足够的预算。

5. 如果你感到不快乐，换地方

如果你感到不快乐，不必留在原来的诊所。我的很多患者都感到必须留在同一间诊所，因为那里有他们的冷冻胚胎或是配子（卵子或精子）。然而多数诊所都会乐意帮你转移冷冻配子和胚胎，手续并不是十分烦琐，当然，转移胚胎或配子的相关要求或标准也因国家和地区而异。

6. 利用互联网

网络信息及体外受精（IVF）相关的聊天群也十分宝贵。如果可以，请多了解一些网上的知识，阅读不同女性的体验，甚至和她们聊天交流。

/ 特别提示 /

客户们的忠告

我们询问了齐塔·韦斯特诊所的一些女性客户，如果她们回头看，有哪些想在体外受精（IVF）周期内做的改变。他们的答复是：

- 在开始 IVF 前进行针灸，以降低 IVF 到来前几个月的压力
- 休息更多
- 问更多的问题
- 做更多调研
- 更多考虑到自己的情绪和心理需求
- 直到感到 100% 健康，才会启动 IVF
- 做更好的预算
- 去另一间诊所
- 早点开始
- 减轻体重
- 请更多假
- 早点进行咨询
- 少一点旅行

体外受精的成功率

根据成功率选择诊所比较困难，因为体外受精（IVF）治疗的成功率取决于许多因素。例如，年长女性相比年轻女性而言成功率较低。IVF的成功率在全英国都有差异。请不要将IVF的成功率与怀孕概率混淆。诊所都相信，IVF的成功要将每对夫妻的差异性考虑在内，而非把同一模式套在所有人身上。在英国人类受精与胚胎管理局（HFEA）的网站上（www.hfea.gov.uk）可以查询到合法执业的诊所的成功率信息。请注意，怀孕概率也不等同于活胎出生率。活胎出生率也称为"带婴回家率"。

/ 特别提示 /

体外受精对以下女性最有效

- 35 岁以下的女性
- 没有接受过体外受精（IVF）治疗的女性，或之前治疗没有取得成效的女性
- 有过自然妊娠的女性
- 体重指数（BMI）低于 30kg/m² 的女性

/ 特别提示 /

体外受精对以下人士来说较为困难

- 超过 35 岁的女性。
- 曾多次尝试体外受精（IVF）的女性。
- 之前没有怀过孕的女性。
- 体重指数（BMI）超过 30kg/m² 的女性。
- 患有重度子宫内膜异位症的女性。
- 尝试自然生育超过 5 年的夫妇。

  我不希望任何人读到以上内容后认为 IVF 的方法不适合他们。IVF 是否成功包括很多因素，我们可以做很多事情来帮助它成功。

英国体外受精疗法的价格

在英国,大约25％的体外受精（IVF）治疗都由英国国家医疗服务系统（NHS）资助，但NHS为IVF提供的服务中仍存在空白。当夫妻自费治疗时，通常将IVF作为一个标准组合提供，包括咨询医生、超声扫描、血液检查、卵子采集、精子准备、实验室工作和胚胎移植，可能也包括确认怀孕的超声检查及一次免费随访，但该组合通常不包括药物价格。

在写本书时，该IVF组合在英国的标准价格为3500英镑以上，但也可能高出很多，而且根据包含的具体内容价格也有所差异。有时会需要患者进行更多的血液检查和超声检查，价格也会随之增加。所以请在接受治疗之前确认你听到的价格是否包括了全部治疗内容。

如果你正自费进行治疗，很有必要准备清晰的预算，因为最后的花费可能会上涨以至于超出控制。我常常询问来治疗的夫妻，他们从何处取得治疗的资金。许多夫妻使用信用卡，这种方式令人担忧；有些夫妻则说他们根本不会思考所花的钱，因为如果去思考，他们将夜不能寐。另一些夫妻使用存款或是得到家庭成员的支持。我见过有些夫妻尝试IVF长达6至10年，花销已经高达6万英镑。关于中国生殖专科医院或诊所的收费情况，你需要事先咨询相关人员，做到心中有数。

首次咨询

一旦你决定进行体外受精（IVF）治疗，并且选择好了治疗机构，下一步就是进行首次咨询。许多决定尝试IVF的夫妻都有很高的预期。有些人无疑会获得很好的结果，而也有些人会感到失望。两种情况我都见过，也在IVF诊所参加过会诊。无论你选择去哪家诊所，都需要在咨询前填很多表格。医生会从医学治疗的角度评估哪种治疗方式对你有益。在咨询中医生可能无法兼顾到你的情绪和心理层面，例如你对开始进行IVF治疗可能会有焦虑情绪。这也是为什么很有必要从整合的角度进行治疗。

协商一致

进行首次咨询时，医生会要求你签署许多同意书。这是一个标准的流程，包括你接受治疗、公开信息、使用和存储精子、卵子、胚胎，以及生育后代的同意书。在英国，诊所也会考虑到通过辅助生殖诞生的婴儿的健康福利，确保孩子不受伤害或忽视。生育中心有权在某些情况下拒绝治疗，并书面通知相关夫妻做出这一决定的依据。签署关于卵子和精子使用、胚胎培育的同意书时，你需要考虑到相关的法律条文，例如你的死亡，或者在未来某时你无法继续同意提供配子（卵子或精子）及胚胎。夫妻双方都需要决定是否希望冷冻和储存胚胎为未来所用，或将它捐献给医学研究。

你的病史

医生会查看你的病史，尤其是你第一次进行体外受精（IVF）治疗时，并且如果需要，会安排你进行更多检测。你若能够提供之前IVF周期的结果也会有帮助。医生会询问你过去的医疗经历，例如是否有妊娠史，是否有过甲状腺问题、高血压、糖尿病、癫痫或可能影响妊娠的其他疾病，是否有过任何盆腔感染，以及是否接受过长期药物治疗。

超声扫描通常用来检查有无异常，例如囊肿和肌瘤，以确认是否需要进一步检查。通常采用经阴道超声扫描（TVS），将一个探头放入患者阴道内（查看第154页）。血液检查能够检测月经周期，测量激素水平。男方会被要求提供精液以供分析。医生也会要求患者进行乙肝、丙肝和人类免疫缺陷病毒（HIV）的检查。这些测试结果一年内都有效，所以无须再重复检测。如果患者查出任何一项结果呈阳性，尤其是HIV，则可能无法在选择的诊所进行治疗。

一旦首次检查结果出来，医生会进行评估，并提出一套行动计划，决定采用何种药物，以及选择哪种IVF方案（查看第十二章）。采用IVF还是卵细胞质内单精子注射疗法（ICSI），取决于采集卵子当天的精液分析情况。如果首次咨询时精子状况不佳，可能需要再提供一份样本。

卵巢储备三大基准检测

当评估你是否适合进行体外受精（IVF）时，医生除了检查你的实际年龄外，还会进行两项针对关键激素的检查：卵泡刺激素（FSH）检测和抗苗勒管激素（AMH）检测。AMH是一项相对较新的检测，并不是所有诊所都提供。有些诊所也使用窦卵泡计数检测，以帮助患者决定最适合的IVF方案。

1. 卵泡刺激素检测

几乎所有诊所都将卵泡刺激素（FSH）检测作为一种预测体外受精（IVF）反应的方法。随着年龄增长，女性的FSH值会增加，因为越接近更年期卵泡反应的灵敏度会下降。所以FSH值越高，提示卵巢反应越差（对信号越来越迟钝）。这个测试并不是只测量FSH值那么简单，它实际是测量FSH和雌二醇的数值关系。有时FSH值或许相对较低，但雌二醇水平过高 —— 高雌二醇使FSH觉得应该降低自己的水平。举例来说，当卵巢囊肿可能产生过量的雌二醇时，就会发生FSH水平降低的情况。有时，较高的雌二醇数值本身就意味着卵子储备存在问题（理想情况下，雌二醇数值应该低于150 pmol/L）。通常人们总是过度关注"降低FSH值"，而忽视了这一对激素之间的相互关系，所以，关键在于保持FSH和雌二醇之间的平衡。

FSH测试在女性月经周期的第1天至第4天之间进行。如果FSH数值不足10（单位为mIU/mL，下同），通常会有好的结果（越低越好）；如果FSH数值超过20，结果将会较差。每个诊所的界值不尽相同。一些诊所不会接收FSH数值高于一定水平（通常为10）的女性进行治疗，而会先等她们的FSH值降下来。尽管一些医生认为等待是有利的，可能会取得较高的成功率，也有另一些医生认为，并没有明显的证据表明等到完美的"10"就一定能得到满意的结果。

也有一些诊所专门治疗卵巢储备减少、FSH值偏高的女性。通常，医生会认为你的"最差FSH数值"决定了你的卵巢储备功能，所以一旦你的FSH值出现波动，例如，在一个周期中时而达到18，时而达到9.5，医生还是会依据18这个数值，认定你存在卵巢储备问题。不过一些专门针对年长女性和卵子储备问题的诊所在面临这些更具挑战性的状况时能取得良好的结果。

2. 抗苗勒管激素测试

抗苗勒管激素（AMH）由卵巢中小的休眠（窦状）卵泡产生，所以AMH值与窦卵泡的数目（卵子储备）有很强的关联。AMH测试无法测

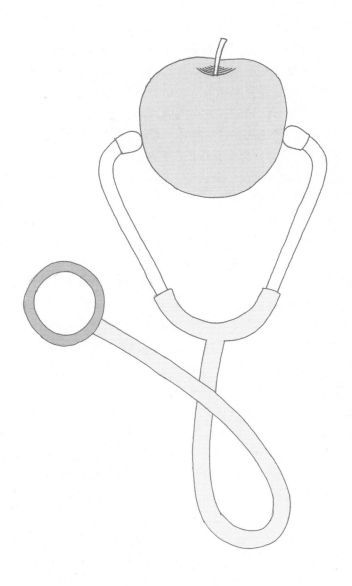

量卵子的实际数目或卵子的质量。过去几年，AMH测试的引入使医生能够更好地评估女性对体外受精（IVF）治疗的反应。虽然该测试不会提供任何关于卵子质量的信息，它还是能够给出良好的指示，显示女性对于IVF药物的反应情况，以及她有可能产生多少卵子。该测试按照0～45 pmol/L的范围进行测量，数值越高越好。虽然并非所有IVF诊所都使用这种测试，使用它的诊所越来越多。相比AMH数值和窦卵泡数目较高的女性，AMH较低的女性产生卵子的数目明显更少。

AMH测试对患有多囊卵巢综合征（PCOS）的女性来说未必准确。这些女性由于激素失衡，窦卵泡数目是正常水平的2～3倍，表现为AMH数值偏高。

想要让人接受自己的AMH数值很低十分困难，这意味着患者对于卵巢刺激的反应较差。然而，我也见过AMH值较低的女性顺利怀孕，自然怀孕和通过IVF怀孕的都有。

/ 特别提示 /

关于抗苗勒管激素测试

- 抗苗勒管激素（AMH）测试在周期的任何一天都可进行。
- AMH 测试可与窦卵泡数目超声检测同时进行。
- 一些体外受精（IVF）诊所要求患者达到一定的 AMH 数值后才能进行 IVF 治疗。
- 许多诊所现在都将 AMH 测试作为指标，而非使用标准的第 1 天至第 3 天卵泡刺激素（FSH）测试，因为你有可能 FSH 结果正常，却仍有较低的 AMH 值。

3. 窦卵泡数目超声检测

窦卵泡是直径2～8毫米的小卵泡，通过超声能看见、测量并清点卵泡数目。它们通常被称作"休眠"卵泡。人们通常推定，透过超声所见的窦卵泡数目显示了保留在卵巢内的微小原始卵泡的相对数目。

每一个原始卵泡都含有一个不成熟的卵子，在未来具有发展成熟的潜力。所以，窦卵泡计数（AFC）代表了留下来的卵子数目，当然并不是绝对值。窦状（休眠）卵泡的数量很大程度上取决于女性的实际年龄以及她的"卵巢年龄"。AFC值和体外受精（IVF）的成功率之间具有一定关联。AFC值通常能够较好地预测卵巢刺激后能出现的成熟卵泡数目，而IVF的成功率则与采集卵子的数目紧密相关。如果一名女性的窦卵泡数值处于平均值或数值较高，则该女性对IVF的刺激会有较好反应，怀孕成功的概率也就较高。如果女性的窦卵泡数值较低，则其对于卵巢刺激的反应较差，能产生的成熟卵子数也较少，怀孕概率会较低，并且由于反应较差，取消周期的概率也相应提高。第237页的图片清晰展示了这一情形。

与往常一样，女性的实际年龄十分关键，即使其AFC值较低，年纪越轻则怀孕概率越高，而超过35岁的女性窦卵泡数目较少，怀孕概率也降低。AFC值十分高的女性可能有多囊卵巢，或者可能对药物极度敏感，患卵巢过度刺激综合征（OHSS）的风险也增加（查看第221页）。接受IVF治疗之后怀孕概率最高的是那些AFC值超过15的女性，但女性即使AFC值只有2也有可能成功怀孕。女性的年龄、AFC值及重要激素的血液值（例如卵泡刺激素和抗苗勒管激素）通常都会影响医生对于用药配方、剂量和IVF疗程的选择。

常见问题

我向许多体外受精（IVF）诊所的护士询问过夫妻们首次咨询时的常见问题，其中有两个问题较突出：

"会有效果吗？"这是人们问得最多的。然而，这很难回答，因为没有人能保证你一定会怀孕，或者生出宝宝。

还有一个问题是"我需要多久来诊所一次？"，这取决于诊所对于扫描和血液检查的监控疗程。你可能会发现一间小型诊所虽然能开展多项监测，但你还是需要前往主要的IVF治疗中心或机构进行卵子采集和胚胎移植。

在首次咨询时，你们可以和医生讨论何时能够开始治疗。有些情况下你能够立刻开始治疗，而有些夫妻则还没有准备好，这取决于妻子正处在月经周期的哪个时期。

关于首次咨询的重要建议

1. 想清楚你想从咨询中获得什么

在咨询之前，事先熟悉和理解将会使用的名词和术语将十分有帮助，然后列出你想问的问题清单。最好在咨询前浏览诊所网站和信息手册，记下不理解的信息，然后在咨询时请医生解释。也记得询问清楚有疑问时应该联系谁，记下其电子邮箱或诊所紧急联系人的电话。

2. 掌控局势

许多夫妻一旦来到体外受精（IVF）诊所，就将他们的生育权全部交托给诊所。这在一定程度上是有益的，信任诊所团队十分有必要，但自己也不能完全不管。一定程度上你需要放手，明白只要尽自己所能让这件事往好的方向推进——顺其自然就好；与此同时，你也需要理解可能面对的挑战。此时，伴侣的支持就十分重要（如果对方能够理解不同阶段的挑战和预期的话）。夫妻双方都需要对自己的处境有一定了解，从而能够提出相关的问题。医生们向我透露过，他们喜欢和那些信息掌握全面、十分有内驱力的患者合作，你也会从咨询中收获更多。

3. 如果你感到不快乐，请告诉诊所

如果你对于首次咨询的任何方面感到不愉快，告诉医生、护士或是诊所的负责人。如果不表达自己的感受，他们也无法提供帮助。许多客户都担心如果他们抱怨诊所的服务会影响治疗，然而事实并不是如此。

4. 和伴侣一起去咨询

在早期阶段，你会得到非常多的信息，如果有伴侣的陪伴，将会帮助彼此记住尽可能多的内容，并及时针对不确定的领域向医生提出疑问。

5. 如果你有任何顾虑，请告诉医生

如果你对治疗或是个人情况有任何恐惧或焦虑，请告诉医生。例如，

如果你害怕针，就应当让医生知道，或你对于内部检查感到焦虑，或者担心进行全身麻醉，都最好告诉对方。首次咨询时，建议提出以下问题：

♠ 治疗的成功率有多高？

♠ 这项治疗的成功率和自然怀孕（或其他治疗方式）的成功率相比会更理想吗？

♠ 体外受精（IVF）的操作步骤或使用的药物是否会带来任何短期或长期的风险？

♠ 治疗中的技巧是否会给婴儿带来任何风险？

♠ 需要投入多少时间？

♠ 诊所周末开放吗？

♠ 诊所是否有固定的时间进行卵子采集和胚胎移植？

♠ 是否可能产生任何额外的费用？

♠ 如果治疗不成功会怎样？

♠ 如果IVF没有成功，需要等多久对失败的治疗进行回顾？

♠ 这家诊所治疗过多少年长的女性，其中有多少人成功怀孕？

当咨询结束后，无论这是你的首次咨询还是对治疗进行回顾，你都可以向医生表达对于治疗计划的感受。可以考虑交流以下内容：

♠ 治疗方法对你来说是否合适？

♠ 是否会为你的身体或心理健康带来任何风险？

♠ 是否会对你们的关系造成影响，有没有相应的解决方法？

♠ 你们对于治疗计划是否有宗教或道德方面的顾虑？

♠ 与上次治疗相比（如果你已经接受过一次治疗），有没有发生什么变化？

♠ 是否对诊所以及工作人员的服务感到满意？

♠ 是否在另一间诊所进行过咨询？

♠ 求助一名生育咨询师来帮助你们进行选择。

♠ 不进行这项治疗，或者干脆中断所有治疗。

应对情绪的过山车

如果这是你第一次尝试体外受精（IVF）治疗，一旦程序被启动，你或许会感到十分激动。如果这是第四次尝试，你可能就没那么有兴致了。其实当你理解正在进行的一切，并对可能发生的阻碍和陷阱有所认知时，进行治疗将变得更容易。你需要坐下来，和专科医生理性谈话，探讨基于你自身状况及诊所的数据，你怀孕的成功率有多少。这会帮助你决定是否愿意接受可能成功率非常低的治疗。如果你的预期成功率只有5%，而你仍然决定要进行治疗，那就有必要相信自己会是那5%的怀孕成功的女性之一——为什么不会是你呢？女性时常说，她们不敢抱有太大的希望，因为如果治疗失败将会有巨大的心理落差。但无论落差有多大，你都会受伤，所以如果不能保持积极的心态，可能会影响你付出最大的努力。因此，一旦你做出了理性的决定，那就勇敢接受治疗吧，相信你自己能成功！男方可以多鼓励伴侣，帮助伴侣保持积极心态。

在开始IVF时，女性的情绪状态各不相同。我坚信，在进行IVF治疗期间需要管理你的思维，这很花时间及精力，却非常值得。好的做法是提前为自己预约，如果可能，减轻工作量，甚至考虑请假。我并不是建议正在阅读本书的女性都放弃工作，但请你们想办法管理你们的精神和情绪健康，尽可能全程保持放松、灵活，接纳一切，顺其自然。研究也表明那些懂得放手的女性有更高的成功率。一些经历IVF治疗的女性很长时间里都被压力和焦虑控制，她们因为要进行IVF而对自己或伴侣不满，而且会对身边所有的人和事表现出愤怒。以下是夫妻们在接受生育治疗和IVF期间可能有的消极想法，你要谨防被它们左右：

- ♠ "为什么这一切发生在我身上？不应该是我。"
- ♠ "我让所有人失望了。"
- ♠ "如果我永远无法怀孕怎么办？"
- ♠ "我讨厌所有的诊所事务，无法忍受一直被针刺和探测。"
- ♠ "所有这些调查、测试和结果让我快要垮了。"
- ♠ "我感到自己不再有女性气质或魅力。"

齐塔关于面对体外受精的重要建议

1. 确保你们两人共同面对全过程

男性和女性面对体外受精（IVF）的方式不同。如我之前提到的，当女性决定要进行IVF时，她会全身心投入。在1周之内，关于治疗过程的了解程度会比伴侣清楚20倍。然而，双方在此时能够支持对方是很重要的。你们最好能坐下来，去谈论你们都有何感受。

2. 为体外受精做好思想准备

关于如何做好思想准备，有哪些减压技巧，可参考第五章内容。请理解，体外受精(IVF)的治疗过程对你将十分有价值。

3. 管理你的时间

如果你在工作期间接受体外受精（IVF）治疗将十分困难。如果可以的话，尝试想办法减轻这些施加在你身上的要求。你也需要仔细管理伴侣的时间，不要期待每一次检查他都和你一起参加。

4. 给挫折预留空间

事情不总是一帆风顺。有时可能你的检查结果不好，或者你的血液检查结果与预期不一样，这些都可能使你高度焦虑。通常，这种焦虑可以通过良好的睡眠解决。

5. 摄入充足营养

请确保你已经摄入了体外受精（IVF）过程所需的所有营养（查看第七章），并确保你的体重指数（BMI）处于合理范围。

克服对体外受精的恐惧

许多女性对体外受精(IVF)治疗感到恐惧。引起恐惧的因素包括：

♠ 经历IVF过程。

♣ 她们将使用的药物。

伴侣们的秘密

在齐塔·韦斯特诊所，我们询问了接受体外受精（IVF）治疗的男性和女性对此事的感受。以下是其中一部分的反应：

男性怎样描述正在进行 IVF 治疗的女性：

● "她无时无刻不在谈 IVF，而且只谈 IVF。"
● "我们关系的全部聚焦点都成了 IVF。"
● "她会夸大鸡毛蒜皮的小事。"
● "无论我说什么都是错的。"
● "并不是我对她正在经历的不感兴趣，只是她在这方面比我要厉害很多。"
● "我恨一切都要她来承担，我什么也做不了。"
● "我尽量不生气，但她简直把我推向了极限。"
● "我们仅仅是一起向前爬行，但无法和对方联结。"
● "我恨每天都被寂静、阴沉的情绪笼罩。即使一点点小事都能让她大发雷霆——如果我回家晚了，想去踢足球或别的什么，都不被允许。"

女性希望男方能够做到的：

● "我希望在我需要时他能在，即使他无法理解我的情绪或者在发生什么。"
● "我需要更多的拥抱。"
● "我希望他对我一遍遍重复同样的事情抱有耐心。"
● "我不希望他推开我，或是抛下我。"
● "我需要他能理解，这个过程的每一步对我都很重要，我的状态也会有起伏。"
● "我需要感到自己是特殊的。"
● "我希望他能做些小事，例如清空洗碗柜。"
● "我需要他鼓励我休息。"
● "我希望他告诉我一切都会好起来。"

请记住，你和伴侣要站在同一边。

♠ 她们需要为扫描和其他检查请假。

♠ 为自己进行注射。

♠ 情绪的过山车。

这其中最大的恐惧就是IVF会失败，而结果的不确定则是焦虑和担忧的主要来源。所以恐惧和焦虑加起来会让人难以应对。请不要让未知将你麻痹——如果你能做任何事改善情况，就去做吧，如果不能也请接纳，相信你已经做到最好了，并尝试分散注意力。

许多我们接待过的女性都说，尝试IVF治疗的想法总是比实际进行治疗要糟糕很多。正如其他许多事一样，一旦你开始了IVF，理解了正发生什么，就会发现它并不像想得那么差。还有，现在的药物使用也更加合理，只要有可能医生都会尽量减少用药。

当你在一家忙碌的诊所进行IVF治疗时，有时会发生无人沟通或交流中断的情况。如果你不能理解整个过程或正在发生什么，会感到被孤立，变得易怒焦虑。请及时与工作人员沟通，你也必须有更强的适应性和灵活度，因为IVF诊所的确是非常忙碌的地方。许多患者告诉我，他们因为怕影响自己的治疗而不敢和工作人员沟通，这样想是不合理的，护士和医生都是为了能够帮助你，你自己也要能够处理IVF周期中的起起伏伏，而这些是一定会发生的。我相信，如果你从精神、情绪和心理上都做好了准备，会帮助你更好地进行IVF治疗。积极的心态和学习一些管理压力的技巧，将对你有很大帮助（查看第五章）。

为体外受精做准备

你将如何准备体外受精（IVF）取决于你经历过多少次IVF的治疗。准备IVF治疗意味着从身体、精神和情绪几个层面审视你的生活。应该着重关注4个关键方面。

第一步：饮食
- 首先摒弃你饮食中的坏习惯（查看第七章）。
- 在开始体外受精（IVF）之前4至6周请不要饮酒。
- 在进行IVF期间完全不要饮酒。
- 服用复合维生素和含有叶酸的矿物质补充剂。
- 保证补充充足水分。

第二步：运动

在开始体外受精（IVF）之前你可以继续运动。运动能增加流向器官的血液，包括子宫。它能释放内啡肽，改善情绪，让你感到增加控制力、减轻压力。不过你需要取得平衡，走路、慢跑、骑车、普拉提和一部分瑜伽及游泳都是很好的运动形式，但如果进行激烈的有氧运动——每周超过10小时，就有可能影响你的激素。IVF治疗期间，我认为女性不应该运动，建议只进行温和的步行。

第三步：思想准备

在你开始体外受精（IVF）之前，花一些时间审视你的情感关系，看看是否存在压力和问题——如果能在开始IVF之前处理好，将十分有帮助，因为治疗有可能放大任何困难。在治疗开始前进行思维训练（查看第五章）对伴侣双方都有帮助。

第四步：针灸

在准备体外受精（IVF）时进行针灸将会有好处。如果想了解更多此方面的信息及其他辅助疗法，请查看第八章。

准备IVF意味着管理好自己的生活，让自己感觉良好和积极。你可能偶尔会疏忽，例如喝了一杯红酒，这也没有关系。不要因此痛斥自己，因为在治疗开始前感受到放松十分重要。

第十二章　体外受精步骤

本章将带你走过体外受精（IVF）的整个流程：包括促排卵药物、卵子采集、精子准备、创造胚胎和胚胎移植。对每个阶段会发生什么都有清晰认知，将帮助你积极地面对全程。本章也会提供放松及处理压力的小窍门。

IVF治疗的主要目标是创造高质量的胚胎，从而能够在IVF期间移植1至2个胚胎，同时能够将额外的胚胎冷冻保存，供未来使用。为实现这一点，医生会通过一系列不同的药物刺激卵巢，以安全地取得尽可能多的卵子。在此过程中，女性会通过接受扫描、血液检查密切监测卵巢，确保它做出恰当反应，尽可能降低治疗过程对身体健康造成的影响。

本质上来说，IVF包括5个关键步骤：①卵巢刺激；②卵子采集；③精子采集和准备；④通过IVF或者卵细胞质内单精子注射（ICSI）进行受孕，培养胚胎；⑤胚胎移植。

在IVF的周期开始之前，需要确定该女性适合的疗程。在IVF开始之前医生会对女性进行评估，检查周期第1～4天的卵泡刺激素（FSH）、黄体生成素（LH）和雌二醇（雌激素的一种）的基线激素数值。抗苗勒管激素（AMH）的数值和窦卵泡数目也会被测试，以检测女性将如何对卵巢刺激做出反应。并不是所有诊所都会进行这些测试——各家的测试内容可能存在差异。对于疗程和药物剂量的选择，则基于你的年龄，以及你对于先前的任何IVF周期治疗有过何种反应。有多囊卵巢的女性通常会对卵巢刺激有过度反应，这样的情况会被考虑在内，所以必须要有仔细的监控。

当医生告诉你该选择哪种治疗方式（药物组合）时，也会告诉你需要进行超声检查和监测血液指标，以观察你对药物的反应。从你开始使用药物，就会受到监控。一些女性在进行卵巢刺激之前，首先需要1至2周的药物治疗来关闭（降调）她们正常的月经周期，这被称作长期方案；而另一些女性则不需要进行之前的药物抑制就能进入刺激阶段，这被称作短期方案。因此对不同的女性来说，整体的IVF周期各不相同。

在IVF疗程中使用药物的目的是：

♣ "降调"或抑制你的月经周期（如果需要）。

♣ 刺激含有卵子的卵泡的生长（也防止自然的LH值上升及卵巢早熟）。

♣ 触发卵子成熟，以准备卵子的采集。

♣ 使子宫内膜增厚。

正常月经周期与体外受精周期的时间表比较

时间表	正常月经周期	体外受精（IVF）周期
月经周期的第21天（黄体期）[一些服用避孕药的女性准备预约试管婴儿]	黄体正在制造孕激素，以增厚子宫内膜，为怀孕做准备。 在开始体外受精（IVF）刺激之前的这个阶段也有可能怀孕。	**"长期方案"开始** **降调阶段** 持续大约10~14天。 使用黄体生成素释放激素（LHRH）类药物，例如布舍瑞林（鼻用喷雾），抑制脑垂体产生促卵泡刺激素（FSH）和黄体生成素（LH），以关闭正常的月经周期，防止自发性排卵，使子宫内膜变薄。 一个"短期方案"不包括这个阶段（降调），而直接从卵巢刺激开始（见下文）。
第1天	月经开始	月经开始——通知诊所，预约扫描
周期的第3~4天	子宫内膜在这一期间脱落。 每个卵巢内超过20个不成熟的卵子已准备好接受刺激。 雌激素水平很低，可感受到无宫颈分泌物带来的干燥感。	**基线扫描和血液检查** 评估卵巢是否准备好接受刺激。监控降调月经周期的药物的影响。扫描结果显示卵巢不活跃，没有囊肿，子宫内膜较薄。 雌二醇数值较低。卵泡刺激素（FSH）血液检查或许会被用来决定这个周期是否适合开始进行刺激。

时间表	正常月经周期	体外受精（IVF）周期
第 3～4 天	下丘脑释放出促性腺激素释放激素（GnRH）以刺激脑垂体分泌卵泡刺激素（FSH）。 正如其名称所示，FSH 开始刺激卵巢中不成熟的卵泡。	**刺激期的开始** 持续约 9～14 天。注射基于卵泡刺激素（FSH）的药物以刺激多个卵泡。 **长期方案的开始** 通过使用黄体生成素释放激素（LHRH）药物、促性腺激素释放激素（GnRH）药物维持刺激状态，直至注射人绒毛膜促性腺激素（HCG）以抑制黄体生成素（LH）值升高和卵巢早熟。剂量后续会减少。 **短期方案的开始** 采用 FSH 药物进行刺激，从第 6 天开始使用更加快速的 LHRH（GnRH）拮抗剂——以抑制 LH 值升高和卵巢早熟。
第 5 天以后	生长的卵泡制造出越来越多的雌激素，这种现象可以观察到，因为宫颈分泌物正变得对精子越来越"友善"——呈现出黏白色、湿润、透明和有弹性的状态。	**通过扫描和血液检查进行监控** 随着多个卵泡生长，它们制造出越来越高水平的雌二醇。扫描会监控卵泡的数目和大小。血液检查则测量增长的雌二醇数值。
第 13～14 天	当雌二醇到达关键水平时，脑垂体就释放出升高的黄体生成素（LH），使卵子成熟。	扫描发现至少有 2 至 3 个卵泡达到 18 毫米大小时，可进行**人绒毛膜促性腺激素（HCG）注射**，以使卵子成熟。
第 15 天	大约 36 小时后，黄体生成素（LH）的上升引发卵子的释放（排卵）。脱落的卵泡（黄体）开始制造孕激素以支持胚胎着床。	**卵子被采集**，大约在人绒毛膜促性腺激素（HCG）注射之后 36 小时进行。 通常在卵子采集的当天要开始使用孕激素阴道栓剂，以支持胚胎着床。

时间表	正常月经周期	体外受精（IVF）周期
第16天	女性的子宫颈在"精子选择"中发挥着作用——最强壮、快速的"游泳者"才能获得"最佳精子大赛"的冠军。	在采集卵子当天，你的伴侣会产生出新鲜精子样本——**精子的准备**要在实验室进行，以挑选出最好的，供体外受精（IVF）或卵细胞质内单精子注射（ICSI）使用。
第18～21天	如果成功的话，受精卵就开始在几天之后着床。	在卵子采集的2～5天之后，胚胎被移植回子宫内。
大约第28天	在排卵期约14天之后，怀孕测试会呈现阳性。	通常会请女性在卵子采集的14～16天后进行怀孕测试。

在体外受精（IVF）周期中使用的激素实际模拟了女性正常月经周期中的激素过程，但在IVF中，一切都被按比例放大，无论是身体上还是情绪上。正如我们先前讨论过的，女性正常的月经周期大约为28天，但也因人而异，在此过程中，会在下次月经之前14天释放一个卵子。但IVF药物疗法的目的是完全控制女性的月经周期，以确保不会自发性排卵（或者过早排卵），目标是刺激卵巢产生8～12个卵泡。

以上表格比较了在正常月经周期与IVF周期中发生的系列事件的时间点，也为我们提供了关于IVF的概览及大致时间线，但不能涵盖所有情况。

体外受精疗法

体外受精（IVF）是一套在治疗周期中使用药物和一些技术的疗法，不同诊所采取的疗法有差异。例如，一些诊所要求患者在开始IVF周期前服用避孕药，这能帮助医生规划你的IVF周期。采取正确的疗法，才能确保卵巢受到最佳刺激，确保产生成熟的卵子，培养出高质量的胚胎。

许多女性对医生开的药物有顾虑。随着IVF疗法的改善，药物方案也在改善，医学界对生育药物的特性和所需剂量进行了许多研究。女性需服用的药物量因人而异，有些人只需要很小剂量就能使卵泡生长，而其他人则要求很大的剂量。许多情况下，医生开始会让患者服用最小剂量的药物，再依据其反应增加用药。定期超声扫描和血液检查能够显示患者对药物的反应，以及有多少卵泡正在生长，目标是获取足够相似尺寸的卵泡。随着卵泡体积的增加，它们产生越来越多的雌激素，有可能引发黄体生成素（LH）自然升高，出现自发性排卵。如果在卵巢受到刺激期间发生自发性排卵，会产生危险（多胎妊娠的风险更高），因此所有进行IVF治疗的女性都会接受某种程度的LH抑制，以防止自发性排卵。

这部分比较复杂，你也无须记住所有内容，但你会经常听见或看见一些在疗程中使用的术语，我们会对这些内容进行解释。在正常的月经周期中，下丘脑（大脑的主要控制中心）产生促性腺激素释放激素（GnRH），也被称作黄体生成素释放激素（LHRH），通过脑垂体的调节将激素释放至血液之中，能调控卵泡刺激素（FSH）和黄体生成素（LH）的生产。在一个IVF疗程中，你自然的LH会被GnRH的类似物（有时也被称作LHRH的类似物）所抑制。GnRH类似物是一种合成药物，以人类的GnRH为模型，它与GnRH的受体互动，并改变FSH和LH的释放。GnRH类似物有两类，分别是兴奋剂和拮抗物。GnRH兴奋剂例如布舍瑞林，对FSH和LH有非常短暂的刺激效果，但在约2~5天后会对FSH和LH产生抑制，所以会在"降调"周期中（长期方案）使用。另一种GnRH类似物被称作拮抗物，例如醋酸西曲瑞克，其可快速作用于脑垂体的GnRH受体，立即产生阻塞作用，导致FSH和LH的分泌值迅速下降，所以这种快速形式会在短期方案中被使用。因此，两种主要疗法是：

①长期方案（21天）；

②短期方案。

参见附录中的图表（查看第272页）。

长期方案——降调

此方案较适合内分泌功能正常，月经周期规律的女性。在这一方案中，身体自然生成的卵泡刺激素（FSH）和黄体生成素（LH）被药物抑制或降调，大概在下次月经来临前7天进行 —— 也就是开始卵巢刺激之前、月经周期的第21天。

降调药物通常是与促性腺激素释放激素（GnRH）有相似效果的药物，可通过鼻喷雾或注射的形式给药，如那法瑞林是鼻用喷雾，也可通过鼻用喷雾或注射的方式使用布舍瑞林。它们能有效抑制脑垂体制造FSH和LH，从而中止自然激素分泌进程。医生希望在开始治疗前抑制患者的卵巢功能，这样卵巢能在需要刺激时有一个干净的基础。

1. 降调药物的副作用

一些女性会体验到与更年期表现类似的药物副作用，例如头痛、潮热、睡眠紊乱或服药时感到情绪脆弱，另一些人则可能完全没有副作用。我认为在降调阶段应避免运动，如果感到疲劳就休息。

有些女性可能会在服用降调药物等待月经到来期间怀孕，此时不要恐慌，这种事时有发生。对能否在降调周期中发生性行为，医学界存在争议，因为抑制性药物可能会在自然怀孕初期阻止受精卵着床。不过在这个时期怀孕并不少见，也不会有不良后果，大可不必担心。我认为这时怀上宝宝更像是一种奇迹。

2. 长期方案中的血液检查和监测

在服用降调药物大约7天后，你的月经应该开始了，此时你需要致电你就诊的诊所。医生通常会要求你在月经的第3~5天进行超声扫描和血液检查，以确保降调药物达到了预期效果。你的雌二醇水平会比较低（通常低于100 pg/mL），此时你的卵巢十分平静，没有卵泡活动或囊肿的迹象。大部分子宫内膜此时应该已经脱落，变得很薄。

如果你的月经没有在预期时间到来，可能是因为周期降调不足，医生可能会给你开含有孕激素的药物以诱发月经。所有女性都希望她们的体外受精（IVF）周期进程如钟表一样精确，然而如果没有如愿，这可能是你在治疗中要面对的第一个障碍（查看第220页）。

如果女性有多囊卵巢（PCO），则需要接受额外监控，可能需要不同的激素组合来产生成熟的卵子。如果不能够密切监控，患有PCO的女性或许会对IVF疗法的药物过度反应，会有更高的风险患上卵巢过度刺激综合征（OHSS，查看第221页）。

3. 卵巢刺激

在月经期3～5天后，如果超声扫描和血液检查结果都在安全范围内，就可以使用卵巢刺激药物。这类药物与身体自然产生的刺激卵巢的激素——卵泡刺激素（FSH）和黄体生成素（LH）性质类似。

在体外受精（IVF）治疗期间，这些激素将通过药物形式大量进入体，以增加卵巢产生的卵泡个数。这些药物有些是FSH类似物，有些同时具有FSH和LH的特性。医生会根据女性的具体情况和反应决定药物品牌和剂量。随着周期的发展，你可能需要在持续使用刺激药物的同时使用抑制药物，并且医生可能会建议你减少后者的剂量。这是为了帮你保持内分泌平衡，让卵子成熟但阻止排卵发生，以便医生寻找合适的时机取卵。

在IVF治疗周期的前半段，随着卵泡生长，会产生越来越多的雌二醇。规律的超声扫描能监测卵泡的数量和尺寸，血液检查则能够检查雌二醇的水平。刺激的过程通常要持续9～12天，直到卵泡和雌二醇水平的测量值看起来都到达了最佳状态。目标是获取至少3个卵泡（最好是8～12个），它们的直径为17～20毫米。雌二醇水平的峰值通常会达到1000～4000 pg/mL。医生会指导你在必要时注射人绒毛膜促性腺激素（HCG）——一种性质类似LH的药物，以让卵子成熟。注射通常在深夜（大约午夜）进行，注射完大约36小时后采集卵子。很明显，时机对这一切十分关键。

短期方案

短期方案较适用于对体外受精（IVF）疗法的刺激反应不佳的年长女性，或是卵泡刺激素（FSH）水平高的女性。短期方案避免了长期方案中的漫长降调期，并且以刺激卵巢开始，通常在周期的第3～4天，使用与长期方案同样的刺激药物。进行几天后，卵泡就会生长并产生更多雌激素，这时将在疗法中加入一种快速效能的促性腺激素释放激素（GnRH）拮抗物，以防止黄体生成素（LH）自然增加导致自发性排卵。这一步直到开始注射人绒毛膜促性腺激素（HCG）时才会停止。

刺激阶段

和长期方案中的刺激阶段类似，在短期方案中每天也需要你自己或你的伴侣帮你注射（查看第196页）。通常你需要进行9～14天的注射。医生希望你能够产生合理数量、成长速度类似的卵泡，且你的子宫内膜也开始加厚 —— 换言之，你正在对治疗做出反应。因此，你需要规律的超声扫描，以检查卵泡的数目和尺寸，并通过血液检查来监测雌二醇水平。只是不同诊所的监测程度有差异。

医生或许会增加或减少你的药物量，这取决于你的反应如何。如果你的卵巢没有做出反应，或者反应缓慢，医生可能会增加你的刺激药物用量。若达到最大剂量时你仍然没有适宜的反应，周期可能会被终止或取消，或者转变为宫腔内人工授精（IUI）周期（查看第142页）。

如果你的卵巢对于药物反应过度，就有患卵巢过度刺激综合征（OHSS，查看第221页）的危险，治疗可能会放缓（查看第221页）或停止。此时，诊所可能会给你退款，但取决于你的疗程进展到哪一步。

用于刺激卵巢的药物

有可能你在进行体外受精（IVF）治疗前已体验过某种形式的卵巢刺激，因为在针对排卵障碍（查看第139页）的治疗中医生会用它来促进一个或更多卵泡产生，在宫腔内人工授精（IUI）的过程中也会使用。

卵巢刺激有时被称作人为的卵巢过度刺激，或"超排卵"。多数IVF疗法（包括长期方案和短期方案）都使用含促性腺激素之一 —— 卵泡刺激素（FSH）的注射药物，它们可能含有或不含黄体生成素（LH）。

临床使用的促性腺激素药物有两种类别：一类是天然的，从绝经期女性的尿液中提取，同时含有FSH和LH，如尿卵泡刺激素、人绝经期促性腺激素（HMG）；还有一种是基因重组的，如重组卵泡刺激素——FSH的人工合成形式，来自改造过的中国仓鼠卵巢细胞，这些化学调试的产物十分纯净，每批质量一致，可能带来更可靠的结果，但或许比从尿素中提取的HMG更昂贵。

注 射

许多女性在启动体外受精（IVF）治疗之前的最大恐惧是给自己注射。生育诊所的护士会教你如何注射。如果最初你无法理解药物信息，请回到诊所询问清楚。所有的药物公司都有网站，会解释自己的药物，以及如何注射。如今的药物越来越方便注射，因为它们有笔形注射器包装。注射的最佳位置是大腿或腹部。如果你不敢给自己注射，可以求助于你的伴侣。男性有时可能对注射药物感到神经质和恐惧，所以请双方都保持耐心和理解。

有些药物是鼻用喷雾剂，有一些仅仅要求在皮肤下层注射，另有一些则需要将药物注射得更深，进入肌肉，操作时最重要的是要有组织有条理。第一次注射常会使患者感到不适，如果你对注射很害怕，可以买一种特殊的麻醉乳涂在注射区域，或向医生/护士咨询。对于第一次注射，请保持冷静和心态稳定。平躺下或端坐时可能最容易注射。注射之后，可以好好泡个澡放松身心。

有时，女性在注射之后可以看到有少量药物流出，会担心药物摄入不足，这其实很正常。注射的地方可能会有轻微擦伤，也不用担心。如果你有任何顾虑、疑问，请与你的医生或护士沟通。

为卵子采集做准备

如果一切进展顺利，也就是患者的超声扫描和血液检查都显示卵泡发育良好，激素水平也正常，医生会检查最大的卵泡直径是否长到了18毫米或更大，子宫内膜是否有8毫米厚。如果这些条件均符合，说明你已经可以进行卵子采集，医生会通知你停用刺激性药物。

人绒毛膜促性腺激素注射

当扫描显示你有2~3个正在成长的卵泡直径已达18毫米时，你就可以自己注射含有孕激素的人绒毛膜促性腺激素（HCG），作为自然黄体生成素（LH）的替代品。HCG注射会使卵子成熟，以准备36小时后采集卵子。在恰当的时机注射十分重要，你或许需要定好闹钟，在半夜起床。如果你错过了注射，必须告诉诊所，因为这会影响卵子采集的日期和时间。

许多女性担心自己会在采集卵子之前排卵，但此时你的促性腺激素释放激素（GnRH）类似物（抑制剂——通常是鼻用喷雾药物）就会发挥作用了。无论你在进行的是长期方案还是短期方案，这都能防止你的LH水平升高，所以也会阻止你自发性地排出卵子。而一旦你进行了HCG注射，通常需要停止使用所有生育药物，至少在1至2天内不要使用任何药物。

很多女性在此阶段最关心的是能够采集多少卵子，然而最重要的还是卵子的质量和成熟度。

采集卵子

卵子采集之日对你和你的伴侣来说是重要的一天。基于你的卵泡数量，你可以大致估测自己被采集的卵子数，但并不是所有的卵泡都有卵子。进行卵子采集时，医生会根据医院的政策或你的选择给你足量镇静剂或少量麻醉剂。卵子通常经阴道采集。卵巢实际上与阴道顶端非常接近，所以通常通过阴道壁就可以轻松触碰到卵巢。卵子采集过程通常在超声引导下完成，妇科医生和胚胎专家在此阶段会紧密合作。妇科医生会仔细地穿刺每个卵泡的卵泡液（希望其中有卵子），并把这些卵泡液移入试管中，然后交给胚胎专家，胚胎专家会立即检查其中是否含有卵子。卵子很小，直径仅有0.1毫米。有时妇科医生会冲洗卵泡寻找卵子。总之他们以这种方式从两个卵巢穿刺每个卵泡，直到所有卵子采集完毕。

全过程大约耗时20～30分钟，之后1～2小时用于患者恢复。采集卵子的感受将因人而异。阴道顶部穿刺后的小针眼可能会有轻微流血。许多女性的感受类似于擦伤，尤其当她们的卵巢反应良好，采集的卵子数量大时。医生可能会给你开抗生素，因为存在较小的感染风险。我通常鼓励女性在采集卵子后休息，因为她们会在一段时间内感觉相当无力、疲劳。如果能早睡几个晚上，做些冥想，对下一阶段的治疗将非常有帮助。

孕激素补充

无须使用药物的时间并不长，卵子采集完成之后，医生会建议你开始补充孕激素，通常为阴道栓剂，如果吸收不好，也可选注射剂型。孕激素是为了支持怀孕而产生的激素。不妨回想自然月经周期中会发生什么：一旦卵子排出，卵泡塌陷并形成黄体，黄体分泌孕激素以维持妊娠。在体外受精（IVF）周期中，当穿刺卵泡采集卵子时，无意中会移除许多产生孕激素的细胞。同时，抑制自然黄体生成素（LH）水平上升的药物也会减少孕激素的产生。因此，你需要在完成卵子采集后补充孕激素。

孕激素的副作用

患者可以按照喜好或诊所的建议，通过阴道或直肠使用孕激素阴道栓补充孕激素。因为可能会有微小的补充剂泄漏，你或许需要戴卫生护垫。孕激素补充剂的副作用包括胃肠功能紊乱（例如恶心、肠胃气胀和便秘）、腹部肿胀、胸部酸痛、易怒。

卵子的数量

如果你仅采集到很少的卵子，却听说有人采集了一二十个卵子，你会感到惊慌，害怕因此降低怀孕概率是正常的，但不要太过在意。

卵子的质量比数量重要。许多女性虽然只产生了1或2个胚胎，体外受精（IVF）疗法却获得了成功。例如，一位女性采集到14个卵子时会十分高兴，但得知可能只有 6 个是成熟卵子时就会转而崩溃。你必须设定一个实际的预期 —— 不是所有卵泡都含有成熟卵子。只有当卵子到达实验室，胚胎学家才能为其评级，从而知道哪些是成熟的。

虽然当你只有几个卵子时想要保持平静十分困难，你还需尽量不要焦虑。请尝试用你的能量想象一个良好的、厚实的子宫壁，早点上床睡觉，在肚子上放一个安全的热水袋以保持腹部温暖。此时，你会感到这种高温让人放松，但在胚胎移植后要避免高温。如果有可能，你也可以尝试一些针灸或放松疗法。

/ 特别提示 /

关于精液样本

在提供精液样本之前的 2 至 5 天内，医生会要求男性不要进行性行为或自慰，也不要使用任何肥皂或润滑剂，这些都有可能毒害精子。随后，男方需要在一个无菌容器中射精。多数男性可以接受及时提供样本，有些人则觉得十分困难。有些男性不习惯在诊所内进行这项十分私密的行为，于是偶尔会有人因压力过大而无法提供精液样本。

没有比害怕去做这件事，或是担心无法做成而更糟的情况了。诊所的工作人员对此早已习以为常，所以大可不必感到尴尬。如果男性希望伴侣能陪同进入房间，需事先询问诊所是否可行。如果男性感到在伴侣进行卵子采集的当天提供精液可能有困难并因此焦虑，最好找医生谈谈。医生可能会安排提前提供样本，以便将样本冷冻。然后男性也可以在卵子采集的当天再次进行尝试，如果这次没有成功，还有事先冷冻好的精子样本可用。诊所通常都希望使用新鲜样本，因为这比使用冷冻样本的受孕成功率要稍高些，不过现代的冷冻技术也提高了冷冻样本的受孕成功率。

形成胚胎

一旦卵子采集完成，精子送到实验室后，胚胎学研究就开始发挥作用了。我曾与伦敦李斯特医院实验室的胚胎学家共处一下午，观察到从零到完成的整个过程，以及如何对胚胎评级，这个过程太神奇了。

卵子会被放进一个媒介，一种能滋养卵子和胚胎的液态环境，并准备接受评级。通过评分系统，胚胎学家会评估这些卵子中有多少已经成熟并能够产生胚胎。胚胎学家还将通过精液样本了解精子的状态，从而

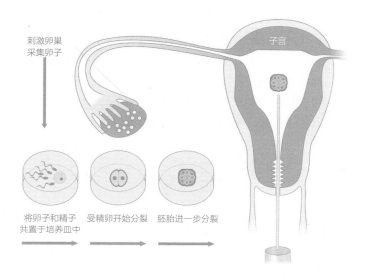

刺激卵巢
采集卵子

子宫

将卵子和精子　　　受精卵开始分裂　　　胚胎进一步分裂
共置于培养皿中

决定选用体外受精（IVF）方法还是卵细胞质内单精子注射（ICSI）。

IVF是指将卵子和精子放入培养皿中，精子自己游向卵子。胚胎学家会向含有卵子的媒介中滴入一滴含有数千个精子的精液。几小时后，胜出的精子通常会穿透卵子并与之融合（受精）。在卵子采集后的第二天早晨，胚胎学家会检查卵子的情况，告诉你有多少卵子成功受精了。为了IVF疗法的成功，通常至少需要50万个十分活跃的精子。为了达到最佳受精效果，会有5万到10万的精子与卵子混合。当精子质量不佳且无法通过自身使卵子受精时可使用ICSI方法，将精子直接注射入卵子中部的细胞质当中。该方法在显微镜下通过微观操作的器械实现，这需要极高的精确度。具体适应证包括：

♠ 极少的精子数目。

♠ 很高比例的异常形态精子。

♠ 极高的抗精子抗体。

♠ 在之前的治疗周期中，没有或只有不到50%的卵子受精。

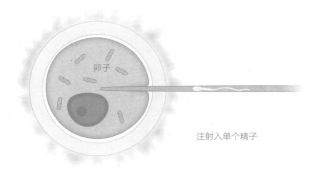

注射入单个精子

ICSI方法的成功率比直接IVF高一些。在英国的IVF治疗中，ICSI的使用率达到44%，且比例仍在增长。如果男性的精液样本中精子含量极少，通常会进行ICSI。如果在射精中没有出现精子，医生有可能通过手术方式从男性的睾丸或附睾中提取精子，然后用后者进行ICSI。

胚胎的发育

新鲜的受精卵有两个原核，分别来自父母双方。原核中还有遗传物质（分别来自父母的23条染色体）。来自双方的染色体两两组合，形成了23对染色体。在第1天结束时，应该已经分裂为2个相同的子细胞（细胞的分裂被称为卵裂）；第2天，这一阶段的胚胎已经形成了4个细胞；第3天，形成6至8个细胞，到第3天为止，所有细胞都完全相同，且胚胎的生长由卵子中的母源遗传物质控制。当形成了大约8个细胞时，继续发育的潜力则来自胚胎自身的控制。

1. 囊胚期

第5天时，胚胎进入囊胚期，有100～1000个细胞胚。不是所有的胚胎都能发育到囊胚期，一些在途中就停止发育。开始时你拥有越多的胚胎，就有更大可能性到达这个阶段。

囊胚细胞开始分化为特定类型，分别具有特定功能。外层细胞成为胎盘和胎膜，中间的液体（即囊胚腔）成为羊水，囊胚内部表面的特殊细

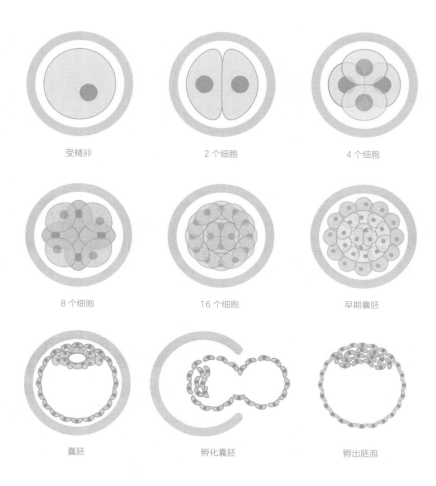

受精卵　　　　　　　2个细胞　　　　　　　4个细胞

8个细胞　　　　　　　16个细胞　　　　　　　早期囊胚

囊胚　　　　　　　孵化囊胚　　　　　　　孵出胚泡

胞，或称为内部细胞群，则会发育为胎儿。随着腔内被液体充满，囊胚随之扩展，最终从透明带（即环绕胚胎的壳）中孵化出来。在自然周期中，孵化出的囊胚会在排卵后6至7天于子宫内膜着床。类似地，在体外受精（IVF）周期中，着床也是在囊胚移植至子宫后1至2天发生。

　　囊胚质量越高，怀孕概率就越大。诊所开始选择性地进行单一胚胎移植以减少多胎分娩的风险，同时也尝试在囊胚期就将一个高质量的胚胎移植回子宫。然而，开始时有许多胚胎，最后却只有2至3个囊胚的情况并不少见。不是每个人都有足够的胚胎可以培养到囊胚期。有些胚胎会较早被转移，大约第3天时。如果你还没有形成囊胚，也不要气馁，因为只要胚胎质量好，还是有可能怀孕的。质量最好的胚胎总会是那个被移植回子宫的胚胎。

2. 胚胎评级

在卵子采集大约两天后，胚胎学家会对所有胚胎进行评估和评级，但因为存在许多评级系统，所以你需要理解低分是表示胚胎状况好还是差。评级过程很复杂，但多数基于外观进行，包括查看细胞数量，看这些细胞的分裂率与预期是否相符，细胞大小是否一致，是否碎片很少或没有碎片（胚胎细胞破裂的部分）；每个胚胎细胞都应该只有一个核（含有23对染色体）。即使看起来质量很差的胚胎也有可能有较好的妊娠结局。

/ 特别提示 /

冷冻胚胎

胚胎学家将评估你存留的胚胎（如果有的话）中有多少质量较好可以进行冷冻（低温贮藏），以及何时适合冷冻。只有质量最佳的胚胎才能够挺过解冻过程。冷冻的主要问题是冰晶的形成有可能毁坏细胞。玻璃化是一种新型速冻（通过脱水）技巧，其解冻成功率很高。如果需要，解冻后的胚胎可在之后的体外受精（IVF）周期中使用，即患者无须再次经历周期中的刺激步骤。有研究表明，由冷冻胚胎发育成的婴儿看起来没有忍受任何痛苦，有证据表明这些婴儿或许比早产或低体重儿更为健康。

3. 检测胚胎

直到最近，胚胎学家都是依靠裸眼（和显微镜）选择高质量胚胎进行移植或冷冻。但随着科技发展，医学界有了观察胚胎的新方法，也能够对染色体异常进行检测。具有正常染色体组的胚胎被称为"整倍体"，具有异常染色体数量的胚胎（染色体过多或丢失）被称为"非整倍体"。在具体情况下会使用专门的检测技术，例如对于有遗传疾病家族史的夫妻。但在目前，人们对通过科技检测和筛选染色体正常胚胎的做法是否合适仍存在争议（查看第209页）。

胚胎移植

受精5天后，胚胎发展到囊胚阶段，并在随后开始冲破外壳，这时可以进行胚胎移植，但精确时间取决于你的胚胎数目以及其发育情况。下一个重要事件是将胚胎移植到子宫前，听一听医生对胚胎发育状况的分析。胚胎移植期间你一直是清醒的，伴侣通常也会陪着你。进行移植前你可以在屏幕或照片上看到你的胚胎。根据对子宫位置的观察，诊所有时会要求你保持膀胱充盈，以使移植过程更容易进行，这个过程中你可能会感到不太舒适。

如今，多数胚胎移植都在超声指引下完成。医生会将胚胎装进一根柔软、狭窄的导管，通过阴道和宫颈插入子宫。操作的医生的技术水平和灵活程度十分重要。不同医生的操作方法和所需时间不同。

自我调整与针灸

当胚胎回到子宫时，请尽可能地保持积极的心态。尝试让自己放松，采取深入、缓慢地呼吸，因为当你感到压力时释放的激素（包括肾上腺素和皮质醇）可能会对子宫造成不利影响。将自己的注意力与正在体验的情景分离开，尝试运用你学过的视觉想象法及聆听音乐都会有帮助（可登录www.zitawest.com查看我整理的音乐CD资料）。

如果有可能，请尝试在胚胎移植前和移植后接受针灸治疗（同一天），这对你有好处。但在胚胎移植后的早期，应避免过多的干预疗法或补充疗法，如反射疗法、腹部按摩等，也不鼓励日常针灸。胚胎移植后还要注意避免高温，不要高温洗浴或用热水袋敷腹部。

胚胎移植后的活动

女性会对胚胎移植后立即起身或活动感到焦虑——担心胚胎可能会"掉出来"。人的本能当然是在移植后稍事休息，这很合理，跟着直觉走即可。虽然没有证据能够支持此刻女性应充分休息这一想法，但根据常识，移植后稍事休息是合理的，而且这么多年来我的确听到一些没有及时休息的女性表达了后悔之意。

　　有一项研究比较了两组女性的妊娠率，第一组女性在胚胎移植后休息了30分钟，第二组则是立即起身活动，最终两组的数据并没有发现显著差别。类似的研究显示，那些移植后休息更久的女性（24小时）妊娠率并不比立即活动者高。所以，我认为你也大可放心地起身，活动，离开诊所，采用针灸治疗进行放松，或静静地继续生活，这些做法都是安全的，关键在于跟随你的本能。

/ 特别提示 /

移植多少胚胎到子宫？

　　目前有 30% 的体外受精（IVF）病例的妊娠结局是生育双胞胎或多胞胎。

　　尽管生一对双胞胎听起来很美好，但现实却可能不尽如人意，也许会为母亲带来医疗风险，孩子也易有健康隐患，因为他们有可能会早产。多胞妊娠被认为是辅助受孕中最严重的并发症。

　　多年来，医生已习惯将两个及以上的胚胎放回子宫，所以双胚胎移植（DET）可能会导致异卵双胞胎。然而，诊所现在开始选择性地进行单胚胎移植（eSET），这能够降低多胎分娩的风险。可以理解有些女性希望能移植 2 个及以上的胚胎，以提高单胎妊娠甚至双胞胎的概率，但最好先和医生商量，规避风险。放回子宫的胚胎数量取决于许多因素，主要因素是女性的年龄、胚胎质量和过往的 IVF 治疗经历。

　　英国最近的研究表明，单胚胎移植或许比双胚胎移植怀孕概率低 1/3，但如果剩余的胚胎被冷冻并在另一个周期中使用，则成功率与双胚胎移植一样。你也可以这样理解：1 个双胚胎移植 =1 个单胚胎移植 +1 个冷冻后的单胚胎移植。所以，如果存在冷冻胚胎，使用选择性的单胚胎移植（eSET）是很好的方法。我宁愿先有一个健康的小孩，然后在下一次怀孕时进行一次冷冻移植。

　　请记住，即使当胚胎被移植到子宫后，它（们）仍有可能一分为二。近期来自日本的研究运用电脑软件记录了囊胚脱落、对分遗传物质、带来同卵双胞胎的过程，所以就算进行单胚胎移植，也不排除有生下双胞胎的可能性。

　　随着囊胚培养时间的延长，选择最佳质量的胚胎变得更容易。如果患者能到达囊胚阶段，其怀孕成功率会比在第 2 天至第 3 天的阶段进行胚胎移植要高。但成功率会因诊所而不同，所以事先与医生探讨十分重要。

　　2006 年，盖伊与圣托马斯怀孕中心（ACU）开始了一个项目，向夫妻们告知多胎妊娠的风险以及进行单囊胚移植的优势。在一个为期 3 年的研究中（包含 2451 个新鲜的 IVF 周期），单囊胚移植在选定的一组女性中进行，诊所的怀孕成功率从 27% 增长到 32%，多胎妊娠率从 32% 降到 17%。整体来说，成功率提高了，而多胎妊娠给母亲和孩子带来的风险则降低了。通过 www.oneatatime.org.uk 网站也可以了解更多关于 eSET 的信息。

胚胎移植困难

胚胎移植困难通常与较低的怀孕概率相联系。由于这个原因，一些诊所会在实际移植前，或进行治疗前的一个周期（监控的周期）进行一场"模拟"移植。

这对确保医生熟悉你的子宫颈和子宫方向、有效进行胚胎移植十分有用。从我的经验来看，那些更容易有胚胎移植困难的女性大多有阴道痉挛，或宫颈有轻微的结构及功能问题。模拟移植能够让所有人都放心。如果你对胚胎移植有任何疑问，或是曾有过不好的体验，例如遭受过性虐待，或者感到宫颈涂片和阴道检查很困难，请事先与医生或护士讨论。"模拟"移植将帮你明白整个过程如何进行。同时，在使用镇静剂时进行胚胎移植也是有可能的。

许多女性对将胚胎放回子宫有些畏缩，因为她们感受到了对胚胎发育和治疗取得成功的真实责任感。如果你确实感到自己已竭尽所能接受治疗，这将加强你对成功的信念。但正如其他情形一样，胚胎移植的关键仅仅是去尝试然后放手，顺其自然，并相信自己已经尽力。我理解在此阶段你会感到非常脆弱，但请尽可能坚强。此时，伴侣的支持和理解也至关重要。如果你有任何疑虑，可以尝试与诊所的专业人士交流。

胚胎放回子宫后将发生什么？

这取决于胚胎放回子宫的确切时间。如果放回的是囊胚，则在子宫腔内就有了一个良好的开端。如果胚胎是在受精后的2至3天放入子宫，它会继续分裂2至3天，经历囊胚阶段，最终从它的外壳中孵化出来。外壳脱落使得囊胚的体积迅速增加，同时使它有机会在正确的位置植入子宫内膜，并从子宫内膜腺体的分泌物中得到足够滋养。

孵化出的囊胚会经历着床的几个阶段。首先，它必须与子宫内膜接触，最后穿透子宫内膜，最终与母体的血管相连形成胎盘。为了做到这一切，囊胚的外层（滋养层）会迅速增生，形成手指状突起，并在第一周结束前嵌入子宫内膜。此时，囊胚已经完成了表面的植入。

最常听到的疑问

Q：什么是优良的胚胎？

A：重要的参考是在指定的某一天，胚胎是否符合我们预期中的发育速率。举例来说，我们希望第2天看到4个细胞胚，希望第3天看到8个细胞胚，希望第5天看到囊胚阶段。当然，我们也会关注细胞的质量。

Q：进展到胚胎阶段，夫妻们最关心的是什么？

A：此时人们倾向于进行囊胚培养。许多女性认为，当健康胚胎发展到囊胚阶段即第5天之前，如果我们不继续培养胚胎，她们的怀孕概率就会下降。虽然数据显示这种情况可能发生，但现实是，那些在囊胚阶段不经过培养就进行胚胎移植的女性多半更年轻，有许多胚胎可供选择。囊胚培养是一种工具，让我们可以向那些有多胎妊娠风险的人移植单个胚胎，而不会降低她们怀孕概率。

　　在实验室内培养胚胎至第5天，并不会改善胚胎本质的质量，所以当我们第2天、第3天从显微镜中观察胚胎，根据镜下所见选择出最好的胚胎是有可能的。我们认为早些将胚胎移植回子宫比晚些移植好。如果它们质量很好，也仍然有很大的怀孕概率。

　　能否有足够的胚胎，从而能将其中一部分冷冻，是许多夫妻顾虑的。我们会冷冻任何有潜力发展为怀孕的胚胎，但我们首要的考量是有高质量的、新鲜的胚胎可进行移植。

Q：如何为囊胚评级？

A：需要查看它扩张的程度，即体积大小，以及细胞的数目和质量。评级越高，女性就更有可能怀孕，尽管一个良好的评级并不代表能够怀孕。胚胎有时会变化，那些在第2天、第3天不是很好的胚胎有的可能会在第5天迎头赶上。至于为什么会这样，我们目前还没有明确的答案。

Q：胚胎碎片对怀孕有什么影响？

A：没有人理解碎片是什么，或者它们为何会形成。我们所知道的是一些胚胎没有从1个细胞分裂为2个，而是形成了许多小空泡，我们称之为碎片。少量碎片并不会阻止胚胎继续发展，但如果胚胎细胞中一半以上都形成碎片，则该胚胎使女性成功怀孕的可能性很小。

Q：哪些因素是形成优良胚胎的障碍？

A：女性的年龄恐怕是影响胚胎质量的重要因素。如果不孕是由于男性精子数目较少或活性较低导致的，卵细胞质内单精子注射（ICSI）可以克服这一问题，我们仍有可能获得高质量的胚胎。

Q：究竟是什么使卵子无法受精？

A：有时我们并不知道原因。即使在ICSI方法中，向卵子中直接注射精子，它们也不一定会受精。就IVF方法而言，卵子和精子之间的互动可能存在问题。

Q：要不要做辅助孵化？

A：辅助孵化通常是指在8个细胞胚的阶段，在胚胎的外保护层扎一个洞，帮助它孵化并在子宫内膜着床，这个做法在几年前更为常见。现在由于一些诊所有了更好的培养环境，能够将胚胎培养到囊胚阶段，对辅助孵化的需求降低了，尽管有研究认为它对年龄稍长的女性会有帮助。孵化囊胚有一个风险：在外壳制造一个洞有可能会损坏细胞。

Q：一般将多少胚胎移植回子宫？

A：这取决于女性的年龄、胚胎的质量以及有多少可供选择的优质胚胎。多数诊所会将2个胚胎移植回子宫。然而，对于更年轻的患者来说，她们在第5天会有质量很好的胚胎，移植一个以上的胚胎对她们来说会增加多重妊娠风险。在这些情况下，我们推荐只移植一个胚胎，这并不会降低怀孕成功率。

胚胎筛查

许多夫妻都会问，是否有更高级的胚胎检查方式，而不是标准的胚胎评级，在下文中，你将看到这是一个很吸引人的研究领域。这件事面对的挑战是测试胚胎，辨认是否有染色体异常（非整倍体）的胚胎，然后移植染色体正常（整倍体）的胚胎，提高怀孕概率。

胚胎植入前遗传学筛查

胚胎植入前遗传学筛查（PGS）的方法，通常被专用于年长女性（有更高的非整倍体染色体卵子比例）或有过复发性流产或重复胚胎植入失败经历的女性。不幸的是，胚胎植入前遗传学筛查的结果依赖于对单一细胞的评估，而这存在局限，因为测试的细胞可能不能代表胚胎及其未来潜力。研究表明，筛查之后的出生率并没有得到改善。事实上，筛查所进行的活检可能降低成功率，所以这种胚胎植入前遗传学检查的形式基本已经被摒弃。一种更为先进的PGS形式，也就是微阵列比较基因组杂交（Array CGH）现在受到英国诺丁汉的西蒙·菲谢尔（Simon Fishel）教授的推崇。

性别选择

尽管有可能提前对胚胎的性别进行选择，但纯粹为了社会原因（例如家庭平衡）而进行的性别选择在英国是不允许的。一些夫妻可能会到海外进行这项操作。

精子分类

现在有一种精子分类技术，通过旋转精子，使产生男性和女性婴儿的精子分离，然后把相应性别的精子运用到宫腔内人工授精（IUI）、体外受精（IVF）或卵细胞质内单精子注射（ICSI）方法中，以产生预期性别的胚胎。美国弗吉尼亚州的遗传学和体外受精诊所对这项技术进行过研究。然而，因为此项技术仍然缺乏确切数据，医学界人士还对其心存顾虑。

胚胎植入前遗传学诊断（PGD）

PGD包括从处于发育早期的单个细胞中查看染色体。该诊断能够为具有家族遗传学问题的夫妻测试出具体的遗传学紊乱。提前决定胚胎的性别也能够避免传递与性别相关的遗传病。英国人类受精与胚胎管理局（HFEA）目前仅允许那些有遗传问题的夫妻进行性别选择，以防将疾病遗传到下一代。

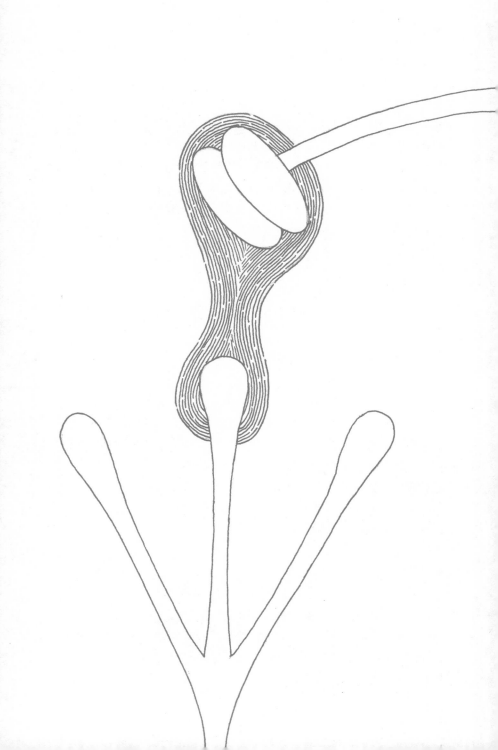

微阵列比较基因组杂交（Array CGH）

微阵列比较基因组杂交或称为比较基因组杂交法，是一种复杂的分子生物技术，通过单一细胞检测染色体失衡，尤其是细胞内所有DNA的重复或缺失。如今在进行体外受精（IVF）的周期中检测卵子和胚胎已成为可能，医生可通过评估前述两者的染色体辨认出最可行的胚胎。最新的Array CGH技术可侦查出多个染色体样本中的变化，并且在48小时内给出结果。

在Array CGH中进行活检的区域，事实上与未来形成胚胎的位置有一定距离。这是因为当卵子经历减数分裂时，它的染色体数目会减半（从46条染色体减到23条），会挤出一小部分的细胞质及一半的染色体到所谓的"极体"中。 使用极体也可以检测卵子的染色体，却不会伤害卵子。

关于热点疑问

Q：良好胚胎的形成需要哪些因素？

A：最重要的就是原材料——卵子和精子。卵子中包含了启动胚胎发育的所有化学元素，人们倾向于认为精子只提供了一半的基因。然而现在我们开始了解到精子的更多信息,关于它使卵子受精的概率、关于它如何影响胚胎质量及诞生出健康的婴儿,总之它也相当重要。另外我们也知道,随着女性年龄的增长,卵子的质量和数量都会下降。

Q：医生如何为胚胎评级？

A：由于胚胎只有针头大小，我们会用显微镜仔细检查它们，识别出那些最有可能进一步发展的胚胎。为了使这一步的结论可靠，我们会使用实验室的一套标准化评级系统。

Q：为何要为胚胎评级？

A：目前的体外受精（IVF）方法通常要求我们产生超出实际需要数目的胚胎，以便进行移植。这么做是为了尽可能地得到高质量的卵子及良好胚胎，以生出一个或多个婴儿。有了多个胚胎，我们便能进行"自由选择"。女性现在可以接受抗苗勒管激素（AMH）测试，它是一种比较新型的血液检查，能够相当准确地预测她们的卵巢中有多少卵子，以及进行卵子采集时能有多大数量。无论女性的年龄如何，如果AMH的测试结果较低，通常意味着可利用的卵子数目较少。不过，女性的年龄仍然是预测卵子质量的最佳指标。

Q：是否有其他胚胎方面的因素影响体外受精的成功率？

A：目前，几乎世界上的所有实验室都是基于胚胎在显微镜下的外观，来决定其质量是"好"是"坏"。然而，我们无法仅仅通过观察就说出胚胎是否有遗传问题，所以我们研发出测试来检查胚胎中的单一细胞。这些测试整体上被称为PGD，即胚胎植入前遗传学诊断。PGD的一种方法叫作荧光原位杂交技术（FISH），最多能检查胚胎中的12条染色体。我们检测的染色体，是那些在流产或是生出染色体失衡婴儿的案例中常见的染色体。近期有另一项称为比较基因组杂交法（CGH）的技术正在取代FISH测试，因为CGH能够让我们同时检测同一细胞中的所有24条染色体（22条常染色体，加上2条性染色体X和Y）。以这种方式我们可以检测出用FISH能查出的所有问题，也能查出FISH会遗漏的问题。

Q：女性应当对胚胎抱有怎样的预期？

A：女性对胚胎会产生感情是可以理解的，但她们同样也要记住，这些胚胎还不是孩子，只是具备成为孩子的潜力。多数在女性自然周期产生的受精卵（或胚胎）并没能着床，或继续发展为婴儿，这一事实随着女性年龄的增长更为明显。体外受精（IVF）在一个周期中提供了更多的胚胎，但有时还是会迎来失败的结局。通常来说，如果胚胎已经被移植至子宫，且医生认为它"足够好所以能够被移植"，那一定是存在希望的。但我们也认为，管理好心理预期、不给患者虚假的希望很重要，我们会向她们提供各种统计信息，以及针对她们各自治疗情况的具体信息。她们必须明白，胚胎只是生育拼图的一小块，还有许多要素也要达到最优状态才能成功怀孕，例如子宫壁的情况。

为期两周的等待

走到这一步已是了不起的成就。你们当中许多人对拥有良好的胚胎感到十分高兴，但有一些人感到被孤立或缺乏安全感也正常，因为在所有这些测试和扫描结束之后，他们会觉得突然就没有什么事可做了。

通常在开始的3～4天，女性容易感到乐观、充满希望。最糟糕的大概是第6或第7天，那时你对于发生的一切都会极度敏感。我的患者经常在这个时候来诊所接受催眠治疗，尝试积极的视觉想象或是呼吸/放松疗法。接下来的第2周你容易度日如年，胡思乱想。最好的办法就是让自己分心，尝试做一切能让自己忙起来和感觉愉悦的事情。

照顾自己的诀窍

确保获得足够的休息。我认为你应当在胚胎移植后上床睡觉，或至少在沙发上抬起双脚休息，可以看电影、读本书、听音乐或进行视觉想象。并没有证据能够支撑我的看法，但我仍然坚持。如果你立即回去工作，我也不会责怪你，但若能休息一天将对你有好处。我希望你能好好照料自己，给自己滋养，许多女性在这点上做得不够。

获取支持。这种支持可以来自伴侣、朋友、别的家庭成员，以及体外受精（IVF）的网络论坛。

如果有可能，在胚胎移植之前和之后进行针灸治疗。我们的诊所会在女性进行胚胎移植的当天安排针灸治疗，一些女性在胚胎移植之前和之后都会进行针灸，还有一些女性根据胚胎移植的时间进行一次针灸。你的诊所最好有针灸治疗的资质和经验。

不要进行高温盆浴。过高的温度会损坏胚胎，而且高温和高湿度会增加感染风险。在进行怀孕测试前都只能进行淋浴。

请记住，直到最后关头一切才结束，许多女性因为有流血发生，就认为这个治疗周期没有效果。她们停止服用孕激素，然后发现怀孕测试呈阳性。在此阶段，请不要完全相信直觉。即使出现不良征兆，在你得到确认，或与诊所沟通之前也请继续服用药物。

/ 特别提示 /

胚胎移植后的注意事项

- 不要举重物。
- 不要摄入咖啡因。
- 不要摄入酒精。
- 不要进行性行为（查看第215页）。
- 不要过度锻炼，可以适当散步。
- 听一些积极向上的音乐，多笑——让自己被令人愉悦的事物围绕。
- 不要听任何有过糟糕体外受精（IVF）经历的人说她们的故事——堵上耳朵，或者在她们开始讲故事之前，问她们结局是好还是不好，如果不好就别听了。有女性说，投身工作是很好的分心方式，不过要看工作内容、强度等是否合适。

对常见疑问的解答

Q：胚胎会掉出来吗？

A：不会。许多女性会担心这一点，尤其是她们十分劳累时，但胚胎并不会掉出来（查看第204页）。

Q：胚胎移植后的第二天可以喝茶吗？

A：尽可能避免饮用茶或咖啡，也建议不要摄入任何含酒精的饮料。

Q：补充疗法在我等候的两周内会有帮助吗？

A：你需要持谨慎态度。如果你对某种治疗方法有疑问，就最好不要接受。不过你可以尝试一些让你放松、感到积极的事情。

Q：进行体外受精（IVF）治疗后能运动吗？

A：不推荐在两周等待期内运动。

Q：进行IVF治疗期间或移植后，能乘坐飞机吗？

A：许多经常乘飞机出行的女性担心这个问题：乘飞机很消耗精力、让人疲惫，如在飞行时需要给自己注射也很辛苦，还有可能需要面对时差。虽然许多医生认为并没有证据表明应当禁止在IVF治疗期间搭乘飞机，但很多女性本能地认为此时不应乘坐飞机，我也不鼓励你进行长途飞行。但显然，如果你接受海外赠卵，则必须搭乘飞机。不过我通常鼓励这些女性在胚胎移植后在当地多停留一段时间。

Q：胚胎移植后出现流血或轻微痉挛正常吗？

A：正常现象。有些女性更易流血。尽可能多休息，有疑虑时致电诊所。

Q：进行胚胎移植后能游泳吗？

A：最好不要。虽然没有相关证据，但我认为最好避开水里的化学物质，也最好避免浴缸、桑拿浴。可以进行按摩，但请避开腹部区域。

Q：IVF治疗后能否进行性行为？

A：我认为最好等你拿到怀孕测试结果之后再进行性行为。有时，卵巢可能会比较肿胀，因此会让人不适，但每个人情况不同，最好听从IVF诊所的引导。

应对每日的策略

在这两周当中，女性对于身体的变化将十分敏感。如果你感受到类似月经的疼痛，并不代表月经要来了。出现肿胀是个好兆头，可能是因为孕激素的缘故。如果胸部变得柔软或酸痛也可能是好征兆，但也可能是服用药物所致。我认为，这两周最重要的是感到自己已经尽了全力而没有遗憾。我邀请了50位在齐塔·韦斯特诊所进行体外受精（IVF）治疗的女性，请他们在两周等待期内写下日记，为自己每天在身体、情绪上的感受按1～10的分数打分，分数越高，感受越好，并请她们反思是什么帮助她们度过了每一步。感激这些与我们分享私密想法的女性。

1. 第1天——胚胎移植日

这一天的日记分数相当高，多在8～10分。多数女性都感到非常积极，尤其是那些被告知胚胎质量很好的女性。身体层面，许多女性会感到自己有点发胖，日记中常会提到"肿胀"这个词。

/ 特别提示 /

体外受精过程中可能发生的消极状况

女性会想象自己在2周等待期内得到伴侣和家庭的关心，然而有时现实并非如此。我见过女性因为在胚胎移植当天和伴侣发生冲突而失控哭泣，她们甚至感觉这场争吵会让移植失败。女性和伴侣之间经常会累积起一种张力，并对关系构成挑战。

♠"我感到既紧张又兴奋，晚上会有轻微疼痛，希望这是正常的。"

♠"当我发现有胚胎在一夜之间死去，只有两个胚胎能移植时我非常失望。我给我的胚胎取了很傻的名字，这样就可以和他们交谈，鼓励他们好好生长。"

♠"太高兴了，我有一个正在孵化、扩张的囊胚被植入了子宫内。"

♠"这是第三次尝试了。希望这次能成功。今天进去之前我感到很焦虑，不过我的3个胚胎的评分都是一级（优质）。"

♠"我们只培养出一个受精卵，不过也决定往前进行了。"

♠"觉得自己刚结束一场考试，移植完毕我感到松了口气，但也有些干瘪。"

♠"刚和丈夫吵了一架，我想休息时却有一场家庭聚会要参加。我感到没有得到支持。"

2. 第 2 天

日记的分数仍然很高。在这个阶段，我觉得听音乐、做些放松的事情、进行视觉想象会帮助女性保持积极。许多女性在第二天感到更为疲倦，因为她们在强烈的情绪高涨后刚刚开始休息。请记住，每个人都不同。如果你在床上休息会发疯，那就出去适当散步。

♠"身体很肿胀，大便很稀——我想这是孕激素导致的。"

♠"这周请了假，希望自己能好好放松享受。"

♠"我一直在视觉化想象我的胚胎。当收到朋友的一封鼓励我的邮件时，我大哭了一场。"

♠"今天我感到很疲惫。本以为在家会无聊，但实际上睡了很长时间。"

3. 第 3 天

日记的分数仍然比较高。一些女性准备好了要重归工作岗位，许多人都好奇自己的胚胎此时在做什么，我建议她们进行视觉化想象。另一些人则感到痉挛，她们在寻找一些能表明体外受精（IVF）治疗已奏效的征兆，尤其是接受囊胚移植的女性。

♣"肚子有轻微痉挛，仍然感到十分疲惫。"

♣"忙着听我的视觉想象引导音频。"

♣"今天能量很低，无法适当放松。"

♣"我睡得很差，早晨4点起的床。"

4. 第4天

日记的分数仍然很高。许多女性都回去工作了，并感激工作能转移注意力。她们开始感到积极，并相信自己将顺利怀孕。

♣"今天我想和别人待在一起。"

♣"今天我回去工作了。我跑着追赶大巴，天哪，希望这不会影响怀孕。"

♣"没有睡好，我一直在想如果怀孕不成功该怎么办。"

♣"我感到精力恢复了一些。"

5. 第5、6、7天

日记分数明显大幅下降。此时的平均分数为4~5分。多数女性在这个阶段发现入睡有些困难，担心体外受精（IVF）疗法是否会有效果。许多女性在这一阶段还容易落泪、情绪化。

想想谁在这个时候可能给予你支持，可能是伴侣、家庭成员或亲密的朋友。你需要和人交流感受。请想一想你的伴侣，告诉他你有什么样的感受，否则他可能会误解你的情绪，引发争执。他也同样需要保持积极。许多女性都发现自己在这个时期变得烦躁和不快，没有任何人或事能缓解他们的负面情绪。一次放松疗法或许会帮助你，例如催眠疗法或按摩（避免按摩腹部）。

将注意力转移到有趣的事物上会有帮助，与人聊天、社交、大笑。做任何能帮助你改变思维的事，或让你感受到更多正能量的事。

♣"身体感到轻微的不同，情绪上感觉还不错。"

♣"见了家人的确让我开心了很多。我能感受到痉挛一般的疼痛，别告诉我怀孕没成功。"

♣ "今天不开心，我为了一些蠢事而大哭。"

♣ "睡不着觉，我到底有没有怀孕，好困惑。"

♣ "去了教堂祷告，我感觉好些了。"

6. 第 8、9、10 和 11 天

这个时期，大多数人日记的分数都下降了。许多女性尽力使自己保持积极。市面上有售检测早孕的工具，因此女性很早就能知道自己是否怀孕。那些发现自己怀孕的女性在日记中仍保持高分，而那些检查呈阴性的女性的日记打分则大幅下滑。

那些发现自己怀孕的女性：

♣ "我做了测试，在出浴室前它就显示阳性了。我简直不敢相信，所以尝试了另一个品牌的测试，结果也是阳性！"

♣ "我俩都站在浴室里，盯着测试棒上的那道线。我的另一半开始哭，这让我大吃一惊，因为我从未见过他这样。"

♣ "我的天，我怀孕了。尝试了 5 次之后，我也没想到自己竟会说出'怀孕'这个词。"

那些没有怀孕的女性：

♣ "我早已习惯了失望，都麻木了。"

♣ "今天我来了月经，去进行了血液检查。我在认识和合作了 7 年的护士和咨询师面前号啕大哭。"

♣ "第三个阴性测试结果，仍然没有怀孕。我又失败了。"

日记的分数反映了女性在两周等待期内的情绪，与卡迪夫大学的杰基·博伊文（Jacky Boivin）博士在研究中得到的曲线类似。她针对体外受精（IVF）疗法给人带来的心理影响做了许多研究，包括焦虑、抑郁程度以及 IVF 周期中的积极影响。IVF 治疗的心理影响越发受到诊所的重视，因为在治疗不成功后许多人都选择了退出。

怀孕检测

你的体外受精（IVF）诊所会告诉你哪天应该回去进行怀孕检测，多数是在卵子采集的第14～16天之后。然而，据我所知没有女性会完全遵照这些日期。通常女性越接近怀孕检测日越焦虑，许多人都使用能够检测妊娠相关激素的新型工具来测试怀孕情况。"第一反应"（First Response）能检测出最低量的人绒毛膜促性腺激素（HCG），且比市面上其他产品能检测到的最低值都要低，所以这个品牌在尝试IVF治疗的女性中颇受欢迎，她们希望尽早知道结果。之前有过流产经历的女性也喜欢选择这个品牌，因为她们能通过监控测试棒上第二条粉线的强度来检查自己的激素水平是否有恰当的增长。

人绒毛膜促性腺激素血液检测

大约在取卵的第14天，多数诊所都会让患者进行一次尿检。一些诊所也会进行血液检查，这两项检测都能诊断出患者是否怀孕。检查能辨认出人绒毛膜促性腺激素（HCG）的存在，在早期怀孕中会产生少量这样的激素。通常在两天之后需要重复测试，以确认数值是否有翻倍，如有翻倍，意味着已进入着床阶段。

诊所在确认你怀孕后，可能让你继续使用2至8周孕激素补充剂（如孕激素阴道栓剂或孕激素注射剂），甚至更长时间。随着胚胎发育，胎盘会产生孕激素，但医学界对继续补充孕激素的最佳时间目前意见有分歧。

当女性怀孕时出现少量阴道血点是常见现象。导致血点的原因有许多：

♠ 胚胎正在嵌入子宫内膜（所谓的"着床流血"）。

♠ 有可能是发生流产或异位妊娠（查看第224页）。

/ 特别提示 /

一些早期的怀孕征兆

早期怀孕有许多征兆和症状，包括：

- 下腹部痉挛
- 疲惫
- 胸部柔软
- 口腔中有金属味
- 恶心
- 头晕、乏力
- 昏厥
- 对某些气味和食物感到厌恶

在这样的早期阶段，无法得知究竟是什么原因造成了散在的出血点，也很难孤立地看这个问题。许多发现有血点的女性会以为一切都结束了，自己不可能怀孕。我听许多女性和我讲述过这种情况，结果最后她们却发现自己居然怀孕了。所以，进行专业血液检查十分重要，这样你就可以查看HCG的数值是否降低或是持续上涨。

体外受精周期中可能出现的困难

生活中，很多事情不总是会按计划进行。体外受精（IVF）治疗中的每一步都有可能发生困难，从降调阶段到卵巢刺激再到之后的其他阶段。

子宫内膜的问题

正如在自然月经周期中一样，子宫内膜会受到雌激素和孕激素的影响。在月经之后，子宫内膜会变薄，但在刺激阶段又随着卵泡产生雌激素而厚度增加，然后在孕酮的影响下变得更厚，准备接受胚胎。

1. 降调期：子宫内膜仍然过厚或者没有流血

一些女性不会在预期的时间流血，或者当她们前往扫描以确认降调药物有效时，会发现自己的子宫内膜没有增加到足够的厚度，以至于无法启动刺激卵巢阶段。在确认没有怀孕之后，医生会给她们一种基于孕激素类似物的药物以促进流血。如果是这样，你开始卵巢刺激的时间可能要推迟，整个治疗周期也会延长许多。我通常建议女性在进行孕激素补充的同时接受针灸，这样能够更好地引导月经到来。

2. 卵巢刺激期子宫内膜没有增厚

如果子宫内膜没有足够厚度，胚胎的移植和成功生长都会变得困难。子宫内膜过薄有许多可能的原因，包括发炎、感染、瘢痕和子宫肌瘤。这些症状可能会刺激子宫内膜，使它无法增厚和丰盈。基于患者已经接受的测试和调查，可在治疗周期开始之前排除上述某些原因。有时医生会建议进行子宫腔镜检查，以更仔细地观察子宫内膜，排除问题。

如果患者的子宫内膜还未达到治疗周期中所需的厚度，我会建议她进行针灸以促进子宫血液流动。有些医生可能会在刺激卵巢前尝试使用阿司匹林或周期外的雌激素，以改善子宫内膜的反应性，但成功率仍然有限。一些诊所会使用西地那非，这种药物通常用来提升男性的性能力。当用于女性时，可以通过药片或栓剂的形式，增加子宫内的血流，但人们对这种用法存在争议。许多诊所认为这种疗法缺乏足够的证据支撑，所以不会使用。

囊肿的形成

另一些女性发现自己的卵巢内形成了囊肿。这些通过扫描发现的、扩大且充满流体的卵泡可能是上个周期留下的。囊肿会升高雌激素水平，导致激素失衡，让子宫内膜在需要变薄时仍然很厚。医生会根据囊肿大小决定处理方法。一些囊肿会在几天内消失，另一些则需要通过穿刺方法处置，使雌激素水平下降。一些医生还试图使用避孕药抑制囊肿。

卵巢过度刺激综合征

卵巢过度刺激综合征（OHSS）是卵巢刺激的并发症。受刺激的卵巢会释放出化学物质，使血管的渗透性增加。于是水分会从这些小血管中漏出，导致脱水。水分会在腹腔堆积，或者更严重的情况下在肺部甚至心脏部位堆积。

进行体外受精（IVF）治疗的女性中大约3%～10%会发生轻微的OHSS。OHSS随着卵巢对于药物的过度反应而产生。当患者接受人绒毛膜促性腺激素（HCG）促发剂注射以准备卵子采集时，或是卵子被采集之后都有可能发生OHSS症状。依据传统经验，如果女性体内直径超过14毫米的卵泡数量超过20个，以及在HCG注射当天雌二醇水平高于4000pmol/L，患上严重OHSS的风险将增加。

情况严重时，卵巢会扩张（囊肿大小超过5厘米），以至于有扭转或破裂的风险。同时，女性也有出现严重血栓症（血块）及肾脏疾病的风险（甚至死亡），有时需要住院急救。OHSS的症状包括：

- ♣ 由于腹水的蓄积导致腹胀。
- ♣ 体重增加。
- ♣ 腹痛。
- ♣ 恶心。
- ♣ 呕吐。
- ♣ 背痛。

严重的OHSS中，还包括以下症状：

- ♣ 尿液呈深色且量减少。
- ♣ 极度口渴。
- ♣ 显著的腹部肿胀和疼痛（包括腹腔内有腹水）。
- ♣ 呼吸困难（因为胸腔积液）。
- ♣ 小腿疼痛。
- ♣ 胸痛。

如果存在OHSS风险，医生或许会请患者停止注射卵泡刺激素（FSH）几天（通常是1～4天），直到雌二醇水平下降。这种情况的困难之处在于患者经常不知道她们有OHSS。如果你年轻、苗条或是有多囊卵巢综合征（PCOS），而且抗苗勒管激素（AMH）水平较高，就有更大的风险患上OHSS。如果你出现了任何上述症状，请立即向医生寻求帮助。如果你不得不去急诊室，你必须告诉医生你正在接受IVF治疗。

如果在发生OHSS时，胚胎已经形成，医生或许会决定不进行胚胎移植，这取决于你病情的严重程度，等你消肿、身体恢复正常后再进行转移会更为安全。冷冻胚胎，在另一个周期再进行转移，也会有不错的成功率。

潜在的癌症风险

患者通常会对与卵巢刺激或体外受精（IVF）治疗相关的癌症风险有顾虑，认为治疗会增加患乳腺癌和卵巢癌的风险。但目前的研究表明，在接受IVF治疗的女性中，患癌的风险并没有超过没有使用卵巢刺激疗法的不孕女性。但有一种可能性，是会增加患子宫内膜癌症的风险，但在没有接受卵巢刺激的不孕女性中也存在类似现象。

如果女性患有雌激素相关癌症，例如乳腺癌，在肿瘤科医生和妇科医生一致允许并考虑过可能的风险之后，她仍然可以接受卵巢刺激。

当你对药物没有反应

一些女性会发现自己的卵巢对刺激药物没有很好地反应，或是完全没有任何反应。这可能是由以下原因造成：

♣ 年龄，女性年龄越大，反应程度会减弱。

♣ 激素失衡，卵泡刺激素（FSH）水平在疗程开始时就很高。

♣ 年轻女性的卵巢储备下降（较低的抗苗勒管激素水平，或囊状卵泡数量少）。

♣ 缺乏监控：当需要加强刺激时或许没有增加刺激药物。

♣ 子宫内膜没有按预想的变厚。

这时需要决定是否继续进行IVF疗程。医生常会劝患者放弃，因为经历手术过程和麻醉仅仅为了得到一个卵子，而那个卵子可能还未成熟或无法受精，这不是个好主意。而且，如果这是你第一次进行IVF治疗，医生不知道你会对药物有什么反应，所以进行另一个治疗周期能给医生一个机会去观察是否有不同的反应。如果你在一个治疗周期中没有反应，不代表在另一个周期中也不会有反应。

在此时，一些诊所会建议你进行宫腔内人工授精（IUI）而不是IVF。如果是这样，我会建议患者选择长期针灸治疗，并运用视觉想象法。一些女性很确信针灸带来的积极感受促成了最后的妊娠成功。

体外受精治疗的并发症

大多数进行体外受精（IVF）治疗的患者可能各方面情况都较好，但严重的并发症也可能发生，例如卵巢过度刺激综合征（OHSS）和异位妊娠（见下文）。在采集卵子时也可能出现感染和流血症状。IVF治疗的主要并发症是多胎妊娠，因此在这一点上，单胚胎移植（eSET）就有重要作用。

异位妊娠

异位妊娠对女性来说是毁灭性的，无论她是自然怀孕或是进行体外受精（IVF）治疗怀孕。在自然怀孕中发生这种危险事件的概率约为1%，是由于受精卵移植在子宫腔外，通常是在输卵管内造成。随着状况发展，会导致流血和疼痛。如果不进行治疗，会使输卵管破裂、腹腔内出血，危及母亲的生命。带来异位妊娠风险的原因包括：

- ♠ 既往有过异位妊娠。
- ♠ 子宫内膜异位。
- ♠ 盆腔（下腹）手术。
- ♠ 盆腔炎症疾病导致输卵管损伤。
- ♠ 输卵管积水（输卵管中堆积液体）。
- ♠ 吸烟：一天吸20根烟的女性患异位妊娠的风险是普通女性的4倍，这也是为什么你需要戒烟。
- ♠ IVF治疗。
- ♠ 女性随着年龄增加，发生异位妊娠的风险也会增加。

进行IVF治疗之后发生异位妊娠的风险约为3%。如果一些含有胚胎的液体漏进输卵管，就有可能发生异位妊娠。有时，转移的胚胎会在子宫腔内漂流，自己流进输卵管中。

早期诊断出异位妊娠至关重要，因为这需要进行紧急手术。在一些情况下，异位妊娠很早就会发生，并被身体吸收，没有症状表现，也不需要治疗。如果没有吸收，受精卵（通常会花4～5天经过输卵管流入子宫）会被卡住，然后在输卵管内或子宫外的某一处着床。

大约7天之后，患者可能会突然感到下腹一侧疼痛。或许会从阴道中流出深色血液，小便时也有疼痛感。可以进行血液检查来检查异位妊娠，看人绒毛膜促性腺激素（HCG）的水平是否升高。同时也会进行经阴道超声扫描，可能需要重复扫描。出现更进一步的异位妊娠的概率为 7%～10%。

异位妊娠通常需要手术治疗，患者可能会失去输卵管。之后她需要时间从麻醉和手术的影响中恢复。如服用氨甲蝶呤则有可能不需要手术。该药物会阻碍胚胎的发育，使妊娠终止。氨甲蝶呤由专家注射，由于该药药性强劲，患者服药期间不可使用酒精、叶酸和其他药物，患者还需要在医生要求的时间内避免性行为。注射完成7天之后，医生会测量患者的HCG值，多数情况下该数值会下降。持续监测直到孕激素值下降到零，这个过程可能会需要4至5周。如果激素水平达到平衡，则需要进行另一次注射或手术（诊刮术）。

女性通常很难接受自己异位妊娠的事实。在经历最初的震惊后，她们才意识到自己处于有潜在生命危险的境地。如果她们因异位妊娠失去了一条输卵管，会担心未来怀孕的可能性。虽然失去输卵管往往会给人很大的打击，但女性其实仍有可能自然怀孕。假设剩余的输卵管是通畅且有活性的（而非被瘢痕组织束缚），则这条完好的输卵管很有可能可以自由移动，甚至从对侧卵巢取得一个卵子。因此，失去一条输卵管并不意味着自然怀孕的概率就会减半。那些曾切除过输卵管的女性如果其他情况正常，也可以对IVF治疗有较好的反应。

患者面对异位妊娠可能会有情绪问题。有些女性的悲痛反应会有延迟，在所有医疗层面的问题解决后，才感知到悲痛情绪，继而极度崩溃，我建议她们寻求生育咨询专家的帮助。

其他形式的辅助受孕

自然的体外受精疗法

在自然的体外受精（IVF）疗法中，医生会在女性的自然月经周期中从其卵巢中采集一个卵子，不使用药物或医疗方式。这个方法的优势是你在治疗周期之间不需要进行"休息"周期。这种方式的成功率非常低。

这仍然是一种侵入式的方法，因为需要通过技术手法深入女性身体内部采集卵子。女性可能在进行过几个月的自然IVF疗法后，仍然得到诊所接受传统的IVF疗法。

温和的体外受精疗法

现在有更多女性选择更温和的药物刺激，使体外受精（IVF）疗法的药物副作用得以减轻，患者的费用也降低，多重妊娠的风险很小。通常更年轻的女性会选择这种温和的IVF疗法，该疗法在黄体期中会通过孕激素的形式给予身体支持，目标是采集2至7个卵子，而在传统IVF疗法中医生会在安全的前提下取得尽可能多的卵子，通常数量在8个以上。

/ 特别提示 /

未成熟卵母细胞体外成熟技术

所谓未成熟卵母细胞体外成熟技术（IVM），指采用不成熟的卵子，使其在实验室成熟。这种方法不需刺激女性的卵巢，所以对她们中的一些人来说更为安全——尤其是患有多囊卵巢的年轻女性。

第十三章　若体外受精有效——成功受孕

任何有过怀孕困难或经历过体外受精（IVF）治疗的女性都渴望说出那句"我怀孕了"。尽管这听来不可思议，但怀孕的确为女性带来了巨大的焦虑。连成功受孕了的女性，也有不少人发现：知道怀孕的那一刻的幸福感，很快就会被受孕后至分娩前最初3个月过山车式的恐惧和欣喜淹没，她们担心在第6周或第7周的扫描中检测不到心跳，如果检测到了她们将十分欣喜；她们担心在第12周之前会流产，如果没有发生她们则会分外高兴；她们还担心进行12周唐氏综合征超声筛查时腹中胎儿会有问题，如果过了这一关则会完全放松。到达第12周的你，可以说告别了不孕不育的历史。"现在的我是一名正常的、怀孕的、健康的女性"，你必须这样看自己，因为到了第12周，流产率就不到1%了。

对女性来说，发现自己怀孕之后，情绪和心理上的支持依然至关重要。研究表明，那些感受到支持的女性，那些经常接触到助产士或见习护士的女性，在怀孕继续进行时将有更高的成功率。

怀孕早期做好压力管理

怀孕早期可能让人十分焦虑，这主要由对未知的恐惧造成。许多到达这一阶段的女性对不孕、体外受精（IVF）甚至复发流产都十分熟悉，但对受孕成功后的细节知之甚少。怀孕后前3周的多数时间里，直到12周，你需要花不少时间在各种测试、检查上，心神可能会聚焦在身体的每个小小刺痛和变化上。怀孕症状在每一天及每位女性身上的表现都不同。比较常见的症状包括疲惫、胸部变软、恶心和呕吐。

如果女性体验到了令人不悦的症状，例如晨吐，有时会感到内疚，因为她们没能像应该做到的那样保持愉快。

你能做的一件事就是学习管理压力，每天仅花20分钟学习就好。事实表明，产妇的压力对怀孕有一定影响。一些研究也显示，当母亲的皮质醇（一种基于压力产生的激素）水平升高时，子宫内环境会受到不良影响，皮质醇会穿越胎盘。短暂的压力不会有大的伤害，但如果承受压力的时间延长，并影响到女性的日常生活和睡眠状态，会使她们对于未来孩子的焦虑增加。

有许多缓解压力的方式，重要的是找到适合你的。主要目标是让身体和精神都得到放松。当你进行放松练习时，你和腹中的孩

/ 特别提示 /

怀孕几周了？

自然怀孕通常自你的最后一次月经起，往后计算40周的时间。然而，当计算你进行体外受精（IVF）疗程后怀孕几周时，要从取卵的前两周开始计算，所以当出现阳性结果时，你其实已经怀孕4周了。

子都会获益（查看第五章和第八章了解更多管理精神的方法以及补充疗法）。

那些年纪较长的女性在怀孕早期尤其焦虑。她们会被阅读过的数据影响，例如，年长女性有更高的流产率。通常这些女性的工作更为繁忙。我会建议她们接纳自己，和腹中的胎儿联结，练习释放压力的方法，而不是在家里坐着一边等待，一边猜想可能发生的状况。

怀孕早期的担忧

发现点滴出血

如果你出现血丝或有点滴出血，不要惊慌，请继续服用医生开的药物。在体外受精（IVF）怀孕中出现血斑的概率更高，它出现并不一定表示你将流产。一些女性会持续出现褐色斑点，另一些则在怀孕早期出现间歇流血。如果你出现任何形式的斑点或流血，请联系IVF诊所或全科医生，如果有必要医生会为你安排扫描。在某些情况下，你可能需要增加孕激素的摄入量。我一向建议患者尽可能多休息，严格避免运动，也不要进行性生活。

体重增加

一些女性在进行体外受精（IVF）治疗后会感到身体有肿胀感，甚至比预期增加了更多的体重。一些IVF的药物的确会在治疗早期令体重增加，导致身体肿胀。但其实只要你在饮食方面十分注意，怀孕期间体重会逐渐平衡。有些女性会比其他女性更容易增加体重。除非你怀的是双胞胎，你的体重变化至少要等到第14～16周才会显现出来，你在早期可以发现的变化是胸部尺寸的快速增长。

疲劳和生病

在前12周中，你会最早感受到疲劳的症状。在怀孕早期，由于感到恶心和疲倦，按照惯例生活会很困难。我建议你多休息，少食多餐，如果感到生病可以进行针灸。晚上尽量早睡，周末也多补觉。

工　作

最好及时告知老板或人力资源负责人你怀孕了，此时不应增加工作量或开始新项目。一天中离开办公桌或工作环境一阵子会对恢复身体状态很有帮助。每隔2小时进食可以帮助血糖保持稳定。你也许很想吃碳水化合物，例如面包、土豆和意面，可以通过吃高蛋白、低糖的小食和正餐来达到平衡。

调整工作量和接下来的工作计划。重要的是确保充足的休息和早睡，抽出时间进行冥想和视觉想象（见下文），与腹中的婴儿建立联结。

/ 特别提示 /

怀孕早期的注意事项

- 保证充足的休息。
- 前12周有氧运动时要小心——你的身体需要时间适应怀孕这件事。
- 注意不要使你的核心体温升高，否则会影响胎儿发育。例如，避免接触电热毯或进行桑拿浴。
- 在前12周不要进行性生活。
- 寻找你生活与工作的平衡，尽量减轻你生活中的压力。
- 服用复合维生素／矿物质补充剂，可向医生寻求建议。在第12周之后需要坚持服用的补充剂为叶酸。
- 停止摄入任何咖啡因，因为咖啡因和流产相关。
- 在前12周如果乘飞机要小心。那些风险度较高的怀孕女性不应在此时搭乘飞机，尤其是长途飞行。
- 避免接触那些会透过胎盘的毒素和污染物。
- 勿饮用未经高温消毒的牛奶，不食用未煮熟的鸡蛋。
- 避免购买预先包装好的食物和沙拉，或者至少在食用前要清洗干净。
- 避免食用生鱼和贝类，例如虾或蚌。
- 如果有遗传性的过敏或湿疹症状，避免食用花生和其他坚果类食品。
- 避免肝脏和肝脏类食品，因为维生素A含量过高。
- 避免熟的或者软的奶酪（例如布里干酪、卡芒贝尔法国软干酪、柔软的未经高温处理的山羊奶酪）和蓝纹奶酪（巴伐利亚蓝纹奶酪、蓝色布里奶酪、丹麦蓝纹奶酪等）。仅选择硬奶酪以及经过一定处理的软奶酪，例如白干酪和奶油奶酪。
- 酸奶可以食用，但尽量选择有机品牌。

视觉想象

一些有过流产经历，或是经历失败体外受精（IVF）疗程的女性感到与她们的怀孕体验很难产生联结。她们会在某种程度上有所保留，以免发生意外时自己再次失望。对于这种情况，你可以尝试每天都和腹中的婴儿通过视觉想象进行联结，帮助你达到平和宁静的状态。在此阶段，请避免从网络上搜索信息，这可能给你带来更大的压力和焦虑。

怀孕时的视觉想象

♣ 让自己感觉舒适，可以坐着或平躺。

♣ 想象自己处于心目中最完美之处，某处平和、宁静的场所。

♣ 闭上双眼想象从蓝天上流淌下一条蓝色丝带或一道蓝色的光。

♣ 让这道蓝色流淌过你的头部，经过前额，到达双颊。随着这道蓝色经过下巴，你感到越来越平静。

♣ 如果下巴感受到任何紧张，请放松，嘴唇可以张开少许，舌头在口腔中会感到很放松。

♣ 让蓝色光束／丝带经过你的颈部、肩部，感受到肌肉放松、伸展，让蓝色继续流淌经过你的双臂、双手，在此停留片刻。

♣ 感受这蓝色环绕着你的胸部和腹部。放松你的腹部。

♣ 继续让蓝色随着你的身体下行，抵达和环绕盆腔区域。感受此处的压力消失，越来越舒适、自在。

♣ 现在想象你的孩子正在你体内平和、安静的环境中生长。你看见子宫和孩子正随着自己的每一次心跳接收能量。

♣ 当你感到平静时，腹中的孩子也感到平静，良好的感受会随着每次心跳流遍他／她的全

/ 特别提示 /

怀孕早期的重要事件

● 6~7周：在超声扫描中或许可以发现胎儿的心跳。

● 11周：腹中胎儿的器官已经开始发育。

● 12周：进行唐氏综合征筛查。

● 13周：孕期的第二阶段正式开始。

● 16~20周：母亲或许能够感受到胎儿的第一次胎动。

身，为他/她带来滋养，帮助他/她成长。

▲ 将注意力集中在孩子身上，想象你有多爱他/她，以及他/她对你有多重要。

▲ 让这道蓝色光束/丝带流淌过大腿，感到越来越平静、舒适。

▲ 让蓝色继续向下流淌，抵达膝盖和小腿。感受到整个身体都很放松，进入到温和、平静的幸福状态。让这种感受延续到双脚和脚趾。

▲ 让自己充分休息，意识漂流，做梦。这暂停舒缓的片刻是你的庇护所。

▲ 休息5～15分钟，然后从1数到10，完全清醒后可以起身、行走。

双胞胎

许多女性得知自己怀上双胞胎后十分兴奋。体外受精（IVF）疗法会提高怀双胞胎的概率，但随着诊所开始使用单一胚胎移植而非多个胚胎移植，这种概率会降低。怀双胞胎有更高的早产风险，更低的出生体重，也更有可能导致孕妇出现并发症，如糖尿病和高血压。一些与怀孕相关

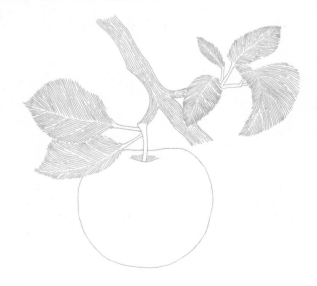

的小疾病也可能因此加重。孕妇年龄越大，产下双胞胎也越困难。

怀双胞胎的女性需要早一些调整生活方式，多休息，能在怀孕早期停止工作是最好的，因为第20～28周时是双胞胎怀孕的高危险期。同时，不要低估了怀上双胞胎之后对生活的影响，总之，对很多事尽早做出准备。

我发现，齐塔·韦斯特诊所的患者在怀孕早期都需要许多安慰，例如最好有人握着她们的手，但随着时间推移，她们会越来越自信。许多女性在经历了体外受精（IVF）疗程的密集监控后会感到茫然，因为她们发现，在到达怀孕第12周之前，似乎都没有人再关注她们。我们诊所会提供由助产士带领的早期怀孕课程（如运用针灸、尝试放松疗法、按摩和缓和的健身项目），帮助女性填补这段缺少关注的空白时间。

你可以向所在地区的全科医生或生育诊所寻求帮助和支持。市面上也有许多书籍、线上资源，能帮助你提升孕期和整体的健康水平。

第十四章　若体外受精无效

当体外受精失败时

无论你是谁，如果体外受精（IVF）疗程失败了，会很容易感到整个人都失败了。度过失望期并且接纳失去会需要一段时间，继续向前看也是如此。许多女性面对IVF的失败都会自责，这件事造成她们很严重的心理挫败。此时，她们通常无法向前看，或是相信自己仍有可能成为母亲。和我交谈过的许多女性都表示觉得自己做错了什么，但又不知道具体做错了什么。她们会问自己"为什么我没有怀孕？"，此时，那些严酷的"应该"就开始上演："我本应该多休息""我不应该喝那么多茶"。相信我（你也知道这是真的），这并不是你IVF治疗没成功的原因。你可能会感到受伤、失望、遭到背叛，无可避免地，你会寻找某个人或某件事去责备。有些女性此时将自己从情绪上关闭，让别人无法与她进行任何沟通。许多受孕失败的女性都不喜欢自己现在的样子。

我和我的团队的很大一部分工作是为IVF治疗失败的夫妻提供支持。通常来说，他们能够重新乐观，因为的确有些事情他们可以做，以实现自己的目标。有时，这取决于他们为了目标愿意走多远。

你应当再试一次吗？

许多夫妻都想知道他们是否应当再尝试一次治疗。选择主要取决于他们自己的情况，如关系是否稳固？有足够的资金支付另一个疗程吗？情绪和精神上足够坚强吗？一些夫妻会认为无法再承受下一次失望。一些夫妻会为自己设定至多经历多少个疗程的上限，如"我们只尝试3次，如果不成功，就放弃。"我倾向于认为有些事情必须要改变——可能是思想状态、营养摄入或生活方式。或许可以看看能否做些什么来改善精子状态，考虑换一间诊所，或者从整个治疗过程中抽离，休息一段时间。对部分人来说，这意味着他们未来将接受赠卵、领养或是完全放弃尝试，接纳没有小孩这一现实（查看第十五章）。

做决定

为了帮你决定是否要再次进行尝试，你可以跟随以下计划，依据自身需求进行调整：

① 先等待两三周再做决定。两次疗程之间给自己多长时间取决于你和你的诊所，保持情绪、心理和精神上的坚强对所有决定都很重要。

② 练习改变你的思维方式，变得更积极。每天进行冥想、放松、视觉想象，如果需要，可以寻求情感帮助和支持。

③ 在生活中为自己设置奖励。有时你需要吃想吃的食物、适度饮酒，这能为生活恢复一些乐趣。

④ 开始计划下一步的行动，有可能是在诊所进行咨询。列一个问题

清单，包括下次你见专科医生时想问的任何问题。

⑤ 进行逻辑思考。许多女性都对我说，"我太失败了"，但这并不符合逻辑。作为一个人，你并不失败。可以尝试列出你所取得的成就和优点，从而获得平衡。

⑥ 检视你的生活中是否有能够改善的部分（查看第四章）。

⑦ IVF治疗后不要放弃性生活。有女性在结束治疗后怀孕了，原因并不清晰，但这确实发生过。

在决定行动计划前，让生活先恢复正常。几周来，你的生活都充斥着医院门诊、检查和IVF的准备工作。这个过程很容易让你失去自我，并感到不再是原来的自己。许多女性都问我能否重新开始锻炼。我对她们说，去做平时喜爱的事情就好，包括运动。如果想饮酒就去喝一杯。集中注意力在眼前的事情上，不要着急决定下一步。

很好地进行情绪管理、思维管理（查看第五章），对接纳IVF的失败并决定下一步如何走十分有帮助。我会观察夫妻们在感情方面所做的情绪和心理管理如何。我希望知道他们在上一轮IVF疗程中发生了什么，以及在未来有何打算。

对许多夫妻来说，能够通过IVF治疗的严峻考验，并在结束后仍在一起，本身就是了不起的成就。进行的疗程越多，对关系的挑战就越大。有些夫妻在这个过程中仍然能让关系保持惊人的紧密，而另一些夫妻则遇到了关系障碍，有可能产生矛盾或隔阂。我会首先观察夫妻之间的互动感觉，以及了解他们如何走过整个过程，并让他们有机会面对面坐下来，开诚布公地谈论一切。我会问他们，在过程中如何面对和支持对方，还有他们之间存在哪些差异（查看第六章）。

体外受精治疗为何会失败？

许多患者曾问我，"胚胎明明很完美，疗程进行地明明精准无误，为什么还是失败了？"当治疗失败时，所有诊所都会提供一次回顾咨询。你可以利用这次机会讨论在疗程中发生的一切，以及之后想怎么做。医生会查看你采用的疗法，并基于你的反应去做一些改变。他们也会检查你产生的胚胎的质量和数量。如果你的胚胎是通过体外受精（IVF）的方法产生，受精卵比预期要少，医生或许会建议在下一个疗程中使用卵细胞质内单精子注射（ICSI），以及为你进行进一步的血液检查和身体检查。

你需要记住，尽管IVF疗程的目标一定是帮你怀孕，但它同时也是梳理谜团、看清不孕问题出在哪里的第一次尝试。它提供了一次机会，让你能近距离体验治疗过程的每一步，包括卵巢的反应、精子的健康程度、卵子质量，还可以用显微镜观察受精过程和胚胎的早期生长，观察子宫内膜的厚度和着床表现——这一切其实成了一条学习曲线。

令人忧伤的是，许多夫妻在经历一次IVF失败后就感到幻灭，再也不愿意进行下一次治疗。有些夫妻则在多年后又感到准备好进行另一次IVF治疗，而此时身体条件却不再允许。

许多研究都提到了辅助受孕治疗患者中途退出的概率，从12％到62％不等。这些不是指那些走完IVF治疗全程的夫妻，而主要指那些被告知在未来治疗效果会好的夫妻。研究表明，许多夫妻对IVF治疗有很大的心理压力，甚至到达了自己的承受极限。

IVF治疗失败的原因可能包括：

♣ 年龄和卵巢储备（见下文）。

♣ 对治疗反应不佳，最极端的反应是卵巢衰竭（查看第240页）。

♣ 子宫内膜的胚胎容受性（查看第241页）。

♣ 感染（查看第241页）。

♣ 免疫系统问题（查看第242页）。

♣ 男性因素（查看第243页）。

年龄和卵巢储备

决定体外受精（IVF）治疗成败的关键就是女性的年龄。年龄决定了女性卵子的数量和质量。女性的生育年龄以18至25岁最佳，生育水平在

30岁之前都保持基本稳定，直到30岁早期有逐渐下滑的趋势。当女性到35岁时，下滑就会加速，40岁时，下滑的速率变得十分惊人。尽管辅助受孕能够帮助许多夫妻，大家也必须认识到，IVF疗法并不能全面补偿高龄带来的问题和失去的怀孕机会。

大多数女性的卵子质量下滑从37岁开始，这个下滑是指卵子的质量，而非子宫内膜的容受性，后者影响受孕的概率。许多年龄稍长的女性通过使用赠卵能大幅提高怀孕概率，这也印证了前述的结论。因为赠卵涉及的怀孕概率与捐献卵子的女性有关，而与接受者无关，所以，尽管一名45岁女性使用自己卵子怀孕的概率可能为零，如果选用赠卵，则怀孕成功率可能达到甚至超过50%。

女性随着年龄增长，卵巢储备会下降，不仅剩下的卵子数目变少，许多卵子还可能出现染色体异常，因此产生的胚胎许多都是非整倍体（染色体异常）。据估计，当女性的年龄到达45岁时，其产生的胚胎70%~80%都会出现染色体异常。所以，影响IVF治疗成败的不仅是以合适比例的药物诱使卵子成长。如果卵子出现染色体异常，要么无法受精，要么虽然能够受精形成胚胎，但无法正常分裂或后期会流产。如存在染色体异常（例如唐氏综合征），怀孕还是有可能进展到最后，这就是为什么高龄产妇生下染色体异常婴儿的风险更大。所有孕妇都需要接受常规的产前检查，这对高龄产妇尤其重要，因为她们面临更高的染色体异常风险。

从下面的图片中，你能清楚地观察到这一点。左侧是来自20多岁女性的卵巢样本，右侧则是来自40多岁女性的卵巢样本。年轻的卵巢不仅有更多卵子，而且有相当高比例的染色体正常的优质卵子（O型）；而年长者的卵巢则有较低的卵子数量，并且存在较高比例的X型（染色体异常的卵子）。

所以，无论后者的卵子是从正常的月经周期中排出，还是通过体外受精（IVF）疗法刺激卵巢，然后从卵巢中采集卵子，都有很大的可能性选到X型卵子，这种卵子受精的可能性较小，或更可能发生流产。

因此，女性的实际年龄是预测IVF治疗能否成功的首要因素。年轻女性（35岁以下）如果卵巢储备不足（卵子数量下降），其IVF治疗的成

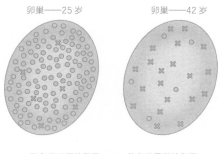

卵巢——25岁　　　卵巢——42岁

● 染色体正常的卵子　✖ 染色体异常的卵子

功率通常也比（测试结果显示）具有更高卵巢储备、卵子数目多的年长女性高。因为尽管年轻女性的卵子数量已经降低，其卵子的质量却可以作为弥补。请记住，卵子越年轻就越有可能是整倍体的（染色体正常）。所以，关键因素是质量而非数量。

　　男性的年龄则远没有女性的年龄那样重要，尽管40岁以后会开始出现一些和年龄相关的变化，但这些变化对怀孕延迟及IVF治疗失败只有较微小的影响。但随着男性的年龄增长，他生育的后代出现自闭症等健康问题的可能性越高。

卵巢储备测试和体外受精预测

　　用于预测卵巢储备的测试基本有3种：卵泡刺激素（FSH）血液检查、抗苗勒管激素（AMH）检查，以及用超声扫描进行窦卵泡计数（AFC）。通常医生会为你进行这些测试中的一项或多项，以作为你开始体外受精（IVF）疗程之前的基础，如果你的治疗失败，这些测试可能也要重复进行。这些测试并不能精确测量出你的卵子数目，评估实际的卵子数目比较困难。

　　● 卵泡刺激素水平和体外受精治疗结果。卵泡刺激素（FSH）的水平表明了你卵巢的反应力。这个数值是波动的，与压力有关，数值越高意味着状态越不够好，说明你的卵巢正在挣扎。有些诊所会在你每一次月经周期开始时观察你的FSH水平（以及它与雌二醇的关系），等到其数

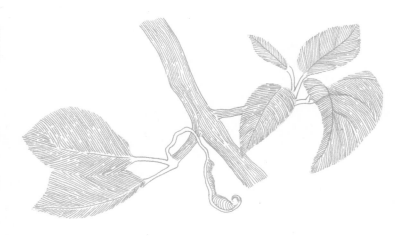

值降到可接受的范围内才会开始体外受精（IVF）治疗。很明显，如果能得到"完美的10分"或是医生预设的任何分数，都意味着治疗的成功率会增加，但这些分数有可能永远达不到，所以，你就有可能浪费了数月甚至数年宝贵的剩余时间去等待这指标达到要求。

如果你的FSH数值总是无法达标，或许你应该考虑换到另一家在你有高FSH值时愿意为你治疗的诊所，有些诊所的确能有不错的结果。和往常一样，你需要去了解，基于诊所以往案例中对不同年龄和激素水平的女性进行的治疗，你自己将有多大的成功概率，然后你再决定是否在这里开始和推进治疗。

▲ 抗苗勒管激素与体外受精治疗结果。抗苗勒管激素（AMH）由窦卵泡产生，与窦卵泡的数量（卵子储备）紧密相关。体外受精（IVF）治疗诊所现在越来越多地将AMH值作为一种指标，显示你对卵巢刺激的反应将是如何。有可能你并没有意识到这种激素的存在，却在忽然之间发现自己的AMH值非常低，医生会建议你不要进行另一次IVF治疗，并考虑选择捐赠的卵子。听到这一消息会让人难以接受，所以或许你想再咨询另一间诊所，然后决定是否要放弃自己生孩子。AMH值的主要作用是预测IVF治疗的成功率，数值越低，成功率越低。但即使AMH数值低于底线也仍然有可能自然怀孕（通常大大出乎当事人的预料）。

▲ 窦卵泡计数和体外受精治疗结果。卵巢中的小休眠卵泡（或窦卵泡）的数值可通过超声测量。窦卵泡计数（AFC）和体外受精（IVF）治疗的成功率之间有紧密关联，若女性的窦卵泡数目极低，通常来说她对卵巢刺激的反应也较弱，仅有很少的成熟卵泡，治疗的成功率也较低。若成熟卵泡不足，IVF治疗或许会被取消，或转为宫腔内人工授精（IUI）。请再次查看第237页的图片，关于卵子的质量和数量，如果你从每个卵巢取得随机样本，就能明白卵子的数量和质量如何。

尽管这么说听起来比较极端，年长的父母生育下一代也有积极之处，孩子能够从父母的知识、阅历和经济稳定性中受益，从而在学校和社会生存方面存在一定优势，这或许能平衡一些生理上的劣势。

我强烈认为，当一名女性仍然有卵子时，人们应该支持她去尽力一搏。当然，坐下来听医生讲清楚其诊所的治疗成功率也十分重要。你需要清楚地了解，和你同样年龄、类似卵巢储备、相似激素水平的女性中有多少成功怀孕了。了解最终可以"带回家的孩子"有多少是很重要的，而不要仅仅关注怀孕测试是否呈阳性。你的目标是有一个健康的宝宝。

许多女性都会因年龄和生物钟而恐慌，甚至在怀孕前就开始恐惧。我在本书前面几章已经说过，尽管在改变卵子数量或遗传基因的质量方面你没有什么可做的，但还是可以改善卵子成长的环境。不少医生认同，卵子的衰老和自由基损坏、扰乱内分泌的化学物质及糟糕的生活方式相关，尤其是吸烟（查看第四章）。我相信尝试针灸、摄入良好的营养，再配合使用抗氧化剂能改善你的卵巢环境（查看第八章）。在我们诊所为年长女性设置的治疗项目中，医生便会用放松技法帮她们减轻压力。

当女性在咨询过程中听见医生说出"卵泡刺激素（FSH）水平过高""卵子质量较差"和"更年期"这些词时，信心会受到很大打击。我的一个患者便告诉过我，她感觉像被一位友好却权威的医生"打了一拳"。虽然我很现实，理解女性的年龄会影响IVF的结果，但我还是相信，当女性受到支持，感到自己更加积极时，治疗会有更高的成功率。许多年长一些的女性甚至在放弃IVF之后自然怀孕成功。那些年纪大的卵子可能在实验室里的表现没有那么出色，却有可能在自然环境中成功受精。我们经常看到这样的情况，尤其是在那些不孕原因不明的夫妻中时常发生，只不过他们需要等待更长的时间。

和一些去美国接受过生育治疗的女性聊天十分有趣。她们说会听到很多鼓励的话，例如"你的卵泡质量非常好""你的卵巢表现很完美"。在英国则十分不同，许多女性在开始IVF治疗之前，或刚进行过扫描之后，会听到医生说"你的卵巢状况不是很好""我怀疑这个方法对你会不会有效"，这样就诊者非常容易泄气。

在支持年长女性生育方面，不仅我一个人在努力，也有一些诊所专注于这个领域。这些专注于低卵巢储备女性的诊所提供的数据表明，尝试的次数越多，就越有可能得到高质量的卵子。然而，女性并不是生产卵子的机器，伴随排卵的身体和情绪负担同样沉重。你需要做对自己和伴侣来说正确的事情，只有你自己明白你的感受如何，何时准备好了。

反应不良者

这里是指对体外受精（IVF）治疗中的卵巢刺激反应不良的患者。她们或许卵泡数目不够，以至于无法进行卵子采集，或是无法产生高质量的胚胎而取消治疗。目前看来，对这些"反应不佳"的患者并没有普适的定义。有时候患者告诉我她们反应不良，实际却并非如此。有时是疗法对她们并不适用，或是医疗机构对她们监管不力。这时仅仅改变诊所就有可能产生良好的胚胎，从而怀孕。

公平来说，如果你的促卵泡刺激素（FSH）和抗苗勒管激素（AMH）的数值都表明卵巢储备数量很低的确会影响怀孕结果，但一个诊所的测试结果可能与另一个诊所并不相同。有时，一间诊所诊断出患者反应不良，建议其考虑接受赠卵，而另一间诊所却有可能在几周之后从同一人身上取得不少卵子，这种差异令人震惊。这种情况下，患者不再被贴上"反应不良者"标签，会觉得松了一口气，并立即感到了新的希望。

卵巢早衰

卵巢早衰（POF）也被称作更年期提前，这在40岁以下的女性中约有1%的发生率。如果一名40岁以下的女性有4个月或更长时间没有月经，并且她的卵泡刺激素（FSH）数值有两次检查达到更年期的FSH水平，这名女性就患有卵巢早衰。卵巢的运作方式有时无法预测，有些女性仍然能在这种情况下怀孕。患上POF的原因仍不清楚。我们见过一些女性被诊断为患有POF，处于极端压力之下，月经也没有来，FSH值却升高，以尝试启动月经周期——如果她的压力可以释放，则有可能恢复正常月经周期。很明显，如果一名年轻女性接到这样的诊断会感到毁灭性的打击，不但要面对无法拥有亲生孩子的可能性，还必须接纳更年期的各种症状。她的朋友仍月经正常，她却感到自己正迅速衰老。这就是为什么你需要知道你妈妈绝经是在何时，因为POF可能会家族遗传。但如果进行抗苗勒管激素（AMH）测试，POF可能在早期被查出来。

子宫腔

子宫腔的状态对胚胎移植至关重要，也对随着孕期发展拥有健康、宽敞、可以扩张的环境有很大影响。医生或许会建议你进行子宫腔镜检查（查看第127页），以确保子宫内环境适于胚胎移植。需要排查的因素包括先天异常以及可能扭曲子宫腔的状况，例如子宫肌瘤（查看第103页）。如果可能医生会尽量避免手术，小的肌瘤通常影响不大。

子宫内膜

子宫内膜形成了一个海绵般的子宫壁，有充足的血液供应，从而使胚胎的着床和移植成为可能。在体外受精（IVF）疗程中，有时会出现子宫内膜厚度不够，无法成功进行胚胎移植的情况。通常认为子宫内膜至少需要7毫米厚，才能支撑胚胎移植。子宫内膜过薄有几个可能的因素：子宫腺肌病（子宫内膜组织侵入子宫肌层中）、子宫肌瘤、子宫腔粘连综合征（查看第152页）。

感　染

解脲脲原体和支原体是人类生殖道中的常见寄生菌，在70%性生活活跃的夫妻中都会发现。越来越多的证据表明，夫妻应当接受针对这些感染的常规检测（查看第132、167～168页）。这些疾病有可能存在很多年却没有任何症状，如果你在尝试自然怀孕，或许不会造成问题；但在进行体外受精（IVF）治疗过程中，这些细菌可能会在胚胎移植时被推进子宫腔，由于胚胎十分脆弱，这种感染可能会导致着床失败。尽管关于解脲脲原体及其对移植的影响尚无定论，一些研究表明，那些感染解脲脲原体并使用了抗生素治疗的女性，与不使用抗生素的女性在怀孕概率上存在差异。也有另一些研究显示两者没有任何区别。治疗需要使用合适的抗生素，并在3个月后重新进行测试。

免疫系统问题

反复出现的移植失败有可能与免疫系统相关，对这一可能性，医学界表现出日益增长的兴趣。当使用（1个）质量好的胚胎取代原先失败的胚胎，但体外受精（IVF）治疗仍然反复失败时（尤其再考虑到女性的年龄），或许值得探索一下这个方向。移植的过程很漫长，从受精后几天开始，持续到至少怀孕12周（也可能是20周）。在此过程中的任何一步都可能出现问题，要么导致自然怀孕延迟，使疗程失败，要么就是出现流产。因此，那些多年来针对复发性流产的调查数据和治疗经验，在移植早期就可以应用起来。然而，对这些治疗结论医学界也存在争议。关于某些测试和治疗的作用，人们有证据支持，而另一些测试和治疗则充满争议。

尽管我理解女性在经历重复的体外受精（IVF）失败后还是"愿意去尝试一切方式"，但这很容易让她陷入危险的情境。因此，患者本人必须要和医生彻底探讨任何被提议的测试或治疗方式，弄清楚是否有任何潜在的长期后果和短期副作用。

1. 凝血问题（血友病）

这里所说的凝血问题，是指有些女性的血液有过快凝结倾向（容易在血管内形成血栓，称为"血栓形成"）。如果血液凝结过快，可能会减少由胎盘向胎儿流动的血液，这是导致复发性流产的常见因素。也有越来越多的证据表明，导致复发性流产的因素也可能会导致体外受精（IVF）胚胎移植反复失败，甚至构成"原因不明"的不孕不育因素之一。那些有血液凝结问题的女性在其他地方出现凝结的风险也更大，例如深静脉血栓形成。

♠ 抗磷脂抗体：抗磷脂抗体是一个由 20 个抗体组成的家族，正如名字所示，它们都会对抗磷脂——一种帮助胚胎黏着的胶状分子。格雷厄姆·休斯（Graham Hughes）博士于 1983 年首次描述了抗磷脂综合征（APS）或"黏血"。这些抗磷脂抗体都是自身抗体，意味着它们对自身的组织不利。狼疮抗凝物和抗心磷脂抗体都是重要的抗磷脂抗体。如果女性患者患有狼疮——这是一种自身免疫性疾病，会使关节和肌肉极其疲倦——她难免会检测出狼疮抗体阳性。可是，那些没有狼疮症状的女性也有可能抗体检测呈阳性。

如果出现胚胎反复移植失败，这些抗体会呈现更高的数值，所以在体外受精（IVF）诊所，医生会要求这些患者进行抗体测试。如果查出的确存在这些抗体，女性的血液会容易过快凝结，磷脂的"胶水"功能被削弱，从而阻碍胚胎坚实地黏着在子宫内膜上。这是复发性流产的常见原因，针对这一情况也有很成熟的治疗方式，即使用阿司匹林和肝素。这些抗凝结药物在 IVF 治疗中或许也可以使用，不过目前能支持这种使用的证据还不够清晰。

阿司匹林能抑制血小板凝集，从而抗血栓。它能改善血液流动和循环，包括流向子宫和卵巢的血流。一些研究表明低剂量的阿司匹林能改善 IVF 中的移植成功率。然而，由于它会经过胎盘，医生们对阿司匹林的使用仍存在争议，一些人认为，只有当确认女性怀孕之后，才能使用阿司匹林。就像许多其他药物一样，一些使用者会有过敏反应，也有出现胃部溃疡的风险。只有当 APS 确诊之后，在医生指导下才能使用阿司匹林来稀释血液。

对患有APS的女性，另一种治疗方法是使用肝素（克赛）。肝素需每日注射，只有当女性已经怀孕，或正进行IVF疗程时才能开始注射。肝素似乎能够结合抗磷脂抗体，帮助囊胚植入，此外它在怀孕后期还有抗凝结作用。但有研究表明，长期使用肝素会导致钙损耗，因此这种情况下要多摄入富含钙质和维生素D的食物。

♠ 遗传的血栓形成倾向：有些凝血障碍问题与遗传有关。莱顿第五因子（FVL）是最常见的一种遗传紊乱，携带FVL的人可能会凝血异常并发生栓塞。血液中所含的蛋白C和蛋白S能调节和抑制FVL，防止出现凝血障碍，但如果蛋白C和蛋白S不足，血栓形成将不受抑制，可能会导致凝血过度。

总结来说，如果一对夫妻产生的胚胎质量良好，但却无法成功着床，则越发表明需要进行常规的血栓形成倾向筛查，包括检查抗磷脂抗体（如狼疮抗凝物和抗心磷脂抗体），以及检查有无遗传性的血栓形成倾向（FVL、蛋白S和蛋白C缺失等）。

/ 特别提示 /

叫 MTHFR 的酶

亚甲基四氢叶酸还原酶 (MTHFR) 是一种在我们细胞中存在的酶，可以消除人体内的同型半胱氨酸（一种有毒氨基酸）。若有人 MTHFR 基因突变，会降低身体吸收叶酸和维生素 B12 的能力，导致同型半胱氨酸代谢异常，从而增加患心脑血管疾病和流产的风险。对此的治疗方法是补充高剂量叶酸（5mg）。

2. 针对成长中的胚胎可能出现的免疫反应

你应该还记得，当一个胚胎被移植时，它首先会在子宫内膜表面找到一处能够黏着的地方，继而开始穿透表层。与内膜接触的胚体滋养层细胞也会迅速增殖，最终形成胎盘。为使胚胎和母体组织继续融合，需要克服一些免疫方面的阻碍——因为胚胎属于来自"异域"的组织，同时含有父亲和母亲的DNA。当胚体的滋养层遇见子宫内膜壁时，会通过叫作细胞因子的化学信使发生联系。这场交流决定了胚胎是继续生长至成熟，还是着床失败。

女性留住胚胎的能力和一些免疫学因素有关。一些研究表明，在正常怀孕期间，会发生一种独特的免疫活动，以防止女性身体拒绝接收胚胎。如果这项免疫反应发生问题，胚胎则无法成功移植，或会导致流产。

3. 关于自然杀伤细胞

这是关于移植失败产生争议最多的话题。

我们的免疫系统是用于对抗感染，保持人体健康的，它由白细胞亚群组成，而自然杀伤细胞（NK cell）是体积较大的白细胞或淋巴细胞。尽管自然杀伤细胞的名字听起来吓人，事实上却十分重要，它们能帮我们抵抗包括癌症在内的疾病。这些自然杀伤细胞在我们身体各处都存在，包括子宫内。但有些医生相信，如果自然杀伤细胞超过一定标准，可能会带来生育问题，以及造成胚胎移植失败。但因为对自然杀伤细胞的测试是通过采集末梢区域的血液进行，所以有些医学专家对该测试关联的自然杀伤细胞能否代表子宫内的细胞有异议。同时，机体对于采集血液的"反应"，有可能还会加剧免疫反应。

白细胞之间通过一种称为细胞因子的化学信使进行交流。白细胞亚群是辅助T细胞（T-helper cell），对移植失败有一定影响。该细胞有两种类型：辅助T细胞1（TH1）和辅助T细胞2（TH2）。两者对免疫系统有不同的作用，并产生各自的细胞因子。TH1产生的细胞因子通过激活自然杀伤细胞，可能会对移植有负面影响。为使胚胎移植顺利进行，TH2需占主导地位，因为它们对胚胎更友善。在一些情况下，例如女性自身免疫紊乱、子宫内膜或其他地方存在抗体，会引起免疫系统的反应，使其过于活跃，将平衡点拉向接近于TH1的反应。

那些专攻此类免疫测试的诊所会进行血液检查，看自然杀伤细胞的数值是否有升高，而TH1/TH2的比例则能显示细胞因子的杀伤能力。

当免疫系统过于活跃时，自然杀伤细胞会产生更多的TH1细胞因子。这种情况包括患者患类风湿关节炎、克罗恩病和多发性硬化等疾病时。医生用于治疗这些情况的药物包括类固醇、静脉注射用免疫球蛋白、修美乐或英脱利匹特。同时，我们也需要记住，针对杀伤细胞及其他免疫系统问题的测试和治疗仍处于研究阶段，英国皇家妇产科学会（RCOG）对自然杀伤细胞测试也并不推荐。

读到这里，我不希望你误以为如果自己有过一次未成功的体外授精（IVF）疗程则自动会出现免疫系统问题。对医生来说，决定测试要进行到哪一步并不容易。这些测试在英国国家医疗服务系统（NHS）中不会提供。如果你私下进行测试，则会非常昂贵。一些IVF诊所会鼓励患者做不同的免疫力测设，但由于并没有证据表明这些测试对诊断或治疗有用，许多医生也会反对进行免疫力测试。当然，不是所有存在移植失败的患者都有免疫问题。事实上，可能只有很少比例的人会出现免疫问题。

4. 自身免疫性疾病

自身免疫性疾病包括一些形式的甲状腺疾病、子宫内膜异位、系统性红斑狼疮（简称狼疮）、类风湿性关节炎、克罗恩病、1型糖尿病、雷诺病。它们的产生是自身抗体做出的免疫反应，会带来炎症和组织损坏。如果患者出现移植困难且已知存在自身免疫疾病，则应当进行这方面的测试。

♦ 狼疮抗凝物抗体：此项测试属于抗磷脂常规筛查的一部分。如果患者患有狼疮，这种抗体十分常见，但即便她没有任何狼疮的症状，而其家族史中有过狼疮，她也有可能携带这种抗体。

♦ 抗甲状腺抗体：家族中存在甲状腺疾病可能增加你患上此病的可能性。如果你出现甲状腺问题，也需要接受甲状腺抗体的检查。甲状腺自身免疫问题也是女性常见的紊乱症状，对5%～15%的女性都有影响。女性的甲状腺疾病患病概率是男性的5至10倍，而且即使不存在甲状腺功能衰竭也有可能存在甲状腺疾病，所以常常无法诊断出。至于为何甲状腺抗体会导致流产或移植失败，目前尚无答案。

生殖免疫这一话题非常复杂，且富有争议。生殖免疫学领域的先驱艾伦·比尔博士（Dr Alan Beer）写过一本书《你的身体是否适合生孩子？》，全面介绍了关于本话题的具体信息。我有幸见过他，并参加了他在美国的一些会诊。比尔的工作在医学界富有争议，因为他将一些病症与更高的体外授精（IVF）失败概率进行了了关联，包括雷诺病、慢性疲劳综合征、卵巢早衰、成年型糖尿病和子宫内膜异位。

这个领域发展如此之快，我们很难预测一些测试和治疗是否会成为未来的标准实践（如上文提到的血栓形成倾向筛查、使用阿司匹林和肝素），还是被作为无效甚至危险的实践。有句话在医疗会议上时常出现，总结来说就是："缺乏证据不能说明理论是错误的。"

5. 以整合式疗法支撑免疫系统

专家们在生殖免疫领域所做的许多工作，直接影响夫妻们在经历反复失败的体外受精（IVF）之后是否还能生出小孩。然而，我认为我们还是应当从本源和基础上查找能支持人体免疫系统的整合式的方法，包括饮食、补充剂、减压和环境因素。

我们的免疫系统为何会过度活跃？当我们明白自身免疫系统每天都受到杀虫剂、化学物质、香烟、酒精、压力和环境中毒素的侵袭时，这一情况就不难理解。压力和生活方式都会改变免疫功能，身体在每一层面都在战斗。免疫系统是不能和身体其他系统分割的，减压和营养都是关键因素（查看第四章和第七章）。尝试怀孕并且反复进行IVF尝试对任何人都会造成伤害。在齐塔·韦斯特诊所，我们提供的营养项目是整合疗法的根基，因为健康的消化系统至关重要。如果有必要，我们还会安排血液检查，测试维生素D、抗氧化剂和必需脂肪酸的水平。第七章的内容便包括关系到免疫系统的营养项目的关键元素。

一些女性或许会从人工的淋巴按摩中获益。淋巴系统是免疫系统的核心部分，为白细胞移行至病灶提供了一条快速通道。人工淋巴按摩能帮助淋巴液流动，因此我们会为准备启动IVF治疗以及正在IVF治疗间隙的女性提供这项疗法。针灸治疗对有些女性也会有效果（查看第109页）。

无论有没有证据支撑我都完全相信，整合免疫疗法领域一些医生所做的工作为一部分反复移植失败的客户带来了重大影响，改变了他们不能怀上孩子的状况。我为此还采访了英国生殖免疫领域的顶尖医生，以了解夫妻在IVF尝试失败后如何提高怀孕概率。

/ 真实案例 /

贾斯汀和哈利都是34岁，已经进行了4次体外受精（IVF）治疗，花了几千5万英镑，却全部失败。哈利已经不能承受再花更多钱在这件看来没用的事情上。

哈利的精子状态很好，活性有些低，但精子数目达到9000万个。贾斯汀的激素数值很好，但患有肠道易激综合征和纤维肌痛症，并患过子宫内膜异位。血液检查显示她的维生素D值很低。医生为她进行了免疫功能测试，发现她有抗磷脂抗体，从而提高了自然杀伤细胞的活跃度。医生为她进行了阿司匹林、肝素和类固醇治疗。诊所制定的营养项目也保证了她在饮食中摄入充足的抗氧化剂和必需脂肪酸，她也开始服用益生菌，减少摄入加工类食物、外卖和酒精。在第5次IVF疗程中，贾斯汀成功怀孕了。

采访生殖免疫学专家乔治·恩杜奎

我和英国生殖免疫学领域的顶尖医生乔治·恩杜奎（George Ndukwe）见面是在他位于诺丁汉的诊所，我们就免疫问题进行了长谈。他与生殖免疫学和遗传学界的先锋人物艾伦·比尔（Alan Beer）博士共事过很长时间（在2006年比尔博士去世之前，我也有幸拜访过他）。

Q（齐塔，下同）：促成体外受精（IVF）治疗成功的因素有哪些？

A（乔治，下同）：有3个主要层面——治疗前的事件，包括营养和减压；治疗过程中的事件，需要注重细节；治疗结束后的事件，包括对于早期胚胎移植提供充足支持。如果你能将这3个层面都做到最好，就为良好的胚胎和怀孕提供了良好的环境。卵子发育需要3个月，因此在疗程前准备好一切十分重要。

Q：您在生殖免疫学领域做了许多工作，免疫问题为何重要？

A：简单来说，胚胎在进入子宫时是一个外来的部分。只有怀孕时，身体才会允许外来物进入而不会排斥。有一种特殊的免疫力能够使母体接纳胚胎，而非排斥它，即便它是一个外来物质。如果这项特殊免疫力出现任何问题，胚胎移植都会受到阻碍。我们在很多方面都看到了巨大进步，但胚胎植入方面并没有太大突破，IVF疗程还是反复失败，流产时有发生，所以我们需要对这个领域有更好的理解。

Q：您会测试哪些患者？

A：我和比尔博士有过几次讨论，关于是否有可能识别出那些需要早期做免疫力测试的女性，我们从未得出确切结论。然而，他建议那些曾患有类风湿性关节炎、克罗恩病、甲状腺疾病、子宫内膜异位或其他免疫系统疾病的患者，或者家庭有这些病史的患者，最好接受免疫力测试。我认为这个提议是合理的。

Q：患者是否该等到经历过3次失败的IVF治疗后再进行免疫力测试？

A：为什么是3次治疗失败？其实是惯例，但这个数字却是武断得出的。我认为每一对夫妻或是每一个患者都应当具体对待。我有患者的失败疗程数或流产次数达到了10次，我为他们进行检查，提供免疫治疗，他们后来生育成功了。我时常想，如果他们早些接受免疫测试结果是否会更好？

　　一些年龄在40～42岁的女性到我这里就诊时，经常坚持提前进行免疫力测试，因为她们感到自己没有时间等待，宁可早点了解状况。对大多数患者来说，如果进行了3次优质胚胎转移却仍然没有成功，就应该停止尝试，并开始询问相关问题。一次又一次地提供同样的治疗方式，对我来说没有意义。

Q：在生殖免疫学领域，人们把使用阿司匹林和肝素当作惯例，但对使用静脉注射用免疫球蛋白（IVIG）却存在争议。我认为后者也是有效的治疗方法。您怎么看？

A：我同意你的看法。许多医生或许对IVIG疗法并不赞同，但它的确是一种有效的治疗方法，而且得到了许多已经发表的论文的支持。IVIG在美国和加拿大都被广泛使用。但它属于一种血液制品，即使进行该治疗会进行密集的筛查检测，一些女性还是对其持保留意见，对此我能够理解。

　　这种疗法也非常昂贵。对我来说，极少人能承受的这种治疗方案，即使再有效也难以推广。在多年研究之后，我们研发出一种新疗法，叫作英脱利匹特（Intralipid）。它是一种用于静脉营养的脂肪乳剂，比IVIG便宜很多。已发布的研究表明它与IVIG效果相当。鉴于我在诺丁汉已取得不错的治疗结果，我认为英脱利匹特是更有效的。因此，除非有特别情况，患者无须使用IVIG。

Q：关于修美乐的使用，医学界也存在着意见分歧，您怎么看？

A：修美乐是治疗类风湿性关节炎和克罗恩病的药物，可以长期使用。通过使用修美乐，能够改善与反复移植失败相关的某种特定的免疫力问题。从我的经验来看，对这类型患者，该药物十分有效。通常在进行IVF治疗之前就会给予患者该药物。我对修美乐的顾虑是，它十分昂贵，而且在患者中的成功率不超过20%。幸运的是，我目前正在做的研究表明，英脱利匹特也是一种有效的治疗方法。

流　产

在英国，流产是指未满24周时妊娠终止，大多数终止都发生在怀孕的前12周内（译者注：中国国内对流产的定义是未满28周时妊娠终止，标准的不同源于不同国家对早产儿救治能力的不同）。

许多医生相信，体外授精（IVF）治疗中的胚胎移植失败与反复流产有交叉。移植可被看作一个延续的过程，从将胚泡植入子宫内膜开始，到怀孕第12周胎盘掌控所有激素生产时完成。

现在的怀孕测试方式比过去敏感许多，当胚胎在首次尝试着床的早期，怀孕测试就会早早显示阳性结果。因此从本质上说，怀孕诊断是基于辨识人绒毛膜促性腺激素（HCG）的技术，且诊断时间也越来越提前。众所周知，在怀孕测试显示阳性之前就有极高的妊娠失败概率。妊娠着床失败发生在几天之内或几周之内，可能在生理学方面并无差别，然而一旦怀孕测试呈阳性，会对女性的情绪有影响。

在造成女性复发性流产的因素当中，有许多和IVF治疗中出现胚胎移植反复失败的原因相同。其中包括：

- ♠ 年龄。
- ♠ 遗传因素。
- ♠ 女性或男性的异常染色体。
- ♠ 激素失衡（包括PCO，即多囊卵巢）。
- ♠ 血栓紊乱。
- ♠ 自身免疫性疾病。
- ♠ 传染病。

♣ 子宫结构异常。

♣ 生活方式因素，如吸烟和过度摄入酒精。

在英国，除非第3次流产，医生不会去调查流产的原因，而发生3次流产对女性来说又很困难。我们很清楚，患者的家族或个人历史中有些因素会使她更容易流产。

对复发性流产原因的调查通常从血液检查开始，以检查是否存在激素失衡。血栓因素也会得到检查，医生还会对男女双方进行染色体测试，以及全面的传染病筛查。

如果在任何阶段出现流产，女性的身体通常会出现征兆（流血或者痉挛），身体会经历妊娠终止的一系列生理过程。有时，或许没有任何身体征兆显示妊娠已经终止，而是在通过扫描以确认一切进展顺利时发现了妊娠终止的信号。患者若在此时被告知胎儿没有心跳或妊娠没有任何进展，会感到非常崩溃、愤怒、怀疑和巨大的悲伤。

一些女性会自然流产，但也有一些女性无法完整地自然流产，需要依靠全身麻醉进行手术流产，这一过程被称为ERPC，即妊娠产物清空术。有些人仍然将这一过程称为宫颈扩张和刮宫术（D&C）。如今有许多医疗方式能够管理流产，包括使用口服避孕药和阴道栓，但如何管理流产这一过程取决于许多因素。为此我采访了复发性流产领域的专家、齐塔·韦斯特诊所的拉杰·拉伊（Raj Rai）博士，请他大致谈了对流产问题的看法。

采访医学专家拉杰·拉伊

Q（齐塔，下同）：流产有多普遍？

A（拉杰，下同）：流产比人们认为的还要常见。每100个怀孕的女性中仅有50例能顺利生产。流产率会随着她们年龄的增长而升高：

20～24岁约15%。

35～39岁约25%。

40 岁以上约 51%。

45 岁以上约 75%。

Q：何时是流产发生的高风险期？

A：早期流产的高发期在 8 周以内，这与人们普遍认为的 12 周不同。

Q：出现流产的普遍原因是什么？

A：单次流产最常见的原因是偶发的胎儿染色体异常。这种因素随着母体年龄和卵泡刺激素（FSH）水平的增长而增加。当胚胎出现染色体异常时，90% 的原因都是来自卵子，10% 的原因来自精子。

Q：什么是复发性流产，它有多普遍？

A：当患者连续 3 次在妊娠期 20 周之前流产，会被诊断为复发性流产。有些女性的确更容易流产。在总人口中复发性流产事件可占 1%。在这部分人当中，66% 的复发性流产都有潜在的原因，另外 33% 没有明确的原因，很多夫妻难以接受其复发性流产的原因是妊娠中随机发生的基因错误。

Q：反复流产最可能的原因是什么？

A：流产最常见的原因是与年龄相关的随机基因异常。第二常见的原因是抗磷脂综合征（APS），约 15% 的复发性流产女性遭遇了这种自身免疫性疾病。APS 的抗体是一个由 20 个抗体组成的家族，它们会对抗磷脂 —— 一种帮助胚胎着床的脂质分子。其中，狼疮抗凝物和抗心磷脂抗体都是重要的抗磷脂抗体，它们是与复发性流产相关的重要因素。抗磷脂抗体还会攻击子宫内膜和胎盘，这也是孕早期流产的原因。

Q：对抗 APS 有好的治疗方法吗？

A：有的。如果患者患上 APS 并没有进行治疗，那么成功怀孕的概率只有 10%，同时也有很高的宫内生长受限风险。服用阿司匹林能使活婴出生的概率提高至 42%，阿司匹林和肝素联用则能使活婴出生概率提高至 71%，所以这种治疗方式是很成功的。

Q：许多女性要求服用阿司匹林，因为觉得不会有什么伤害，您怎么看？

A：只有当出现明确的流产信号，才能使用阿司匹林，在没有得到阳性孕检结果之前不能使用。事实上有证据表明，如果你在得到阳性孕检结果之前使用阿司匹林，会增加流产风险。在体外受精（IVF）的刺激阶段使用阿司匹林可能会降低怀孕概率。

Q：复发性流产的标准测试有哪些？

A：测试的逻辑在于确认是否有关于妊娠终止的任何潜在的、能治好的因素。标准测试包括是否存在染色体异常、激素问题（卵泡刺激素、黄体生成素、睾酮、孕激素和抗苗勒管激素），抗磷脂综合征（抗心磷脂抗体和狼疮抗凝物），遗传性血栓形成倾向（莱顿第五因子，蛋白质S和蛋白质C），配合超声扫描检查子宫及是否有多囊卵巢。

Q：多囊卵巢综合征（PCOS）和流产之间有什么关联？

A：我们知道，有复发性流产史的女性当中，大约40%也有PCOS。两者的关联不仅在激素层面，同时，患有PCOS的女性在血液凝块分解的表现上相对不及其他女性。许多患有PCOS的女性体重指数（BMI）很高。有证据表明，高BMI值的女性有更高的复发性流产概率。2008年伦敦圣玛丽医院的一项研究调查了696名复发性流产原因不明的女性，发现女性如果存在过度肥胖，则流产风险会升高73%。那些患有胰岛素抵抗多囊卵巢综合征的女性由于胰岛素水平升高，导致胚胎质量更低。

Q：在流产治疗中孕激素补充剂起到什么作用？

A：目前关于孕激素的研究整体来说质量低下，数量也很有限。一些研究显示孕激素补充剂没有作用，但至少有5个研究显示其有一定效果。这些研究中有许多都被误解和误读了。

Q：在复发性流产之后，还有多大可能性怀上健康婴儿？

A：我见过许多经历过复发性流产并为此焦虑的女性。我试图让她们明白，如果女性不到30岁，有过3至4次流产，且没有查出可医治的原因，则她还是有65%的概率成功怀孕。如果怀孕期能持续到第8周，则有98%的可能性表明妊娠发展正常。有必要记住的是，当女性说自己有过一次流产，例如在第12周时，这通常意味着只是在第12周时才被诊断出来，妊娠很可能在几周前就已经终止了。

Q：您是否相信生活方式也会和流产相关？

A：一些研究明确显示流产和压力有关。体重也会对流产有影响——无论是体重过低还是超重都会提高流产概率。

Q：您觉得针对复发性流产的综合治疗有什么优势？

A：我所在的齐塔·韦斯特诊所会为患者提供综合性的治疗方式，不仅关注医疗层面，也关注夫妻双方的生活方式、饮食和情绪因素。不同夫妻面对流产的态度不同，许多人会发现很难为对方提供支持。由于受英国国家医疗服务系统（NHS）的限制，许多夫妻需要等到3次流产后才能进行治疗，这令许多女性感到不安，她们希望尽可能将流产再次发生的风险降到最低。如果夫妻在怀孕超过10周后发生1次流产，或是10周内发生2次流产，我们会接待他们，为其诊断。尽管仍有可能找不到流产的原因，但运用综合性的治疗准则，有利于发掘可以解决问题的方面。

多数针对复发性流产的诊所仅仅将目光聚焦在女性身上。我所在的诊所会提供针对男性的检查项目，包括测试精子的基因完整性等。有证据表明，如果精子具有较高的DNA断裂指数，则导致流产的可能性更大。夫妻双方也需要进行完整的传染病筛查。除医学层面外，诊所也提供营养方面的支持，采用针灸手法帮助患者减压、改善血液流动，运用催眠疗法和视觉想象法，提供咨询服务，帮助患者管理情绪，这些都带来了积极的效果。

Q：要将流产风险降至最低，未来还有什么方向值得注意？

A：未来应更加注意提升孕前护理水平，以及为怀孕进行准备的能力。在移植时，怀孕前几周所发生的事会为整个妊娠期奠定基础，所以早期流产、胎儿宫内生长受限以及子痫前期的原因都可以追溯到移植时刻。鉴于此，良好的孕前护理至关重要，目前大家对这方面关注太少。

流产后如何面对？

特邀撰写：简·奈特（Jane Knight），备孕咨询师

无论流产发生在孕期的哪个阶段，都让人难以面对。人们通常认为，孕期的进展越靠后，流产带来的损失感就更大。如果女性在孕期后期流产，或在孩子接近出生时流产（无论是死产还是新生婴儿的丧生），都令人崩溃。夫妻们通常在此后的许多个月，甚至许多年都需要得到极大的情绪支持。

当怀孕测试结果呈阳性时，你通常会情绪高涨。然而，如果你曾经历过流产，你或许会有混杂的情绪，或许会感到焦虑，担心再次流产，这是我们潜意识保护自己的方式。患者或许无法亲眼看到超声扫描图片，或者即便听到医生和超声专家安慰她，也无法被鼓舞。有过流产经历通常会让女性变得谨慎且焦虑，无法再天真地接受怀孕这件事，以及怀孕带来的喜悦。

流产，尤其在怀孕早期流产，给人带来的最大困难是接受自己失去了潜在的可能性。因为这一点，人们很难与发生了早期流产的女性共情，除非人们自己亲身体验过这种遭遇。

无论流产发生在何时，你都必须给自己时间去感受悲痛。有时，人们认为悲痛是一个周期性的情绪，包括几个阶段——情绪麻木、否认、怀疑、分离、焦虑、绝望、悲伤和孤独。然而它并不是按逻辑进展的周期，在任何时间你都有可能被这些情绪中的某一（几）个击中，情绪会起起伏伏，但没有固定模式。请记住，悲痛是一件私人的事情，你和伴侣可能会处于悲痛的不同时期。当发生事件时，男性通常"触底"非常快，随后会相当快地重新浮出水面，用工作和其他事件淹没自己、使自己分心，而悲痛其实并没有被解决。男性通常觉得谈论悲痛是困难的，然而女性却需要频繁地进行交谈，几乎是不停地谈论。你需要时间放下愤怒及其他负面情绪，接纳一切，生育咨询师可以帮助你。一句中国老话是这样描述悲痛的，"你无法阻止悲伤之鸟从头顶飞过，但你却可以阻止它在你头顶筑巢。"

书写对你管理悲痛情绪会有帮助。写下你的感受——关于本来可能会如何等的一些思想意识流。如果你觉得恰当，可以给梦想中的宝宝写一封信。或许你会想做一些事情来标记怀孕经历，尤其是如果你在怀孕后期经历了流产。你可以考虑买一个氦气球，在对你很特殊的地方将它放飞，如沙滩或乡下一个风景秀丽的地方，当你看着它逐渐消失在空中时，请允许自己感到悲伤。

在一段时间之后（时间长度取决于各人的不同情况），你需要做出一个积极的决定，重新向前看。你所失去的当然不会回来，但你头顶悲伤和绝望的乌云应该逐渐散开，偶尔也让一丝白云飘过。一些人会一直困在悲痛中，可能患上抑郁症。所以，你需要时常联系全科医生，无论是进行咨询，或是获取其他的治疗支持，甚至是抗抑郁药。如果你感到自己沉溺在悲痛中，接受少剂量的抗抑郁药，并结合聊天疗法，对你最有益。

准备好再次进行体外受精了吗？

这是一个重大的决定。在第233页，我探讨了帮你做这个决定的一些方法，但你和伴侣双方都需要对下一步达成共识。许多女性来到我们的诊所，将我们视作"最后一根稻草"，有些女性因为接受体外受精（IVF）治疗的消极经历，或是收到坏消息的方式而备受打击。我们会尽全力帮助每一对夫妻。有些女性会尝试新一轮的IVF，或排除极大的困难尝试自然怀孕，但也有一些女性需要感受到支持，向下一步迈进。我们的整体目标并不是不惜一切代价获得一个婴儿，当然，无论用何种形式，我们希望尽可能多的夫妻能实现成为父母的梦想。但对另一些人来说，可能需要通过其他方法实现充实圆满的人生。

第十五章 继续尝试

夫妻面对的最大挑战就是决定何时退出体外受精（IVF）治疗，开始向前看。或许你可以考虑其他选项，例如接受赠卵。一些夫妻或许更希望领养或保持没有孩子的状态。本章探讨了夫妻检视自己处境的方法，从而为开启新的人生篇章做出积极决定。

怎样知道何时该向前看?

针对这一问题,不同的夫妻有不同的答案,这取决于他们各自的处境。有时夫妻双方对下一步的方向会出现分歧:妻子坚持要用自己的卵子再尝试一次体外受精(IVF),而她的伴侣却决定不再尝试。之所以向前看或是停止治疗会如此困难,是因为谁也不能保证下一个疗程不会成功。有时,一对夫妻可能认为他们做了决定,是时候放下/向前了,但他们中的一方还是可能突然改变主意,想再尝试一次。

向前看对女性来说更困难,尽管她们启动下一轮IVF疗程的成功率可能低至1%,却还不愿相信已经在道路尽头,这会对夫妻关系造成许多摩擦。在此阶段,许多女性都需要帮助以重树信念,继续前进。

生育咨询师的建议
特邀撰写:简·奈特(Jane knight),备孕咨询师

有时候,夫妻的情感中除了试图怀孕外已经没有其他,所以如果最终决定放弃治疗的话,两个人不仅会没有孩子,其中一方可能还会担心两人的关系即将结束。

有些夫妻或许已经在一起很长时间,而尝试怀孕却没有多久。或许伴侣中的一方在早期没有做好要孩子的准备,所以关系中累积了太多关于这件事的怨恨和内疚感。如果在这段关系中,女方曾因为两人的未来不清晰而有过一次人流经历,那么再尝试怀孕将更为困难——因为现在两人的关系已经比较成熟,他们可能会为此前的流产经历产生深深的懊悔,认为自己曾经做出了"错误的决定",这会导致内疚和自责。

有些夫妻为生育之旅投入了大量的时间、精力和金钱,如果最终得不到孩子,他们会感到之前付出的一切都白白浪费了,所以他们更难做出终结这趟生育之旅的决定——因为听起来就是一切以"失败"告终。一些夫妻或许遭遇了流产,却在管理情绪方面没有得到恰当的支持,无论他们的流产发生在什么时期。

能够去感受悲痛,并放下过去任何的怀孕经历(或是对医学治疗的

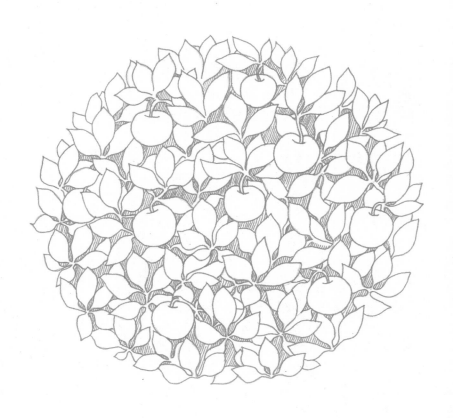

希望和梦想），对夫妻们未来的生活非常重要。同时，他们也需要考虑清楚孩子在彼此关系中的重要性。一些女性公开承认，孩子比他们的关系更为重要，并且她们为了成为母亲已经做好了失去伴侣的准备。但对其他女性来说，关系才是最重要的。一些女性会担心如果不能生孩子，伴侣会抛弃她而重新找一个可以生育的女人。我经常请夫妻们思考他们究竟想要什么，以及如何看待父母这一角色。他们是希望在有生之年能够有一个小生命让他们去滋养、共同做快乐的事情吗？他们是否考虑过家庭的其他形式，例如领养？遗传基因这项因素到底有多重要？

我会建议夫妻们尝试一个练习，"假装"已经决定尝试另一次治疗，两人随后一周都带着这个决定生活，观察自己的感受。然后在接下来的一周，再假设自己没有做出这个决定会怎样。这项练习能给你们时间，体验各项选择带来的情绪，梳理清楚自己究竟想要什么。如果能和一位独立的人谈谈将对你们十分有帮助，例如咨询师。

我也相信书写的力量。如果夫妻俩决定进行新一轮的体外受精（IVF）治疗，我会建议他们以书面方式把这事记录下来，去思考如果这次治疗没有成功，生活将会怎样。当你需要做出任何重大决定时，写下来都是很有帮助的，包括你的想法，你为何做出了这个决定等。之后你就能回看这些内容，并能够完全理解当时的决定。

赠　卵

从1984年开始，接受赠卵就是一种标准的生育治疗形式，适用于卵子因各种原因出现问题的女性。赠者通常是更为年轻的女性（35岁以下）。医生会刺激赠卵者的卵巢，以产生10～15个卵子，随后采集卵子。要接受捐赠卵子的夫妻将会做好准备，两名女性的周期需要同步。卵子接受者会摄入激素补充剂，为子宫接收受精卵做好准备。而赠卵子会与受捐赠者丈夫的精子受精，随后胚胎将被转移到受孕者的子宫内。

对一些夫妻来说，接受赠卵是合适的选择，因为男方会和婴儿有基因联结，女方则仍然能够从身体上体验到怀孕、生孩子和哺乳的过程，在情感上和孩子仍然有联结，因为她为这个植入自己体内的单细胞提供了生长发育所需的全部激素和营养成分。

我们见过有些夫妻经历了反复的体外受精（IVF）失败，转而希望接受赠卵，当然这需要找到合适的诊所，以及在身体、心理和情绪方面都做好最佳准备。这是一项重大的决定，但此阶段的优势是你们有时间。尤其对年长一些的女性来说，本来接受生育治疗的整个过程都像被按上闹钟般紧迫，现在却可以放松了，有充足时间去考虑接下来的计划。如果女性开始考虑接受赠卵，就可以忘记自己的生理时钟。

对一对夫妻来说（尤其是女方），如果决定接受赠卵，是里程碑式的时刻。没有人想放弃生下与自己有基因连接的孩子的机会。通常女方选择接受，是因为逐渐意识到尝试IVF对她们没有效果，原因多数是和年龄有关，或者因为她对卵巢刺激的反应持续较差。也有一些男性难以接受自己的精子与另一名女性的卵子结合。许多个体或夫妻感觉接受赠卵的想法很不对——他们对自己诚实，只想生下完全继承了自己基因的孩子。

对某些夫妻来说，接受赠卵可能会引发道德、伦理或宗教方面的反对意见或担忧。夫妻双方可能价值观差异较大，这会使情况更为复杂。关于接受赠卵还会涉及许多问题，例如受捐者怎样对未来的孩子讲述这一切。

接受赠卵为许多夫妻带来了希望，且比较IVF有更高的成功率，但就算成功率相对较高（约50%），也有很多夫妻没有成功。在英国，等待赠卵的时间非常漫长，许多夫妇会出国寻求赠卵，例如去西班牙、东欧国家或美国。常常是女方先做出了决定，并且已在心态上到达了下一阶段，而男方可能还在思考发生了什么。

下定决心接受赠卵是一个艰难的抉择。人们选择赠卵的原因通常包括：

- ♣ 女性的年龄。
- ♣ 卵巢功能不良（通常和年龄有关）。

♣ 卵巢功能早衰（查看第十四章）。

♣ IVF治疗反复失败，尽管质量良好的胚胎已经转移至了子宫（且没有任何免疫问题）。

♣ 将基因性的遗传性疾病传给后代的风险。

♣ 手术或者化疗。

♣ 复发性流产。

令人忧伤的是，女性的年龄的确会影响IVF的成功率。如果患者来就诊时年龄为45岁或46岁，最好直接考虑接受赠卵。因为她进行IVF的成功率将非常低，如果进行IVF，不但面临卵子储备下降的事实，时间也非常有限。然而选择接受赠卵，就没有那么紧急。许多患者在18个月之后回来找我说，"那时我还没准备好接受你提出的接受赠卵的建议，但现在我想更多地了解下这个方法。"

你需要用些时间做调查，并且仔细考虑，考量每个选项，以确保对自己的选择满意。即使女性的月经已经完全停止，已经度过更年期，也可以接受赠卵，因为影响治疗效果的是赠卵者的年龄。假设接受赠卵的女性的子宫仍然功能完善，从生物学角度来说不存在年龄限制；然而从社会和情感的层面考虑，女性仍会感受到压力。诊所对赠卵接受者会有年龄限制，一些英国诊所设置的赠卵接受者最高年龄为50岁。

关于赠卵的常见疑问

Q：关于赠卵者的匿名性有何规定？

A：在2005年4月1日之前，英国人类受精与胚胎管理局（HFEA）保证卵子（和精子）捐赠者会保持匿名。接受捐赠的夫妻只会得到很少的关于捐赠者的信息，且没有任何关于捐赠者身份的信息。然而从2005年4月开始，捐赠者不再保持匿名。当通过卵子/精子捐赠而诞生的小孩达到18岁时，他们可以向HFEA申请获取捐赠者的全部信息。这项改变导致英国的精子和卵子的捐赠量供不应求，尽管有关方面已经采取了若干措施希望改善状况，但目前成效不大。法律的改变是考虑到被领养的孩子的体验，以及对有些孩子和成人来说，找到基因意义上的母亲很重要。关于你所在国家和地区的具体情况，你需要向专业人士咨询。

Q：如何筛选赠卵者？

A：赠卵者在进入捐赠项目之前，需经受严格筛查。筛查内容包括其详细的医疗史，含家族病史；妇科检查，包括通过血液检查评估激素数值并检查卵巢储备；排除某些疾病的测试（包括性传染病）和基因异常。大多数诊所为防止染色体异常（例如唐氏综合征）的风险，不接受超过35岁的捐赠者。如果接受赠卵的夫妻知道赠卵者之前捐过卵子且赠卵获得了成功妊娠，会更放心。

Q：成功率怎么样？

A：使用赠卵的女性的生育成功率取决于卵子的年龄，而非母亲自身的年龄。通过接受赠卵，不仅你的怀孕概率会显著提高，流产概率也会大幅降低。40多岁的女性如果用自己的卵子怀孕，有7%～10%的概率能通过辅助受孕方式怀孕，但如果使用赠卵，成功怀孕的概率将增至25%～60%。这个比例比各年龄段女性进行传统体外受精（IVF）治疗的平均成功率还要高，因为赠卵来自35岁以下健康、有较强生育力的女性。

Q：患者如何确定这项治疗方法适合于自己？

A：想下定决心接受赠卵并非易事。我们强烈建议你和你的伴侣（如果你有伴侣的话）与资深的生育专家谈一谈，或许与其他接受过赠卵的人也进行交流，然后再做出决定。在英国，所有经HFEA授权的诊所都有义务在你同意选择赠卵前提供咨询服务。一些组织也能够提供宝贵的信息和资源支持，例如英国不孕不育网（Infertility Network UK）和捐赠怀孕网（Donor Conception Network）。

Q：能否推荐一些英国的诊所？

A：在英国，HFEA是中央管控组织，为诊所注册，所以从这里入手寻找诊所再合适不过。多数生育机构会接受女性通过熟人赠卵的方式进行手术，但许多诊所仍然会设赠卵项目，招纳匿名赠卵者。一些诊所也有卵子共享项目，在这里，那些进行IVF治疗的夫妻同意分享他们的一部分卵子给受捐者，而受捐者则会为赠卵者的IVF疗程提供部分资金支持。

Q：英国之外的诊所情况如何？

A：关于夫妻在英国之外诊所的经历，我听到的说法是喜忧参半。尽管有些海外的诊所很不错，仍有人表示某些诊所会利用夫妻的脆弱，当出现问题时很难给他们提供资金赔偿。建议你们仔细做好调研，并尽量多找一些有过海外诊所治疗经历的夫妻交流。你也可以在互联网上轻易获取常规的建议。在多数国家并没有一个像HFEA那样的注册管理机构。去英国以外的某些国家就诊，可能会遇到诊所不符合临床或伦理的标准、法律方面也令人困惑的问题。寻求海外诊所需考量的主要因素包括：

♠ 测试赠卵者疾病和遗传问题的标准有哪些？

♠ 赠卵者的信息，以及关于匿名性的问题（对孩子来说）。

♠ 实验室标准。

♠ 是否会剥削赠卵者（付款或酬劳方面）？

♠ 沟通的困难程度。

语言障碍使情况更复杂。在欧洲大陆的诊所，你通常无法选择赠卵者，但在美国，你或许能够选择赠卵者，尽管治疗会更为昂贵。在寻求国外诊所治疗时，最好了解下是否有探讨可能结果的咨询环节。

赠卵疗法的周期

尽管不同的诊所会使用不同的疗法，但关键步骤基本如下：

① 赠卵者的月经周期需要和接受者同步。如果你（卵子接受者）正在来月经，医生会给你药物（通过注射或者鼻吸入），以抑制你的自然激素，阻止排卵。如果你不再有月经，就不需要经历抑制阶段。诊所也会给赠卵者相应药物以抑制她的月经周期。随后她会进入刺激阶段。

② 卵子接受者会摄入雌激素（有时是孕激素）药片，使子宫内膜做好准备。

③ 当赠卵者拥有足够的卵泡时（通常直径需要大于15毫米），医生会为她注射药物，以使卵子成熟。

④ 36小时之后，卵子被从赠卵者体内取出。

⑤ 卵子和你的伴侣的精子相遇，受精。

⑥ 你将继续摄入孕激素（可能还有雌激素）补充剂，以进一步让子

宫内膜做好准备，确保它以最佳状态接受胚胎。

⑦ 2至5天后，进行胚胎移植。

⑧ 在卵子采集大约2周之后，你会被要求进行怀孕测试。

捐赠精子

过去15年，卵细胞质内单精子注射（ICSI，查看第200页）为男性生育带来了革命。那些原先需要使用捐赠精子的男性开始能够拥有遗传了自己基因的小孩。然而，精子捐赠在有些情况下仍然有需求。男性可能缺乏精子（射精中没有精子），有时可能通过手术无法取得精子，或者可能有遗传疾病的风险。还有一些夫妻经历了无数次的ICSI疗程均未成功，由于精子出现问题，所以决定接受精子捐赠。精子的捐赠者在被接收进入捐赠项目之前，会经受严格的医疗测试。

如果夫妻考虑使用捐赠的精子，必须先去找生育咨询师和信任的医生，探索这种做法对自己意味什么，以及对夫妻关系、对未来的孩子、对生命中其他重要的人来说有何影响。

考虑领养

特邀撰写：简·奈特（Jane knight），备孕咨询师

任何打算生孩子的夫妻都不会将领养列为第一选项。它通常是在尝试过自然怀孕、体外受精（IVF），有时是失败的赠卵治疗后出现的第三选项。领养之前有必要进行相关咨询，被领养的小孩或许需要通过帮助才能够接受自己的处境，以及将要面对的困难。你可以从本地官方许可的领养机构咨询相关事宜。

没有孩子，生活也要一往无前

在怀孕这件事上如果竭尽全力结果还是不理想，向前看很重要。做出停止治疗的决定可能很困难，因为谁也说不准会不会有新的机会在转角等你。放下过去的执着，开始新生活是艰难的。各种生育检测和治疗可能会主宰许多夫妻多年的生活，从许多层面来说，他们的生活都停滞不前。经历这一切后，让他们去想象一个没有生育治疗的生活谈何容易。此时，夫妻双方都需要进行良好的沟通。或许你需要在卸下生育之旅带来的重负后重建双方的关系。很多时候，你甚至会忘记最初对方是什么地方吸引了你。此外，要让你的父母接受你们已经决定开始新生活也十分困难——他们想成为祖父母的希望就破灭了。

现在，你不用忍受体外受精（IVF）疗程带来的希望和恐惧，将有机会拓展你的视野。或许你希望去旅行，培养新的兴趣，考虑改变职业，甚至去新的国家生活。

有一个问题可能会令你感到棘手，那就是当别人问起你的家庭时。常见的无辜问题是"你有孩子吗？"，这可能让你心烦。建议是保持简单的回答，例如"遗憾的是，没有孩子。"你对没有孩子的处境越持敞开态度，越容易让它变得正常，并且被某种程度的接纳。不过，还是有一些人会觉得，没有孩子这件事影响到自己的身份认同，另一些人则会有极强的挫败感，因为生育和繁殖似乎是他们主要的人生目标。

生育咨询或许能帮助你以积极的态度继续生活。而且你也可以和其他孩子建立起特殊联结，并为此感到幸福和充实——包括侄子和侄女、朋友的孩子等。一些人甚至选择和孩子一起工作，或者加入和孩子打交道的志愿者工作。

保存未来的生育力

我向许多杰出的医生询问过他们对体外受精（IVF）治疗的看法，以及如何看待辅助受孕的未来发展。他们提到了一个现在热度日益增长的研究领域，服务于那些生理需求与自身现实状况不符的女性，她们由于某些原因，无法在当下尝试孕育后代，正考虑如何找到最佳办法为未来保存自己的生育力。

还有另一群人，也面对着生育的两难境况，例如那些童年或青春期癌症的幸存者。为了能在化疗开始之前保存未来的生育力，他们也许会考虑冷冻精子或卵子，以备将来进行辅助受孕。

冷冻精子

20世纪60年代起就开始有精子储存库提供匿名的精子，以供各种情形使用。在体外受精（IVF）治疗和子宫内人工授精（IUI）中，如果男士在治疗当天无法产生精子样本，或夫妻双方身处异地，则可以冷冻精子以备不时之需。其他男性选择冷冻精子的原因包括睾丸功能失调，勃起困难，射精困难，严重的医疗问题，或呈下降趋势的精子质量。

精子一般能在初期储存10年，但提供者必须签署书面同意书。在英国，如果你希望储存精子，必须接受人类免疫缺陷病毒（HIV）测试以及乙肝和丙肝检测。这能够减轻储存的精子样本之间交叉感染的风险。同时，你也很有必要向专业人士咨询，探讨可能的结果。

所有捐赠的精子都是冷冻的，并会被隔离6个月，然后接受HIV等病毒检测。解冻和融化会影响精子的质量和活性，所以在实际使用中，新鲜精子要优于冷冻精子，虽然很多女性也能够通过冷冻精子怀孕。

冷冻卵子

随着科技的发展，一些生育诊疗中心开始能为女性冷冻卵子。这些女性，有些是因为还没找到合适的伴侣，有些则将要开始癌症化疗。你冷冻卵子时越年轻，它们在染色体上正常的概率就越高。

但不能保证冷冻卵子会成功生育出小孩。从技术上来说，冷冻卵子比冷冻胚胎还要困难，因为卵子的含水量很高，冰晶还有可能损伤卵子。到目前为止，只有几百个婴儿是由冷冻卵子产生的。

为采集卵子进行冷冻，需要先用体外受精（IVF）治疗的药物以常规方式刺激女性的卵巢，然后采集卵子，以备以后使用。冷冻卵子之后生育孩子的唯一方式是再次通过辅助受孕。将冷冻–解冻后的卵子与患者配偶的精子结合，产生的胚胎将被转移至女性子宫内。

如果你考虑冷冻卵子，需要接受咨询，了解风险和收益、预期的冷冻–解冻率和最终怀孕成功的概率。即使卵子成功解冻，也不一定表明卵子能够成功受孕，当然，即使受孕成功，胚胎还需要分裂继而进行移植，所以，必须各个阶段都顺利才能有最后的成功。

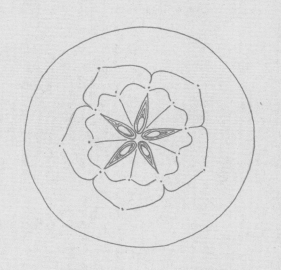

写在最后的话

　　科学的进步为我们提供了广泛的技术和更多的医疗可能性，也带来了更加令人困惑的数据、利益和风险。现在有许多夫妻几乎是强迫性地要求自己去尝试各种备孕手段，因为总有可能出现新的机会。对此，我最大的恐惧是这种做法有可能影响和损害夫妻之间的关系。

　　在此领域工作了许多年之后，我和同事倾听过、也支持过许多面对生育检查和治疗挑战的夫妻，我们对就诊者说出的最重要的建议就是"永远不说'永远不'！"第二个对他们的提醒是接受"每一次转变都需要时间"这一事实，从自然怀孕到转为辅助受孕，再到之后的其他选择。请你们花时间好好和伴侣沟通、倾听对方的焦虑，从而感到彼此联结，并在情感上融洽。每个人都有自己处理问题的方式，但随着时间推移，无论你处于哪个阶段，你都可以挺过来！

　　在编纂本书的过程中，我的团队和许多著名的研究者、从业者合作，希望为你们提供关于生育和辅助受孕的方方面面的意见。希望这本书带着它的集体智慧，能够给予你切实的帮助，使你不仅对治疗的物理过程有更多理解，也对你自己有更多的认知。

致 谢

与很多女性的受孕之旅一样，在完成本书的过程中，我也得到了一个具有高度奉献精神的团队的帮助。我不知道如何开头，但我想向简·奈特（Jane Knight）表示最诚挚的谢意，她为本书的写作提供了有关生育的事实性知识，担任本书的顾问，还给予我很大鼓励，使这本书最终得以成型。我也要特别感谢我的所有团队成员，尤其是下面各位：感谢安妮塔·奥尼尔（Anita O'Neill）的产科专长、长久支持和友爱；感谢克莱尔·诺里什（Claire Norrish）的公关才能；感谢朱迪·戴维斯（Judy Davies）帮我打造形象；感谢利兹（Liz）和梅洛迪（Melody）不辞辛苦地处理我的临床日志；感谢我的针灸师团队，特别是负责针灸的伊娃·斯泰兹（Eva Stecz），以及苏珊娜·戴克斯（Suzanne Dykes）、梅特·海因茨（Mette Heinz）、斯塔·吉福德（Star Gifford）和洛拉·麦克法兰（Lora McFarlane）；感谢负责营养部分的梅拉妮·布朗（Melanie Brown），以及富有食物创意的伊莎贝尔·奥伯特（Isabelle Obert）；感谢谢里尔·霍玛（Sheryl Homa）医生，她为男性项目提供了宝贵支持，并书写了男性生育力章节；感谢约瑟芬·切尔夸（Josephine Cerqua）和朱莉·萧（Julie Shaw）；最后感谢布莱恩·阿斯特利（Brian Astley）的支持。

诚挚感谢曾接受我采访的各个领域的生育专家，他们慷慨地分享了自己的专业知识，为我写作这本书提供了帮助。他们中的许多人是顶尖的教授和医生，我在这里暂且略去他们的头衔，按照采访顺序排列，他们分别是艾伦·佩西（Allan Pacey）、比尔·史密斯（Bill Smith）、安东尼·赫什（Anthony Hirsh）、萨姆·道金斯（Sam Dawkins）、德布拉·布卢尔（Debra Bloor）、克莱尔·刘易斯-琼斯（Clare Lewis-Jones）、埃莉诺·沃夫（Eleanor Wharf）、艾伦·桑希尔（Alan Thornhill）、西蒙·菲舍尔（Simon Fishel）、蒂姆·蔡尔德（Tim Child）、戴维·巴拉德（David Barad）、尼克·帕奈（Nick Panay）、乔治·恩杜奎（George Ndukwe）、穆罕默德·塔拉尼西（Mohamed Taranissi）、约·萨姆（Yau Thum）、拉杰·拉伊（Raj Rai）、劳拉·维詹斯（Laura Witjens）、莉娜·科里亚（Lena Korea）、霍萨姆·阿卜杜拉（Hossam Abdalla）、伊恩·克拉夫特（Ian Craft）、塔里克·图基（Tarek El-Toukhy）、威廉·莱杰（William Ledger）、保罗·瑟哈尔（Paul Serhal）和杰弗里·谢尔（Geoffrey Sher）。特别感谢萨姆（Sam）、乔治（George）、约（Yau）和塔里克（Tarek）在百忙之中还审校了文本。

最后，感谢Vermilion出版社编辑茱莉娅·凯拉韦（Julia Kellaway），她全程给了我巨大支持；感谢Vermilion出版社公关萨拉·本尼（Sarah Bennie）；感谢我的毕生好友简·威尔逊（Jan Wilson）；感谢我的女儿索菲·韦斯特（Sofie West）；感谢帮我校对的蒂姆·弗兰克尔（Tim Frankell）和菲奥娜·罗杰斯（Fiona Rogers）；感谢承担了打字工作的伊冯娜·威廉姆森（Yvonne Williamson）和芭芭拉·维瑟（Barbara Vessyer）。最后，同样重要的是，我要感谢一直支持我的丈夫罗布（Rob）和提供图片的儿子杰克（Jack）。这本书虽然是自然降生，但也得到了许多帮助。我对所有提供过帮助的人心怀感恩。

附录：体外受精（IVF）治疗方案

典型长期方案和短期方案的主要阶段展示

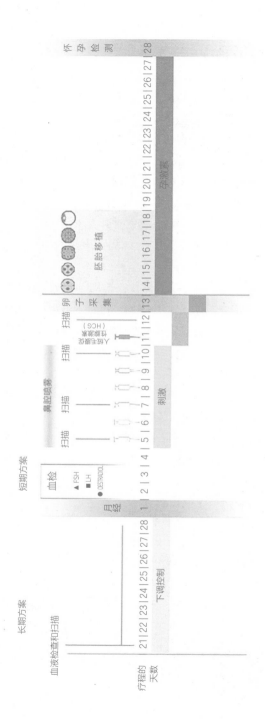

▲ 卵泡刺激素（FSH）　■ 黄体生成素（LH）　● 雌二醇（OESTRADIOL）